장수의 역설 —— The Longevity Paradox

오래도
젊음을
유지하고

건강하게
죽는법

스티브 R.건드리 지음 · **박선영** 옮김

이용승 감수

BRONSTEIN

오래도록 젊음을 유지하고
건강하게 죽는 법

—

2019년 11월 13일 초판 1쇄 발행
2023년 6월 26일 초판 21쇄 발행

—

지은이 스티븐 R. 건드리
옮긴이 박선영
감수자 이용승
펴낸이 강준규

—

책임편집 유형일
마케팅지원 배진경, 임혜솔, 송지유, 이원선

—

펴낸곳 (주)로크미디어
출판등록 2003년 3월 24일
주소 서울시 마포구 마포대로 45 일진빌딩 6층
전화 번호 02-3273-5135
팩스 번호 02-3273-5134
편집 02-6356-5188
홈페이지 http://rokmedia.com
이메일 rokmedia@empas.com

—

값 19,800원
ISBN 979-11-354-4770-9 (03510)

—

• 브론스테인(Bronstein)은 로크미디어의 과학 도서 브랜드입니다.
• 잘못된 책은 구입하신 서점에서 교환해 드립니다.

내가 쓴 모든 책에 '미셸'로 등장한 이디스 모리에게
1912년 5월 5일~2018년 4월 15일

나와 이 책의 모든 독자에게 젊음을 오래 유지하며
건강하게 죽는 법을 보여 준 당신에게 감사의 마음을 전합니다.

나는 지금도 매일 당신에게서 새로운 영감을 받습니다.

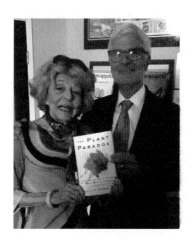

일러두기

이 책은 건강 정보와 지침을 담은 책으로, 주치의나 의료 전문가의 조언을 대신하기보다 보조 수단으로 활용되어야 합니다. 특정 질환이 있거나 의심되는 사람은 롱제비티 패러독스 프로그램을 시작하기 전 반드시 의사와 먼저 상담하기 바랍니다. 이 책에 수록된 모든 정보는 정확도에 만전을 기하고자 출판일 기준으로 확인하여 작성되었습니다. 본 출판사와 저자는 본 책에서 제안한 방법을 적용한 결과로 발생할 수 있는 모든 의료 결과에 법적 책임이 없음을 밝혀 둡니다.

감수 일러두기

의학용어 한글표기는 '대한의협 의학용어사전 및 필수 용어집'을 따릅니다. 이 책의 내용과 관련하여 일부 내용은 최신 연구와 기존에 알려진 일부 연구들과 다른 내용들이 있을 수 있어 독자에게 도움을 주고자 감수자 주(*)를 달았습니다.

이것은 테스트다

이 책을 쓰는 동안 내가 이전에 쓴 모든 책에서 '미셸'이라고 밝힌 이디스 모리Edith Morrey는 106번째 생일을 불과 2주 남기고 평화롭게 세상을 떠났다. 그녀를 처음 만난 때는 내가 로마린다대학교에서 캘리포니아 팜스프링스로 병원을 옮긴 직후였다. 우아하게 정장을 차려 입고 진료실로 들어선 그녀는 늘씬한 몸에 풍성한 머리숱이 아름답게 빛났다. 나는 그녀가 65세 전후일 것이라 생각했다. 하지만 차트를 넘겨 본 순간 손이 떨리기 시작했다. 65세라는 말은 잊어도 좋다. 그녀는 75세, 85세도 아니고 장장 90대의 나이였다! 7㎝ 힐을 신고 내 앞에 서 있는 여성은 차트에서 본 숫자를 믿기 힘들 정도로 젊어 보였다.

나는 세계적인 '블루존Blue Zone'으로 이름난 캘리포니아주 로마린다에서 지낼 때 건강한 100세 노인을 많이 만났다. 하지만 이디스 같은 사람을 만나리라고는 전혀 예상하지 못했다. 그녀는 실제 나이를 믿기 어려울 정도로 젊고 건강한 신체 나이를 유지하여 노화의 역설을 몸소 보인 산증인이라 할 수 있었다.

내 강연에 참석했던 그녀는 나의 이야기를 듣고 70여 년 전 그녀가 20세 때, 영양에 관한 정보를 알려 준 사람이 떠올랐다고 말했다. 바로 가이예로드 하우저Gayelord Hauser라는 영양학자로, 그녀는 평생 그의 조언을 철저히 실천하며 살아 왔다고 했다. 그녀는 하우저가 쓴 책을 읽은 뒤로 그가 제안하는 식이요법을 따르기 시작했다. 결혼한 후로는 그녀의 남편들이 미쳤다고 말할 정도로(그녀의 두 남편은 먼저 세상을 떠났고, 그중 한 명은 의사였다) 하우저가 말한 식이요법을 철저히 따랐다. 평생 하우저의 조언을 실천한 그녀는 그 나이에도 더할 나위 없이 건강했다.

그녀를 만나는 동안 내게 찾아온 행운을 믿을 수 없었다. 그녀가 하우저를 통해 정확히 무엇을 알게 되었고, 그동안 어떻게 건강과 체력을 유지했는지 자세히 알고 싶었다. 그래서 만날 때마다 질문을 쏟아 냈다. 그녀가 세상을 떠나기 전까지 나는 주치의로서 보살폈지만, 사실 내가 그녀를 통해 알게 된 것이 그녀가 나를 통해 알게 된 것보다 더 많다고 단언할 수 있다. 그녀는 내가 생각했던 장수의 역설, 즉 모든 사람이 건강하게 오래 살다가 죽는 것이 정말로 가능하다는 사실을 직접 보여 준 인물이다.

나는 이디스가 실천했던, 나아가 하우저가 제안했던 식이요법을 알아 갈수록 장수의 비결을 찾기 위한 연구에 더 깊이 빠져들었다. 그리고 마침내 노화를 규정하는 또 다른 역설을 발견할 수 있었다. 즉 우리가 젊음을 유지할 수 있는 비결은 바로 인간과 관련이 없는 고대 유전자에서 나온다는 사실을 말이다. 어떻게 그럴 수 있느냐고? 자, 준비하시라. 그 사실을 알아보기 위해 지금부터 우리는 꽤 험난한 모험을 시작할 것이다.

나는 《플랜트 패러독스》에서 식물이 지구상의 유일한 생명체였던 4억 5000만 년 전 과거로 타임머신을 타고 여행을 떠나 보자고 제안했다. 식물들은 곤충들이 나타나 자신들을 먹어 치우기 전까지 약 9000만 년 동안 지구를 지배하며 살았다. 식물은 갑자기 힘든 시기를 보낼 수밖에 없었지만, 곤충은 순순히 물러날 기미를 보이지 않았다. 하지만 식물에는 우리가 아직 정복하지 못한 특별한 능력이 있었다. 즉 식물은 햇빛을 다른 물질로 바꿀 수 있는 놀라운 능력이 있었다. 식물은 크기도 얼마 되지 않는 작은 포식자들이 어느 순간부터 떼로 나타나 자신들의 성장과 번식을 막는 상황을 두고 볼 수 없었다. 그래서 자신을 보호할 복잡한 방어 수단을 개발했다. 식물은 포식자를 독살하거나 마비시키고 아프게 하거나 혼란에 빠뜨리는 화학 물질과 수단을 만들어 냈다. 나는 《플랜트 패러독스》에서 오늘날 인간이 직면한 건강상의 위기는 대부분 식물이 만든 그러한 화합물을 알게 모르게 섭취한 결과라고 설명했다. 하지만 그 책을 읽지 않았더라도 이 책을 이해하는 데 무리는 없으니 걱정할 필요는 없다.

이제 다시 나와 함께 타임머신에 올라타 좀 전보다 훨씬 더 멀리, 식물이 존재하기도 전인 약 30억 년 전으로 여행을 떠나 보자.

우리는 이제 박테리아와 단세포 외에 아무것도 없는 광활한 공간에 도착했다. 박테리아와 단세포생물은 산소 없이도 자라고 분열할수 있다. 믿기 어렵겠지만, 사실 산소는 종종 단세포생물에 매우 치명적이다. 나중에 더 자세히 살펴보겠지만, 이 생물들은 우리가 유독가스로 알고 있는 황화수소에서도 살아남는다. 하지만 언젠가부터대기 중에서 특별한 변화가 생기기 시작했다. 산소 수치가 조금씩오르고 있었던 것이다. 박테리아는 산소가 없는 조건에서 생육하는성질인 혐기성 환경에서 진화했으므로 산소는 오히려 그들에게 치명적인 존재였다. 갑자기 세상이 위험한 곳으로 변한 것이다.

원핵생물에 속하는 박테리아는 모든 생명체와 마찬가지로 다음세대에 DNA를 물려주어야 하는 생물학적 의무가 있으므로 적대적으로 변한 새로운 환경에서도 자신을 보호하기 위해 아주 영리한 계획을 세웠다. 이들은 다른 단세포생물 속으로 들어가 지구의 모든생명체를 급격히 변화시킬 거래를 시작했다. 즉 박테리아는 음식과보호막이 되어 줄 안정된 집을 제공받는 대가로 그 집의 주인인 숙주세포가 기능하고 생존하는 데 연료가 되어 줄 더 많은 에너지를 제공했다. 그 합의로 인해 조류, 균류, 식물, 그리고 당신과 나를 포함한 모든 동물의 세포를 구성하는 진화 세포인 진핵세포가 생겨났다.

자, 이제 타임머신을 타고 다시 21세기로 돌아오자. 만약 내가 좀 전에 말한 그 박테리아들이 오늘날 우리의 세포에도 존재한다고 말한다면, 어떻겠는가? 속담처럼 진실은 종종 허구보다 낯설다. 미토콘드리아라는 그 박테리아가 바로 우리가 먹는 음식과 산소를 사용해서 모든 세포에 필요한 에너지를 만든다. 하지만 수십억 년 전에 모든 박테리아가 단세포생물들과 같은 거래를 한 것은 아니다. 그렇다면 나머지 박테리아들은 어땠을까? 다른 생물의 세포 속으로 들어간 박테리아가 에너지를 만들고 그 세포들이 더 복잡한 생물체로 진화할수록 대기 중 산소 수치는 점점 늘어났다. 따라서 나머지 다른 박테리아들은 혐기성 환경과 비슷한 동물의 대장으로 자리를 옮겨서 치명적인 산소를 피할 수 있었고, 수십억 년 동안 살아남을 수 있었다.

박테리아가 지구의 산소를 피해 안전하게 살기 위해 사실상 인간을 포함한 모든 동물을 창조했다고 한다면, 너무 '이상한' 말 같은가? 내친김에 '이상한' 말을 좀 더 해 보겠다. 우리 배 속에 사는 박테리아는 '바깥' 상황이 어떤지 알아보기 위해 그들과 친척 관계인 우리의 세포 속 미토콘드리아와 긴밀한 관계를 유지하고 있다. 어떤가? 앞으로 우리는 이 모든 문제, 아니 그 이상의 것들에 대해 자세히 살펴볼 것이다.

지금까지 했던 말들이 장수와 무슨 관계가 있는지 궁금한 독자들이 있을 것이다. 한마디로 말해 전부 관계가 있다. 우리의 몸은 박테리아가 살아가는 집이기 때문에 우리의 운명은 그 박테리아들의 운명에 달려 있다. 우리의 운명이 우리 몸속과 우리 주변에 사는 수조개 박테리아의 운명에 달렸다는 사실을 처음부터 받아들이기는 쉽지 않을 것이다. 중요한 것은 내가 알고 있다고 생각하는 나는, 실제의 내가 아니라는 점이다. 진짜 나, 더 정확히 말해서 내 전체는 그모든 박테리아를 포함하고 있고 내가 알고 있다고 생각하는 '나'는 그전체의 작은 일부일 뿐이다. 사실 '내' 몸을 이루는 세포의 90%는 인간 세포가 아니다. 나머지 90%는 우리 몸 안팎에 사는 박테리아와 바이러스, 곰팡이, 기생충의 세포로서 일반적으로는 미생물군유전체microbiome로 불리며, 《플랜트 패러독스》에서 말한 홀로바이옴 세포로 이루어져 있다.

따라서 우리가 얼마나 오래 살지는 고대 유기체의 운명에 달려있다. 역설적이게도 우리를 구성하는 것 중 가장 오래된 것에 우리를 젊게 해 줄 힘이 있는 것이다. 앞에서 말한 것처럼 박테리아도 모든 생명체와 마찬가지로 살아남아서 자신의 DNA를 후대에 전해야 하는 생물학적 의무를 지녔기 때문이다. 본질적으로 우리의 몸은 미생물군유전체를 위한, 혹은 세균들을 위한 숙박 시설이다. 그들의 집이 곧 우리인 것이다. 우리가 그들에게 쾌적하고 아늑한 안식처를 제공하면, 그들은 훌륭한 입주민이 되어 줄 것이다. 각종 설비를 효율적으로 사용하고, 배수 시설을 최상으로 유지하고, 외관 페인트를 늘 깔끔하게 관리할 것이다. 반면 우리가 그들에게 좋은 음식을 주지 않고, 외부인이 무단으로 침입하게 만들고, 건물의 토대가 무너지는 상황을 내버려 두면, 그들도 우리를 포기하고 우리를 망가뜨리는 상황을 그대로 내버려 둘 것이다. 우리와 그 세균들은 과거에도 공생관계였고 현재도 그렇다. 다시 말해, 그들의 안녕은 우리 손에 달렸고 반대의 경우도 마찬가지다. 우리가 그들을 잘 보살펴 주면 그들도 오래도록 우리를 잘 보살펴 줄 것이다.

인간은 세포의 90%가 다른 생물의 세포로 이뤄져 있을 뿐 아니라 유전자도 거의 다른 생물의 유전자로 이뤄져 있다. 믿기 힘들겠지만 '우리'를 구성하는 모든 유전자의 99%는 박테리아와 바이러스, 원생동물의 유전자이며, 인간의 유전자가 아니다. 인간은 실제로 유전자가 아주 적고, 인간의 유전자는 영장류 사촌인 침팬지나 고릴라와 사실상 같다. 이 책을 읽는 동안 당신이 먹을지도 모를 팝콘에는(테스트였다. 《플랜트 패러독스》를 읽었다면 팝콘을 먹겠다는 생각은 들지 않을 것이다. 그렇지 않은가?) 32,000개의 유전자가 있지만, 당신은 겨우 20,000개의 유전자만 있다.[1] 어떻게 그럴 수 있을까? 옥수수가 인간보다 유전자가 더 많다고? 인간은 말 못 하는 식물보다 훨씬 더 복잡한 생물이 아닌가? 좋다. 옥수수에는 졌다고 치자. 그래도 동물 중에서는 유전자가 제일 많지 않을까? 땡! 틀렸다. 옥수수 바로 다음으로는 '물벼룩'이 유전자가 31,000개로 동물 중에서 유전자가 가장 많다.[2]

인간이 지닌 유전자가 그렇게 적다면, 어떻게 인간은 이렇게 복잡한 생물체가 되었을까? 무엇이 인간을 다른 동물과 다르게 만들었을까? 한마디로 답은 '박테리아'다. 인간이 진화할 때 인간의 몸에 들어간 박테리아도 진화를 겪었다. 우리를 인간으로 만든 것은 우리의 유전자가 아니라 그 박테리아였다.[3] 충격적으로 들릴지 모르지만 우리에게 일어났던 일들, 그리고 앞으로 우리에게 일어날 일들 대부분은 우리의 위장과 입, 피부 속에 있는 박테리아의 상태로 결정된다. 그러므로 1%를 돌보는 데 집중하지 말고, 우리를 구성하는 99% 유전자에 더 관심을 가져야 하지 않을까?

우리가 우리의 몸을 완전히 통제하지 못한다는 생각이 불편하게 느껴질 수도 있을 것이다. 하지만 실제는 그 반대여야 한다. 그 미생물에 좋은 숙주가 될 방법을 알게 되면, 우리는 어떻게 잘 늙고, 얼마나 오래 살 수 있을지를 통제할 능력이 생긴다. 인간의 운명은 인간 유전자가 아니라 미생물군유전체에 달려 있다. 우리가 매일 어떤 음식을 먹고, 어떤 생활용품을 쓸지 선택하는 많은 행위가 우리의 몸에 사는 미생물군유전체의 행복과 불행에 영향을 미친다. 역설적으로 들리겠지만, 우리가 기억해야 할 점은 우리의 부모와 조부모에게 어떤 일이 일어났든 간에 Ancestry.com과 23앤미[23andMe](유전자DB 회사로 개인 유전체 분석 서비스를 제공한다-역주)에서 제공한 유전자 분석 결과가 우리의 운명과 장수에 미치는 영향은 아주아주 미미하다는 사실이다. 우리의 운명은 아주 많은 부분이 우리 몸 안팎에 사는 수조 개의 유기체에 달려 있다.

미생물들은 그들이 사는 보금자리에 많은 공을 들였다. 그래서 그 보금자리가 오랫동안 좋은 상태로 유지되기를 바란다. 그들의 생존은 말 그대로 우리에게 달려 있고, 우리의 생존도 그들에게 달렸다. 이것은 일반적으로 내장에 서식하는 박테리아와 접촉 없이 태어나는 무균쥐 실험을 통해 밝혀진 사실이다. 무균쥐는 박테리아를 보균한 일반적인 쥐에 비해 수명이 짧고 질병에 걸리기 쉽다. 균들과 정보를 주고받지 못해서 면역체계가 제대로 발달하지 않기 때문이다.[4] 내가 '장 속 친구들'이라 즐겨 부르는 그 미생물들은 우리를 도와주기 위해 장 속에 있는 것이다. 우리의 건강과 장수를 책임질 사람은 바로 우리 자신이다. 우리의 운명을 그들에게 맡길 때, 아니 맡겨야만 우리의 다른 부분, 즉 보이지 않게 우리 몸 안에서 사는 그들도 우리에게 운명을 맡긴다.

나는 이 책에서 우리의 장 속 친구들을 어떻게 돌보고 어떤 영양분을 제공할지 자세히 안내할 것이다. 더 구체적으로 말하면, 우리의 홀로바이옴이 사는 곳을 마치 구글맵을 들여다보듯 자세히 보여 줄 것이다. 문제는 모든 곳이 그렇듯, 우리의 홀로바이옴이 살아가는 곳을 악당들이 차지하기도 한다는 점이다. 만약 당신이 일반적인 서구식 식단과 생활 방식을 따라 왔다면, 그럴 가능성이 크다. 만약 그렇다면 그 악당들은 당신과 당신의 장 속 친구들을 분리해 주는 장 경계벽을 허물고, 자신들의 이익만 챙기며, 인간의 세포에 있는 영양분이나 중요한 정보를 빼앗아 갈 것이다. 그리고 당신의 장 속에 살던 불쌍한 친구들은 악당들을 피해 어딘가에 꼭꼭 숨어 지낼 것이다.

하지만 희망은 있다. 만약 당신이 그 악당들은 굶어 죽게 하고 착한 녀석들에게 구명줄을 던져 주면, 착한 녀석들은 다시 살아나서 장속 경계벽을 튼튼히 만들고 다시 살기 좋은 곳으로 만들 것이다. 게다가 그 착한 박테리아들은 자신들이 싸움에서 이기는 데 필요한 것들을 당신에게 더 많이 요구할 것이다.

장내 세균은 우리가 얼마나 건강하고, 얼마나 잘 나이들 수 있는지를 두루 담당할 뿐 아니라 우리의 행동에도 영향을 미친다. 우리는 2017년 인간 미생물군유전체 매핑을 통해 식물과 벼룩보다 유전자가 적은 인간은 정보처리 과정의 대부분을 우리의 운명과 건강에 관한 방대한 컴퓨팅 능력이 있는 소위 '박테리아 클라우드'에 업로드해 왔다는 사실을 밝혀냈다. 이 유전체에는 너무나 많은 유전자가 있고, 엄청나게 빠른 속도로 분열하고 번식하기 때문에 우리의 홀로바이옴은 '우리'와 우리의 면역체계, 세포 속 기관들에 바깥세상이 어떻게 돌아가는지 말해 줄 수 있는 엄청난 힘이 있다. 박테리아의 유전체, 즉 게놈은 인간 세포 게놈의 1/10에 불과하지만, 최근 국립보건원 연구진은 이 미생물체가 800만 개의 고유한 유전자를 인체에 제공한다는 사실을 밝혀냈다. 즉 당신과 내 몸속에는 인간 유전자의 360배나 되는 박테리아 유전자가 있다는 뜻이다![5] 박테리아는 매우 빠르게 복제하고, 분열하고, 또 그만큼 빠른 유전적 '컴퓨팅 능력'이 있어서 우리의 생각과 행동에 영향을 미칠 정도로 순식간에 정보를 처리하고 의사소통을 할 수 있다.

나는 최근 몇 년 동안 정크푸드나 고기, 감자만 먹던 사람들이 내가 운영한 롱제비티 패러독스 프로그램에 참여하고 두어 달 뒤에 찾아와 샐러드와 그린 푸드를 좋아하게 되었다고 말할 때마다 많은 보람과 희열을 느꼈다. 그들은 자신들의 변화가 믿기지 않는다며 스스로 놀라워했다. 그들의 장 속 친구가 된 새로운 미생물 집단이 그들의 행동을 원격 조정하면서 자신들의 보금자리를 돌보라는 메시지를 강하고 분명하게 전달한 것이다. 장 속 친구들에게 원하는 것을 주면 그들도 은혜를 갚는다.[6] 이것이 바로 이 책의 핵심 메시지다. 무엇보다 정크푸드를 계속 먹고 싶게 만드는 원인인 나쁜 세균이 떠나고 나면 그런 음식을 먹고 싶다는 갈망에서 마침내 해방될 수 있다.

어쩌면 이런 생각이 드는 사람도 있을 것이다. 인간은 과거 어느 때보다 건강하고 오래 살고 있는데 어떻게 나쁜 세균이 우리 몸을 차지했다는 말인가? 과연 그럴까? 사실 앞으로 다룰 노화에 관한 주제 중에는 우리에게 잘못 알려진 사실이 많다. 첫 번째는 수명과 관련해 현재 우리가 과거보다 잘해 오고 있다는 믿음이다. 그렇다. 지난 50년 동안 우리의 평균 수명은 늘었다. 1960년 미국 남성의 평균 수명은 66.4세였지만, 2013년에는 정확히 10년이 더 늘었고,[7] 여성은 같은 기간에 평균 연령이 각 73.1세와 81.1세였다. 하지만 평균 수명이 늘어난 이유 중 많은 부분은 전염병을 물리치는 백신과 항생제, 위생 규정이 발달해서 어린이 사망률이 줄어서이다. 하지만 이제 현대사회의 발달로 누렸던 혜택과는 안녕을 고해야 할지 모른다. 안타깝지만 최근 3년 동안 기대수명이 오히려 줄었다![8] 또한 기록에 따르면 사람들은 과거에도 매우 오래 살았다. 내가 가장 좋아하는 사례 중 하나는 루이지 코르나로Luigi Cornaro가 쓴 책이다. 그는 《100세까지 사는 법 또는 소박한 삶에 관한 담론How to Live 100 Years, or Discourses on the Sober Life》이라는 책에서 1400년대와 1500년대에 걸쳐 102세까지 살았던 자신의 삶을 연대순으로 기록했다! 하지만 너무 걱정할 필요는 없다. 루이지가 말하는 '소박한' 삶에는 레드와인을 하루 반 병 이상 마시라는 방법도 있으니 말이다.

오늘날 우리는 일반적으로 말하는 수명은 물론이고, 신체가 제 기능을 다하는 건강 수명이 급격히 줄고 있다는 사실을 인식하기 시작했다. 대부분 사람은 이제 50세부터 건강이 나빠지기 시작한다고 생각한다.[9] 하지만 수술이나 약물 치료로 수명을 늘리는 기술 또한 매우 좋아졌다. 그래서 우리는 과거보다 더 오래 살고 있지만, 더 잘 살고 있지는 않다. 이것이 바로 노화의 또 다른 역설이자 당신이 이 책을 든 이유일 것이다. 노화의 역설은 너무 깊이 우리의 의식에 침투해 있어서 많은 사람이 이제 인생의 후반부는 모든 것이 서서히 퇴보하는 시기라고 생각한다. 그래서 나이가 들면 수십 가지 약을 먹고, 수술을 받고, 인공관절을 삽입하는 것이 당연하다고 생각한다. 또한 많은 사람이 나중에 힘들 것을 대비해 아직 계단을 잘 오르내릴 수 있어도 침실을 1층으로 옮기는 계획을 세운다. 마치 계단을 오르내리는 데 마지막 날이라도 있는 것처럼! 사르데냐 사람이 그 말을 들으면 뭐라고 생각할까? 그들은 보통 100세 이상 살고, 죽기 전까지 뒷산을 오른다.

그동안 심장외과 의사로서 소임을 다했고 수만 명의 삶이 연장될 수 있도록 도왔다. 그런 내가 자랑스럽지만, 건강과 장수에 관해 배워 온, 그리고 지금도 여전히 많은 일류 의사들이 진실이라고 믿는 많은 정보가 완전히 잘못되었다는 사실을 깨닫게 된 후로 로마린다 대학교 의과대학 흉부외과 과장직과 교수직을 그만두었다.

지난 19년간 식이요법과 전통의학을 접목해 환자들을 치료하면서 놀라운 결과를 수없이 목격했다. 환자들은 그들의 장 속 친구들을 제대로 보살필 때 수명을 크게 늘릴 수 있었다. 많은 내 환자들과 독자들이 알고 있는 사실이지만, 많은 의사가 지금도 돌이킬 수 없다고 생각하는 질병이 극적으로 치료되는 사례를 보아 왔다. 그것은 정밀 혈액 검사로도 추적할 수 있고, 환자들이 직접 보고 느낀 변화였다. 이러한 변화 중 많은 부분이 장내 박테리아에게 변화를 준 것과 직접적인 관련이 있다.[10, 11]

나는 환자들을 직접 치료하고 관찰한 결과와 최근 방대하게 이루어지는 장내 미생물 관련 연구, 그리고 전 세계 장수촌을 직접 조사한 연구 결과를 종합해서 살펴보며 우리가 얼마나 건강하게 오래 살 수 있는지는 장내 박테리아의 영향이 매우 크다는 사실을 알게 되었다. 그리하여 환자들의 도움을 받아 몸속에서 나쁜 세균을 몰아내고 좋은 세균이 자신의 보금자리를 안전하고 행복하게 여겨 그곳을 되살리도록 만드는 일명 롱제비티 패러독스 프로그램[Longevity Paradox Program]을 개발했다.

이 프로그램에 포함된 방법 중, 특정 채소를 많이 먹고, 적당히 운동하고, 적당한 잠을 자는 등의 방법은 친숙하게 느껴지겠지만, 줄기세포를 자극하기 위해 일 년 내내 겨울이라고 생각하도록 몸을 속이고, 자는 동안 뇌를 '씻기' 위해 식사 간격을 늘리는 방법 등은 완전히 새롭다. 그런 방법은 혈압과 콜레스테롤 수치를 낮추고, 관절염이나 관절의 다른 증상을 현저히 감소시키고, 다발성경화증, 루푸스, 자가면역질환을 해결하고, 심장 건강을 개선하고, 암과 치매 진행 속도를 늦추거나 발병 전 상태로 회복시켰다. 게다가 체중을 줄이고, 몇 십 년 더 젊어 보이게 하는 것은 말할 것도 없다! 굶거나, 칼로리를 따지거나, 헬스장에서 몇 시간씩 운동하지 않고도 이 많은 문제를 해결했다.

지금 나이가 몇 살인지, 몇 살로 느껴지는지, 얼마나 아픈지, 안 아픈지는 중요하지 않다. 집을 고쳐 주는 TV쇼에서 볼 수 있듯이 관련 전문가에게 알맞은 재료를 제공하고 동기를 부여하면, 보수공사는 순식간에 이뤄진다. 내가 이 책에서 제안하는 사항들을 따른다면, 불과 몇 주 안에 당신의 장 속에 좋은 세균이 많아지고 나쁜 세균은 적어질 것이다. 그리고 노화와 관련된 가장 일반적인 증상과 몸에서 느껴지는 에너지, 피부 상태, 체중이 크게 달라지는 변화를 체감할 것이다.

자, 지금부터 장내 세균이 당신의 몸을 5성급 호텔의 스위트룸처럼 느끼게 만들어 보자. 그러면 그들은 무병장수의 삶을 선물할 것이다.

PART 3 롱제비티 패러독스 프로그램

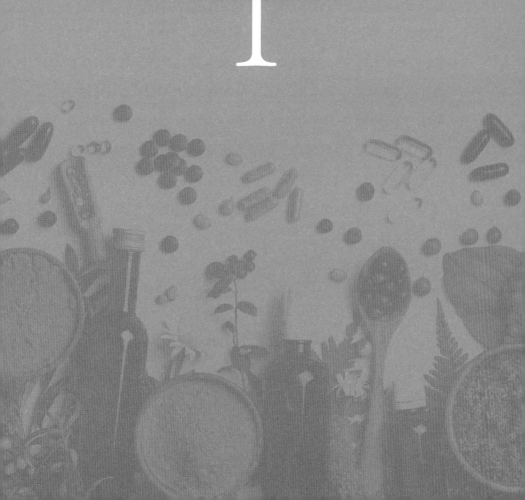

PART

노화에 관한
오해

The Aging Myths

1

장 속 친구들, 즉 장내 유익균을 돌보는 최상의 방법을 정확히 알기 전에 그들이 우리 몸에서 어떻게 활동하고, 우리의 건강과 장수에 왜 그렇게 중요한 요소인지 먼저 살펴보자. 이 과정을 통해 우리는 왜, 그리고 어떻게 나이를 먹는지와 관련해 잘못 알고 있거나 오해하고 있는 사실을 바로잡을 것이다.

먼저 장내 박테리아에 관해 알아야 할 두 가지 사실이 있다. 첫째, 좋은 박테리아는 행복하게 해 주어 오래도록 머물면서 우리 몸을 잘 보살피게 해야 하고, 반대로 나쁜 박테리아는 행복하지 않게 만들어서 영원히 우리 몸을 떠나게 해야 한다. 이렇게 함으로써 당신이 건강하게 장수하는 데 필요한 이상적인 장내 세균수와 구성이 만들어질 것이다. 둘째, 나와 다른 연구자들이 장 경계 혹은 점액질 경계막이라고 부르는 장 내벽을 튼튼하게 만드는 것 또한 중요한 일이다. 바로 장 속 친구들이 있어야 할 자리인 장을 지켜서 외부 침입자들을 막고 자신들을 침입자로 잘못 판단하지 않게 하려는 것이다. 튼튼한 장 내벽은 우리가 '정상적인' 노화 과정이라고 생각하는 많은 질병을 피할 수 있게 해 주는 핵심 요소다.

그렇다면 이제부터 장내 박테리아는 어떤 존재이고, 무슨 일을 하며, 왜 이 책에서 그렇게 중요하게 다뤄지는지 살펴보겠다.

CHAPTER

1

고대 유전자가
당신의 운명을 지배한다

Ancient Genes Control Your Fate

나는 늘 내가 우리 아버지처럼 늙어 갈 거라고 생각했다. 아버지는 나이가 들수록 체중이 늘었고, 심장병 외에도 흔히 노화 현상으로 알려진 관절 장애와 운동 능력 저하, 근육 감소 등의 문제로 힘들어했다. 나 또한 나이가 들면서 비슷한 증상이 나타났다. 나는 오랫동안 비만으로 고생했고 아버지처럼 거의 매일 편두통을 앓았다. 관절염도 심해서 조깅을 하려면 무릎 보호대를 착용해야 했다. 그래도 일주일에 거의 50km를 달렸고, 매일 한 시간씩 헬스클럽에서 운동했으며, 몸에 좋다고 알려진 음식을 먹었다. 건강과 관련해 모든 면에서 옳은 방법, 아니 옳다고 생각한 방법을 실천했다. 따라서 내가 건강이 나빠지고 노화가 빨리 온 것은 확실히 유전 때문이라고 생각했다. 아버지의 DNA를 물려받았으니 아버지처럼 뚱뚱해지고 아픈 것은 운명이라고 생각했다.

단도직입적으로 말해서 그것은 전혀 사실이 아니다. 다행히 나는, 아버지와 내가 죽기 전에 그 사실을 알아냈다.

물론 나는 아버지와 어떤 면에서는 닮은 점이 있다. 특히 아버지가 겪었던 건강상의 문제 중 많은 부분을 나도 겪었다. 하지만 그것은 아버지의 DNA를 물려받았기 때문이 아니라 아버지와 비슷한 생활 습관을 지니고 비슷한 환경에서 살았기 때문이라는 사실을 알게 되었다. 비슷한 생활 습관과 환경은 우리 몸속과 피부, 심지어 우리를 둘러싼 먼지에 존재하는 수많은 미생물인 우리의 홀로바이옴holobiome을 놀랍도록 유사하게 만든다. 그리고 아버지와 내가 빨리 노화했던 것은 우리의 인간 유전자 때문이 아니라, 바로 홀로바이옴과 그 유전자 때문이었다.[1]

믿기 어려울 수 있지만 최근 연구가 그 사실을 입증한다. 2018년 《네이처》에 소개된 통계 분석[2]에 따르면 홀로바이옴의 일부인 우리의 장내 미생물군유전체가 여러 가지 요인으로 형성되고, '숙주의 유전적 특징'은(그렇다. 우리는 장 속 친구들을 위한 숙주일 뿐이다) 건강과 수명을 결정하는 데 상대적으로 미미한 역할을 한다는 사실이 밝혀졌다. 자, 앞 문장을 다시 읽어 보자. 인간의 유전자는 인간의 운명과 거의 관련이 없다. 나는 이제 새로운 환자를 만나 그 사람과 그 사람의 가족에 관한 이야기를 들을 때면 그들의 식습관과 생활 방식에 귀 기울인다. 사실 유전적으로 관련이 없지만 같은 집에서 생활하는 사람들은 장내 미생물군유전체가 놀랍도록 유사하다.

《네이처》에 소개된 이 분석 자료에서 더 주목할 점이 있다. 개인의 장내 박테리아 구성은 혈당 수치와 비만을 포함해 그 사람의 건강 문제를 더 잘 예측한다. 즉 생물학적 부모보다 룸메이트나 배우자와 건강 상태가 비슷할 가능성이 훨씬 크다는 뜻이다. 운명이나 우연 때문이 아니라 장내 세균이 비슷하기 때문이다.

장내 세균은 단지 몇 가지 건강상의 문제에만 영향을 주는 것이 아니다. 피부, 호르몬, 세포의 에너지 수준에 이르기까지 건강과 수명에 관련된 모든 부분에 직접적인 영향을 준다. 그리고 우리가 얼마나 건강하게 오래 잘 살지를 결정하는 데 매우 중요한 역할을 한다.

중국 연구소China Institute는 최근 연구에서 3세부터 100세 이상의 건강한 중국인 1,000명 이상을 대상으로 장내 박테리아를 추출해서 분석했다. 그들은 100세 이상 장수한 사람들의 장수 비결과 관련된 중요한 지표가 건강한 장이라는 사실을 알아냈다.[3] 100세 이상인 참가자들은 자신들보다 최대 70년 어린 사람들과 장내 유익균이 놀라울 정도로 유사했다. 즉 실제 나이는 100세지만 미생물군유전체의 나이가 30대인 것이다!

한편 2017년에 이뤄진 한 획기적인 연구[4]를 통해 105세~109세의 건강한 노인들에게 특히 많이 보이는, 하지만 일반적으로 나이가 들면 현저히 감소하는 특정 박테리아 유형이 정확히 루미노코카시에Ruminococcaceae, 라크노스피래세애lachnospiraceae, 박테로이데스Bacteroides 군에 속한다는 사실이 밝혀졌다. 이 박테리아군은 건강에 도움을 주지만 나이가 들수록 대부분 사람에게서 점차 줄어든다. 하지만 105세 이상 장수한 사람들은 이런 장내 세균을 잘 보유하고 있어서 젊음을 유지한다.

장내 유익균이 우리의 건강과 수명을 결정하는 데 핵심적인 역할을 한다는 사실을 아직 믿기 어려운가? 그렇다면 다음 사례를 살펴보자. 비만 쥐의 배설물을 마른 쥐에게 먹이로 준 연구가 있었다. 결과가 어땠을까? 놀랍게도 마른 쥐들이 비만이 되었다. 반대의 경우도 같은 결과가 나왔다. 마른 쥐의 똥을 먹은 뚱뚱한 쥐들도 점점 날씬해졌다. 인간도 비슷한 사례가 있을까? 1930년대에 심한 우울증을 앓는 환자들에게 설사약을 먹여 장을 비우게 한 다음 우울증이 없는 사람들의 대변을 관장으로 삽입했더니 환자들의 심리 상태가 눈에 띄게 좋아졌다.

내가 1970년대에 조지아 의과대학에서 의대생으로 있을 때, 당시 뛰어난 효과로 주목을 받던 광범위 항생제를 복용한 많은 환자가 클로스트리듐 디피실리균Clostridium difficile에 감염되어 장염이 심각하게 유행했던 일이 있다. 우리는 그 일이 우연히 일어나지 않았다는 것을 이제 잘 안다. 항생제가 환자들의 장내 세균을 가리지 않고 죽이는 바람에 환자들이 감염에 더 취약해졌던 것이 이유였다. 하지만 정말 놀라운 사실은 당시 많은 환자가 나를 포함한 건강한 의대생의 똥을 관장으로 주입받아 건강이 회복됐다는 점이다. 당시 우리는 우리의 대변에 있는 장내 유익균이 환자들의 장에서 과다 증식한 클로스트리듐 디피실리균을 몰아냄으로써 그들에게 건강을 되찾아 주었다는 사실을 제대로 알지 못했다.

좋은 장내 세균은 우리를 날씬하고 행복하게 해 줄 수 있고, 아주 심각한 질병에서 구해 줄 수도 있다. 미생물군유전체를 다시 젊게 만들 수 있다면 과연 우리의 몸도 젊어질까? 지금까지 연구 결과들을 보면 확실히 그런 것 같다. 하지만 어떻게? 그 답을 알아내기 위해 먼저 장내 유익균이 정확히 어떤 일을 하는지 살펴보기로 하자.

장내 유익균이 하는 일

우리는 의식하지 못하지만 미생물군유전체를 이루는 세균들은 밤낮 없이 아주 바쁘게 일한다. 그들은 24시간 내내 우리 몸의 면역계와 신경계, 호르몬계의 주요 부분을 조절하는 일에 관여한다. 그중에서도 가장 중요한 역할은 소화기관을 돕는 일일 것이다. 장내 유익균은 우리가 먹는 음식을 소화하고, 비타민과 미네랄, 폴리페놀, 호르몬, 단백질을 생성해서 그 물질들이 필요한 기관에 전달한다.

우리는 그동안 미생물군유전체가 비타민과 호르몬을 생성하는 것은 고사하고 소화 작용에 얼마나 중요한 역할을 하는지 전혀 알지 못했다. 하지만 장 속에 사는 그 박테리아들이 우리가 섭취하는 음식을 처리하지 못하면 아무리 좋은 음식이라도 그 음식의 영양분이나 정보를 이용하지 못한다는 것을 이제는 잘 안다. 모든 동물이 마찬가지다. 가령 흰개미도 나무를 갉아 '먹지' 못한다. 흰개미의 작디작은 장 속에 사는 세균들이 실제로 나무를 소화해서 흡수 가능한 물질로 만드는 일을 한다. 그 세균들이 없으면 흰개미는 우리의 집을 아무리 많이 갈아 먹더라도 굶어 죽을 것이다. 2016년 한 연구에서 식이요법이 수명에 미치는 효과에 관해 소개했듯이 '영양 섭취는 우리 몸속의 미생물군유전체가 어떻게 일하는가'에 달렸다.[5]

그동안 많은 환자에게서 각종 비타민과 미네랄, 단백질 부족을 겪는 사례들을 보았다. 그것은 환자들이 그 영양소를 먹지 않아서가 아니라 미생물군유전체가 그 영양소를 생성하거나 흡수하지 않아서였다. 하지만 나쁜 세균을 몰아내고 좋은 세균이 장을 튼튼하게 만들게 유도하면 영양소 결핍이 사라진다. 이렇게 생각해도 좋다. 우리는 우리가 먹는 것으로 이뤄지는 것이 아니라, 우리 몸속의 장내 유익균이 소화하는 것으로 이뤄진다. 그리고 그 세균들은 우리에게 필요하다고 인식하는 음식만 처리하도록 진화했기 때문에 특정 음식만 소화할 수 있다. 롱제비티 패러독스 프로그램에서는 당신이 아닌, 당신의 장 속 친구들을 위해 음식을 먹게 한다. 그러면 그들도 당신에게 크게 보답할 것이다.

한마디 덧붙이자면, 건강관리 분야의 최고령 전문가인 잭 라레인 Jack LaLanne은 식사에 관해 이렇게 조언했다. "맛있으면, 뱉어라!" 사실 그는 자기도 모르게 "내가 아닌 장내 유익균을 위해 먹어야 한다!"라는 말을 했던 것이다. 하지만 실망할 필요는 없다. 그들을 위해 먹는 음식이지만, 장담하건대 당신도 아주 좋아하게 될 것이다.

그 외에도 장내 유익균이 하는 일은 많다. 가령 이스트나 일반적인 장내 미생물인 칸디다를 억제하고 다른 유해 미생물의 과잉 성장을 막는다. 또한 장 입구를 관리하는 문지기로서 유익한 혹은 적어도 해롭지 않은 음식과 물질을 통과시키고, 해가 되는 것들은 출입을 막도록 면역체계를 교육하는 일도 맡고 있다. 특히 이 일은 우리의 식습관이 점점 더 복잡해짐에 따라 과거 수년 사이에 점점 더 힘든 일이 되고 있다. 이것은 나중에 더 자세히 살펴보도록 하겠다.

장내 유익균은 여러 중요한 호르몬의 전구체를 생성하고, 장 상태에 관해 나머지 인체 세포와 정보를 교류한다. 이 과정은 정확히 어떻게 이뤄질까? 물론 다른 여러 과정 중에서도 미토콘드리아로 직접 신호를 보내면서 이뤄진다! 기억하는가? 나는 서문에서 아주 영리한 고대 협상가였던 그들이 더 살기 좋은 곳을 찾아 우리의 세포로 뛰어들었고 그 대가로 세포에 필요한 에너지를 생산하는 중요한 일을 하게 되었다고 말했다. 사실 나는 이 장내 유익균이 장수에 관한 대부분의 논의에서 그동안 놓쳤던 중요한 연결 고리라고 믿고 있다.

박테리아의 자매

장내 유익균과 미토콘드리아는 모두 고대 박테리아에서 진화했다는 사실 말고도 공통점이 많다. 장내 유익균이 우리가 먹는 음식을 소화하는 동안, 미토콘드리아는 에너지를 생산하기 위해 영양분을 분해한다. 즉 소화한다. 이것이 바로 세포의 소화 시스템이다. 그렇다면 박테리아의 후손들이 이렇게 '소화'의 두 종류를 모두 담당하게 된 것은 우연일까? 나는 그렇게 생각하지 않는다. 이 책을 다 읽을 때쯤이면 당신도 그렇게 생각하게 되기를 바란다.

우리는 어머니로부터 장내 유익균과 미토콘드리아를 물려받았다. 고등학교 생물 수업 시간에 배웠던 것들을 떠올려 보자. 모든 세포 안에는 미토콘드리아가 들어 있다. 미토콘드리아는 핵에 포함된 세포의 DNA와 실제로 분리되는 미토콘드리아 DNA를 포함하고 있다. 모든 미토콘드리아의 DNA는 난자를 통해 어머니로부터 아이에게 전달된다. 따라서 모든 미토콘드리아와 미토콘드리아의 DNA는 여성이다. 마찬가지로 우리는 태어날 때 어머니의 산도를 통과해 어머니의 질에 있는 박테리아에 노출되므로 어머니의 박테리아를 전해 받아 장내 미생물군유전체가 형성된다.

이 멋진 시스템은 어머니가 아기를 처음 돌보는 동안에도 계속된다. 놀랍게도 어머니의 모유에는 아기는 소화할 수 없지만, 어머니가 방금 건네준 그 장내 유익균이 가장 좋아하는 두 가지 유형의 음식인 올리고당oligosaccharide과 갈락토올리고당galactooligosaccharide이라는 특별한 설탕 분자가 들어 있다. 즉 어머니는 아기와 미생물군유전체를 동시에 먹인다고 할 수 있다. 그렇게 해서 아기와 아기의 미생물군유전체가 새로운 삶을 순조롭게 시작할 수 있도록 돕는 것이다. 놀랍지 않은가?

나는 장내 유익균과 미토콘드리아가 모두 어머니로부터 전해졌으므로 그 둘이 자매 관계라고 생각한다. 그리고 사이좋은 자매가 모두 그렇듯(나의 두 딸처럼), 그들도 끊임없이 서로 대화를 나눈다. 장내 유익균이 미토콘드리아에 그들의 보금자리 한 곳에서 어떤 일이 일어나는지 보고하면, 미토콘드리아는 그들이 보일 수 있는 여러 행위 중 하나를 취해 응답한다. 미토콘드리아는 세포에 필요한 에너지를 만드는 일 외에도 세포 신호, 주어진 세포가 어떤 세포가 될지 결정하는 세포 분화, 세포의 성장과 소멸을 담당한다. 즉 미토콘드리아는 세포가 빨리 자랄지, 천천히 자랄지, 아예 자라지 않을지를 결정한다. 이 부분은 나중에 암세포를 다룰 때 더 자세히 살펴볼 것이다.

어쨌든 이것은 미토콘드리아가 노화 과정에 중요한 역할을 한다는 사실을 의미한다. 미국 버밍엄의 앨라배마대학교에서 실시한 연구에 따르면 미토콘드리아의 기능 장애를 일으키는 염색체 돌연변이를 쥐에게 유도하자 몇 주 안에 주름이 생기고 털 빠짐 현상이 여러 부위에서 뚜렷하게 나타났다. 하지만 미토콘드리아의 기능을 회복시키면 쥐의 피부가 다시 매끈해지고 털이 풍성해졌다.[6] 게다가 이 연구는 미토콘드리아의 손상과 회복이 쥐의 장 속 세균, 즉 미토콘드리아의 자매들로부터 어떤 메시지를 받는가에 달려 있다는 사실도 밝혀냈다. 이제 좀 더 관심이 가지 않는가?

그렇다면 그들 간의 메시지는 어떤 방식으로 전달될까? 나는 우스갯소리로 그 방법을 '문자 메시지' 방식이라고 표현하지만, 사실은 호르몬과 화학적 신호로 전달된다. 과거에는 명령 센터라고 하는 세포핵이 세포의 정보 전달을 담당한다고 생각했다. 하지만 세포핵을 세포에서 제거하더라도 세포의 기능에는 문제가 없고 정보 전달에도 반응한다. 그것은 정보 전달이 핵에서 일어나는 것이 아니라 세포막이나 미토콘드리아막에서 일어나기 때문이다. 비유를 들자면 이동통신이 끊겨도 와이파이로 메시지가 전달되는 시스템이다. 엄밀히 말하면 장내 유익균이 호르몬 같은 물질과 지방산을 생성해서 혈액이나 림프 순환에 들어간 다음, 다른 세포의 세포막이나 미토콘드리아막에 붙어서 정보를 교환한다.

이 정보 교환 과정은 벌레 같은 단순 생명체를 살펴봄으로써 그 증거를 찾을 수 있다. 예쁜꼬마선충Caenorhabditis elegans의 창자는 인간 내장의 축소판이라 할 수 있어서 장수 연구에 사용된 오랜 모델이다. 2017년, 예쁜꼬마선충의 장내 박테리아가 생산하는 다당류 콜라닌산polysaccharide colanic acid이라는 특정 화합물의 영향을 조사했다.[7] 연구에 참여한 동료들이 선충에게 콜라닌산을 투여하자 그러지 않은 다른 선충에 비해 더 오래 살았다.[8] 어떻게 그것이 가능했을까? 이 선충의 세포에 있는 미토콘드리아가 콜라닌산에서 나오는 신호에 반응했기 때문이다. 추가로 투여된 콜라닌산은 미토콘드리아의 핵 분열을 촉진한다. 즉 추가로 에너지를 생산하기 위해 원래 있던 미토콘드리아가 하나에서 두 개로 분열하는 것이다. 이 연구는 미생물군이 어떻게 구성되느냐에 따라 숙주 생물의 노화에 영향을 줄 수 있다는 사실을 보여 준다.

장내 유익균도 놀라울 정도로 미토콘드리아와 비슷한 과정을 겪는 것처럼 보인다. 미토콘드리아는 장내 세균인 자매들로부터 메시지를 받으면, 개체 수가 증가하는 방식으로 반응하며 기능을 향상한다. 이것이 바로 호르메시스hormesis라는 과정이다. "우리를 죽이지 못하는 모든 것들은 우리를 더욱더 강하게 만들 뿐이다." 니체가 남긴 명언이 이것을 가장 압축적으로 잘 설명한다. 호르몬 신호의 활성화에 관해서는 나중에 더 자세히 살펴보겠지만, 롱제비티 패러독스 프로그램에서 이뤄지는 활동이 주로 박테리아의 성장과 발달을 촉진해 그들의 자매인 장내 세균에 건강을 돌보라는 메시지를 전한다. 박테리아는 더 효율적으로 일하면서 더 강해지고 더 많은 에너지를 생산하는 방식으로 반응할 것이다.

장내 유익균은 우리의 건강과 행복에 관한 모든 측면에서 깊이 영향을 미친다. 우리가 그들을 만족스럽게 대해 주면, 그들은 자매들에게 그것을 전달하고 결과적으로 세로토닌 같은 기분을 좋게 하는 호르몬이 만들어진다.[9] 심지어 동맥도 보호한다.[10] 하지만 그들이 먹을 것이 없어 굶주리거나 어떤 이유로 스트레스를 받으면 경고 메시지를 보낸다. 이 자매들은 아주 원활히 협력해서 이런 일들을 한다. 놀랍지 않은가?

하지만 우리가 좋은 세균을 몰아낼 만한 행동을 하거나 나쁜 세균이 몸속에 너무 많이 들어오게 내버려 두면 상황이 완전히 달라질 수 있다. 나쁜 세균은 좋은 세균처럼 자신이 사는 곳에 공을 들이지도 않고 우리를 돌보는 데도 관심이 없다. 오직 자신만 중요하다. 장내 유익균과 자매 간의 정보 교환 시스템에 끼어들어서 자신의 이익을 채우기 바쁘다. 나쁜 세균은 '자신'에게 필요한 설탕, 지방, 정크푸드, 패스트푸드 같은 음식을 갈망하게 만들고, 우리를 살찌게 하고, 염증을 일으키며, 아프고 피로하게 만든다. 심지어 심장병, 자가면역 질환, 근골격 질환, 알츠하이머병, 암도 걸리게 한다. 그런 상태가 되어도 이들은 우리를 전혀 보호해 주지 않는다. 오히려 자신들이 살아가는 곳이 완전히 파괴되도록 부추길 뿐이다. 마블의 어벤져스 영화에서처럼 세상을 위협하는 악당이라면 막아야 하지 않겠는가?

영원히 살고 싶다고?
벌거숭이두더지쥐에서 비결을 찾아보라

벌거숭이두더지쥐는 당혹스러울 정도로 오래 살아서 학계에서 많은 관심을 받았다. 작고 못생기고 털도 없는 이 설치류는 어찌 된 일인지 늙어서 죽는 것 같지가 않다. 물론 이들도 영원히 살지는 않지만, 죽을 때도 나이순이 아니라 임의대로 죽는 것 같다. 겉으로만 보면 그들이 그토록 오래 사는 것은 너무 당혹스럽고 기이하다. 사실 벌거숭이두더지쥐에는 이상한 점이 많다. 생김새만 해도 그렇다. 인터넷에서 한번 찾아보기 바란다. 어쨌든 이들은 최대 18분까지 산소 없이 살 수 있고, 거의 암에 걸리지 않으며, 비슷한 크기의 다른 설치류보다 평균 10~15배 오래 산다.

장수 연구에 종사하는 내 동료들은 벌거숭이두더지쥐를 쫓아다니며 그들의 비밀을 밝히려고 노력 중이다. 이들은 어떻게 노화를 이겨내는 것처럼 보일까? 이제 많은 사람은 그 해답으로 그들이 먹는 것, 더 정확히 말해, 장내 유익균에게 먹이는 것에 있다고 생각한다. 이 설치류는 땅굴에서 생활하며, 소화하기 아주 힘든 뿌리나 덩이줄기를 주로 먹는다. 그들의 미생물군유전체가 소화를 돕는데, 그 과정에서 일반적으로 곡식을 먹으며 오래 살지 못하는 다른 쥐들과 비교해 이들의 수명을 크게 늘여 주는 화합물이 생성된다.

그러한 화합물 중에 황화수소가 있다.[11] (기억하는가? 고대 박테리아는 산소가 아닌 황화수소에서 살아남았다. 우리의 미토콘드리아도 그렇게 할 수 있다!) 이들이 산소 없이 18분을 살 수 있는 이유가 이 사실로 설명될 수 있다. 이들은 미토콘드리아에 연료를 공급하기 위해 황화수소를 사용한다. 황화수소는 어디서 얻느냐고? 바로 그들의 먹이인 덩이줄기, 양파, 마늘 같은 구근 식물, 뿌리, 토양 균류에서 얻는다. 균류는 장수에 도움을 주는 화합물의 최고 원료로서, 이 균류에 대해서도 곧 자세히 살펴볼 것이다.

마지막으로 벌거숭이두더지쥐는 체내에 히알루론산이 아주 많아서 땅굴에서 이동하기 편하도록 몸이 아주 유연해지는 것으로 추측된다. 히알루론산은 어디서 구할까? 역시 덩이줄기다. 사실 장수하는 많은 사람이 고구마와 토란 위주의 식단에서 아주 많은 양의 히알루론산을 얻는다. 이 책에서 어떤 음식을 좋은 음식으로 추천할지 짐작할 수 있을 것이다.

이 식단은 벌거숭이두더지쥐의 미생물군유전체에 영향을 준다. 2017년 이탈리아, 독일, 에티오피아 출신의 연구진은 벌거숭이두더지쥐의 배설물을 조사해서 그들의 장내 박테리아의 구성과 다양성을 인간 및 다른 설치류의 배설물과 비교했다. 그 결과 벌거숭이두더지쥐의 미생물은 거의 인간의 그것만큼 다양하고, 야생 쥐보다는 훨씬 다양하다는 사실을 발견했다. 이것은 벌거숭이두더지쥐가 같은 크기의 다른 설치류보다 훨씬 오래 사는 이유를 설명한다. 그들의 장내 세균은 그들보다 훨씬 오래 사는 동물의 장내 세균과 비슷하다. 더 흥미로운 사실은 벌거숭이두더지쥐가 덩이줄기와 식물의 뿌리를 먹는 유일한 설치류라는 점이다. 그리고 그 덩이줄기와 뿌리는 장내 유익균의 가장 중요한 먹이에 속한다. 이 말의 뜻을 독자 여러분도 짐작할 것이다.

이 연구에서 또 주목할 점은 벌거숭이두더지쥐에게는 모기박테리아시에Mogibacteriaceae라는 특정 박테리아가 풍부한데, 105세 이상 초고령인들에게서도 발견된다.[12] 앞 문장을 다시 읽어 보자! 동물 중에서 가장 오래 사는 벌거숭이두더지쥐와 초고령인들이 같은 장내 세균을 지니고 있다니, 그것이 우연일까? 절대 그렇지 않다. 그렇다면 다른 '우연'이 더 있을까? 벌거숭이두더지쥐 또한 대사율이 매우 낮고, 가뭄이나 기근 시에는 대사율이 25% 더 떨어진다. 그들의 또 다른 장수 비결인 이 내용에 관해서는 롱제비티 패러독스 프로그램을 통해 곧 살펴보도록 하겠다.

장내 유익균은 어떻게 진화했나?

나쁜 세균을 몰아낼 방법을 알아보기 전에 먼저 그 세균들이 어떻게 그리고 왜 우리 몸을 차지할 수 있게 되었는지 알아보자. 그러려면 다시 시간 여행이 필요하다. 이번에는 좀 전보다 훨씬 가까운 과거인 4000만 년 전까지만 거슬러 오를 것이다. 믿기 어렵겠지만, 당시 우리는 나무에서 생활하며 주로 나뭇잎과 쌍떡잎식물 그리고 그 식물들의 열매를 먹고 살았다. 하지만 동물들은 초원을 돌아다니며 풀과 풀에 달린 씨앗 같은 외떡잎식물을 주로 먹었다. 그래서 우리의 장과 그 장 안에 사는 미생물은 풀을 먹는 초식동물과 아주 다르게 진화했다. 따라서 우리는 우리의 식단 대부분을 구성하는 렉틴이라는 단백질을 포함한 식물 화합물을 각자 독특한 방식으로 견딜 수 있었다. 다시 말해, 초식동물의 미생물군유전체는 외떡잎식물의 렉틴 같은 물질을 소화하도록 진화했지만, 나뭇잎을 먹은 우리는 쌍떡잎식물의 렉틴 같은 물질을 소화하도록 진화했다.

우리는 어떤 물질에 오래 노출될수록 그 물질에 더 내성이 생긴다는 것을 안다. 알레르기 주사를 생각해 보라. 알레르기를 일으키는 물질을 아주 조금만 주사해도 나중에는 그 음식이나 물질에 알레르기를 일으키지 않게 된다. 하지만 우리는 특정 화합물을 견딜 능력을 얻기까지 몇 주나 몇 달이 아니라 수천 년이 걸렸다. 우리의 몸에서 생활하며 쌍떡잎식물을 쉽게 소화할 수 있게 된 미생물들은 4000만 년 동안 세대에서 세대로 전해졌다.[13, 14]

마찬가지로 소, 양, 영양과 같은 초식동물의 조상은 수천만 년 동안 외떡잎식물을 처리할 수 있는 장내 유익균을 발달시키고 대대손손 전해 왔다. 물론 그 유익균들은 외떡잎식물을 처리하면서, 즉 소화하고 배설하면서 소화할 수 없는 화합물이 있으면, 미토콘드리아와 면역체계에 '먹어도 괜찮다'라는 신호라도 보냈다. 어쨌든 그들은 수백만 년 동안 그러한 물질을 접해 왔다. 하지만 장내 유익균이 특정 화합물에 익숙해지도록 진화하지 못했다면, 그들은 그 물질을 위험한 것으로 간주하고 자매들에게 문제가 생겼다고 알릴 것이다. 바로 여기서 과도한 노화가 시작된다.

그렇다면 인간의 장내 유익균에 문제를 일으키는 외떡잎식물의 화합물은 무엇일까?《플랜트 패러독스》를 읽은 독자라면 답을 알 것이다. 읽지 않았더라도 이제부터 알면 되니까 걱정할 필요는 없다. 장내 유익균에 가장 많은 문제를 일으키는 화합물은 렉틴이다. 렉틴은 식물이 동물에 먹힐 때 보호막으로 작동하는 '끈적끈적한 단백질'이다. 식물은 우리처럼, 그리고 우리의 장내 유익균처럼 최대한 오래 살아남아 다음 세대에 자신의 DNA를 전하고 싶어 한다. 그래서 그들은 생존 전략의 하나로 렉틴을 생성한다. 인간이 지구에 존재하기 전 곤충이 식물의 주요 포식자였을 때, 식물은 자신을 먹은 곤충을 꽤 효과적인 방어 기제인 바로 그 렉틴으로 마비시켰다.

인간은 곤충보다는 훨씬 크고 강하다. 그리고 점액질 같은 자체 방어 시스템도 가지고 있다. 따라서 렉틴을 먹더라도 바로 문제가 생기지는 않는다. 하지만 중요한 것은 장내 유익균에 문제가 생긴다는 점이다. 렉틴을 많이 먹으면 먹을수록 장내 유익균은 점점 더 불행해진다. 이제 이해하겠지만, 장내 유익균이 불행하면 그들이 살아가는 보금자리가 황폐해진다. 그 말은 곧 살이 찌고, 피곤해지며, 쉽게 아프고, 병이 생긴다는 뜻이다.

곡식을 주로 먹는 쥐를 보면, 수백만 년 동안 외떡잎식물과 그 식물의 씨앗을 먹은 결과, 그들의 미생물군유전체가 어떻게 곡식에 든 렉틴을 잘 다루도록 진화했는지 쉽게 알 수 있다. 인간과 비교하면 설치류는 렉틴과 다른 곡물 단백질을 분해하는 프로테아제라는 효소가 수백 배 많다. 설치류와 마찬가지로 우리가 특정한 식물의 렉틴을 오래 먹을수록 우리의 장내 유익균은 그것을 완화할 방법을 더 오랫동안 찾아야 했다.[15]

우리의 장내 유익균과 효소는 초식동물의 그것과 같은 메커니즘을 갖지 않았지만, 약 1만 년 전까지는 문제가 되지 않았다. 문제는 곡식과 외떡잎식물을 재배하면서 시작됐다. 재배된 식물은 우리의 장내 유익균이 먹을 수 있는, 즉 장내 유익균을 만족시켜서 우리를 젊게 해 줄 그런 음식과 완전히 다르다.

《플랜트 패러독스》에서도 언급했듯이 1만 년이라는 시간이 긴 것처럼 보이지만, 그 기간 내에 새로운 렉틴에 대한 면역 내성을 키우는 것은 진화의 측면에서 보면 스피드 데이트처럼 아주 짧다. 그리고 지난 50여 년 동안 장내 유익균에게는 상황이 훨씬 나빠졌다. 그동안 우리는 렉틴이 풍부한 음식을 조리하는 전통적인 방법들, 가령 물에 불리거나 발효시키는 등의 방법을 대부분 버리고, 쉽고 빠르고 저렴한 방법을 택했다. 게다가 이제 우리는 자연에 근거하지 않은 음식도 먹는다. 유전자 조작 농산물인 GMO 식품, 장내 유익균이 소화할 수 없는 음식과 약물을 먹이로 주고 키운 동물, 그 동물로 만든 육류와 유제품이 그런 음식이다! 우리의 식습관은 지난 반세기 동안 과거 어느 때보다 빠르게 변화했다. 이제 콩, 밀, 옥수수 같은 곡식을 과거보다 훨씬 많이 먹고, 잎채소나 일반 채소는 적게 먹으

며, 가공되지 않은 음식보다는 주로 가공된 형태로 먹는다.[16]

같은 시기 우리의 식품 체계는 제초제, 살균제, 약품, 화학비료, 식품 첨가물의 공격으로 위험에 빠졌다. 또한 각종 생활용품과 공장에서 생산된 가구, 세제에서 나오는 화학물질이 우리의 공간을 침범했다. 이렇게 총체적으로 독성 물질에 노출되는 바람에 우리의 홀로바이옴은 혼란에 빠졌다. 볼더의 콜로라도대학교에서 실시한 새로운 연구는 사람들이 밖에서 돌아다닐 때, 자동차 배기가스뿐 아니라 머리카락이나 피부에 사용하는 제품 때문에 화학물질도 뿌리고 다닌다는 것을 보여 준다. 연구 결과를 보면 교통이 혼잡한 출퇴근 시간 동안 샴푸와 로션, 데오드란트에 들어 있는 미생물군유전체의 파괴 성분인 실록산 siloxane은 차량 배기가스와 비슷한 수준이다.[17] 이로써 출퇴근 시간이 좋지 않은 이유가 하나 더 는 셈이다.

심지어 몸에 좋다는 채소도 토양에 사는 세균들의 도움으로 길러진 것들이 아니다. 현대식 농사 기법으로 세균들이 전멸했기 때문이다. 당뇨병과 대사증후군을 예방하는 데 도움을 주는 토양 속 아연과 마그네슘 함량도 크게 떨어졌다.[18] 장내 유익균으로서는 이 모든 변화를 그렇게 빨리 따라잡고 적응할 방법이 없다. 결과적으로 급격한 식습관 변화와 과도한 화학물질로 인해 우리 몸속에 있던 좋은 세균은 대거 사라졌고 나쁜 세균이 그 자리를 차지했다.

장내 유익균을 죽이는 독

잠깐. 문제는 여기서 끝이 아니다. 지난 50~60년 동안 우리는 상당수의 새로운 약물과 의료 기술의 '발달'을 접했다. 그러한 신기술 중많은 부분이 우리를 더 오래 살도록 돕고 있지만, 동시에 미생물군유전체의 희생이라는 대가가 따랐다. 바로 그 점이 장수의 또 다른 역설이다.

1960년대 후반에서 1970년대 초 사이 광범위 항생제가 등장했다. 광범위 항생제는 여러 종류의 박테리아를 동시에 죽이는 특별한약물이다. 오해 없기 바란다. 이 항생제는 폐렴과 패혈증 등의 원인균을 죽여서 수많은 생명을 구했다. 하지만 장내 유익균에게는 내가사는 집 한가운데 떨어지는 폭탄과 같다. 나쁜 놈들만 타깃이 되는것이 아니라 모두를 전멸시키기 때문이다. 결과적으로 나쁜 세균은물론 좋은 세균까지 대부분 죽여서 우리 몸에 필요한 박테리아의 절묘한 균형을 깨뜨린다.

나는 정말로 필요한 경우에 항생제를 쓸 수 있다는 사실에 감사한다. 하지만 항생제는 너무 남용되고 있다. 의사들은 확실치 않은경우에도, 심지어 항생제가 듣지 않는 바이러스에 감염된 환자라고생각하면서도 종종 항생제를 처방한다. 처방전을 받아서 약국으로향하기 전이라면 다음 사항을 꼭 떠올려 보길 바란다. 모든 광범위항생제는 장내 미생물에 최대 2년까지 영향을 준다. 일부 장내 유익균은 생존이 위협받는 곳으로 절대 돌아오지 않을 수 있다. 내가 너무 극단적이라고 생각하는 사람들도 있겠지만 항생제의 충격적인 결과를 보여 주는 증거들이 있다. 항생제를 복용할 때마다 노년기에 크론병, 당뇨병, 비만, 천식이 생길 가능성이 커진다는 연구 결과들도 있다.[19]

하지만 항생제 처방 약을 한 번도 복용한 적이 없더라도(정말 그렇다면 깜짝 놀랄 일이겠지만), 상당히 많은 양의 장내 유익균을 죽일 정도로 항생제를 먹었을 가능성은 여전히 크다. 어떻게 그럴 수 있을까? 일반적으로 사육하는 가축은 도살하기 전까지 병에 걸리지 않고 충분히 살찌우기 위해 엄청난 양의 항생제를 먹인다. 따라서 육류나 유제품, 동물성 식품을 먹으면 항생제도 함께 먹는 것이다. 돼지와 닭 등의 동물도 상황은 마찬가지다. 항생제는 동물을 더 빨리 자라게 하고, 몸집을 더 크고 뚱뚱하게 만든다. 마찬가지로 날씬하고 유연하게 해 주는 장내 유익균을 죽임으로써 인간에게도 같은 효과를 일으킨다. 사실 인간의 비만은 장내 세균의 다양성이 줄어드는 것이 특징이다.[20] 항생제 과용은 비만이 되게 하고 더 빨리 죽음에 이르게 한다. 그러니 오늘날 우리 문화권의 노인들이 그다지 매력적으로 보이지 않는 것도 당연한 일이 아니겠는가?

이런 말은 하고 싶지 않지만, 당신이 평생 엄격한 채식 생활을 실천했더라도 다량의 '항생제'를 섭취했을 가능성이 크다. 라운드업 Roundup 제초제의 주원료인 글리포세이트 glyphosate는 농업 생화학계의 거대 기업인 몬산토 Monsanto(현재는 바이엘 Bayer이 인수)가 특허를 받은 항생 물질로, 거의 모든 GMO 작물과 일반적으로 재배되는 농작물에 사용됐다. 글리포세이트는 처방 약을 먹은 것과 똑같이 우리의 미생물군유전체를 죽이고 창자벽을 파괴한다![21] 또한 곡물과 콩을 먹는 동물, 그 동물의 고기와 우유, 우리가 먹는 농작물, 식료품점 진열대를 가득 메운 농작물 가공식품에서도 발견된다. 다시 말해 비건식으로 만든 콩이나 파스타 요리에도 이 항생제가 가득 들었을 가능성이 크다.

2015년 WHO 산하 암 기관은 글리포세이트를 '발암 가능 물질'로 분류했다.[22] 이후 유기농소비자연합Organic Consumers Association, OCA과 피드더월드프로젝트Feed the World Project(현 디톡스 프로젝트Detox Project)는 공동팀을 구성해 일반인을 대상으로 글리포세이트 검출 여부를 알아보는 소변 검사를 실행했다. 당시 얼마나 많은 사람이 테스트를 신청했던지 테스트를 중간에 중단해야 할 정도였다! 결과적으로 100명 이상 참가한 첫 번째 그룹에서 충격적인 결과가 나왔다. 소변 샘플의 93%가 글리포세이트 양성 반응이었다. 즉 몬산토가 뭐라고 변명을 하든, 글리포세이트는 분명히 우리가 먹는 음식에 대량으로 들어 있다는 것을 알 수 있다.

2018년, 인디애나대학교와 캘리포니아대학교 샌프란시스코 캠퍼스 연구원들은 임산부 71명을 대상으로 소변 검사를 실시했다. 결과는 앞에서 설명한 실험과 놀라울 정도로 비슷했다. 소변 샘플 93%에서 글리포세이트 검출 수치가 나온 것이다. 임신 중에 글리포세이트에 노출되면 임신 기간이 단축되거나 태아의 건강에 악영향을 미칠 수 있다는 점을 고려하면 충격적인 결과다.[23]

글리포세이트가 몸속으로 들어가면 장내 유익균만 죽는 것이 아니라, '행복 호르몬'인 세로토닌과 갑상샘 호르몬을 만드는 필수 아미노산인 트립토판과 페닐알라닌 생성에도 지장을 준다. 많은 현대인이 항우울제와 갑상샘 치료제를 복용하는 것이 과연 우연일까?

이런 사례는 롱제비티 패러독스 프로그램에서 기존 동물성 제품을 피하는 이유 중 일부에 지나지 않는다. 곡식과 콩이 거의 글리포세이트로 재배되고 있으므로 과량의 렉틴과 글리포세이트라는 부담은 우리에게 이중으로 재앙이 되고 있다.

게다가 이제 플라스틱, 화장품, 방부제, 자외선 차단제에도 대부분 에스트로겐 같은 물질이 들어 있다. 이러한 물질은 비만, 당뇨 등 각종 대사질환을 포함해 불임, 여성 호르몬 민감형 암인 유방암, 난소암, 갑상샘 질환, 뇌와 신경내분비계 장애와 관련이 있다.[24]

이와 같은 많은 질병과 문제점이 '정상적인' 노화 과정으로 생각되지만 실은 전혀 그렇지 않다. 기억하자. 장내 유익균은 많은 호르몬 전구체를 만든다. 그것이 바로 세포에 사는 그들의 자매들과 소통하는 주된 방식이다. 하지만 이제 호르몬 체계를 방해하는 이러한 화합물이 아주 오래전부터 사용된 박테리아 간의 통신망을 탈취해버렸다.

미생물군유전체가 내분비계에 영향을 준다는 증거를 찾고 싶다면 손 소독제, 비누, 탈취제, 치약 등 수많은 위생용품의 원료인 트라이클로산triclosan 같은 항균성 화학물질만 살펴봐도 알 수 있다. 이 물질은 장내 유익균을 죽이고, 우리 몸속에서 에스트로겐처럼 행동하면서, 암으로 발전할 가능성이 있는 세포를 계속 증식시키는 것으로 밝혀졌다.[25] 미토콘드리아는 어느 세포를 살리고 죽일지를 장내 유익균이 보내는 호르몬 메시지로 결정한다.[26] 하지만 에스트로겐처럼 행동하는 물질이 이 메시지를 탈취하면 암세포가 억제되지 못할 수 있다.

음식에 든 글리포세이트와 위생용품에 든 화학물질에는 다른 문제도 있다. 특히 간 기능을 떨어뜨려서 비타민D를 활성 형태로 전환하지 못하게 함으로써 칼슘 흡수를 방해하고 뼈 건강에 나쁜 영향을 준다. 이런 현상이 지속되면 나이가 들어서 골다공증으로 발전할 수 있다. 현재 비타민D 부족은 믿기 힘들 정도로 아주 흔하다. 내가 본 환자 중 약 80%가 혈중 비타민D 수치가 낮고, 전립선암에 걸린 환자들은 특히 낮다.[27] 장내 유익균이 좋아할 안전하고 효과적인 위생용품은 뒤에서 자세히 살펴보겠다.

다음 장으로 넘어가기 전에 장내 유익균의 적을 하나 더 알아 둘 필요가 있다. 마음이 아프지만 바로 설탕이다. 나쁜 세균은 단당류를 아주 좋아하며 주로 그것을 먹고 산다. 좋은 세균은 성장과 번식을 위해 다당류라는 복합 설탕 분자가 필요하지만, 나쁜 세균은 우리 입으로 매일 들어오는 단순당을 먹고 자란다. 바로 설탕이 건강과 장수에 절대적 재앙이 될 수밖에 없는 주된 이유 중 하나다.

설탕 대체재도 다를 바 없다. 과거 뚱뚱했던 나를 포함해 많은 사람이 살찔 염려 없이 설탕에 대한 갈증을 해소하기 위해 인공 감미료를 선택한다. 한 손으로도 수술할 수 있다면, 과거의 나는 다이어트 콜라를 다른 한 손에 들고 수술했을 것이다! 이러한 제품은 체중 감소에 도움이 되어야 하지만, 아이러니하게도 결과는 그와 반대다. 수크랄로스, 사카린, 아스파탐 같은 영양가가 없는 인공 감미료는 좋은 세균을 죽이고 나쁜 세균을 증식시킨다. 믿기 힘들겠지만, 듀크대학교는 인공 감미료인 스플렌다Splenda 한 봉지가 정상적인 장내 유익균을 '50%'나 죽인다는 연구 결과를 입증했다![28]

슬프지만 사실이다. 단 음식을 너무 많이 먹으면, 좋은 균을 굶어 죽게 하고 나쁜 균은 오랫동안 무럭무럭 자라게 할 것이다. 심지어 과일에 들어 있는 당분인 과당도 미토콘드리아를 죽이는 독으로 밝혀졌다! 우리 몸에 해롭기는 매한가지다.

지금까지만 보면 상황이 너무 암울하게 보일지 모르지만, 나쁜 세균이 망가뜨린 피해를 복구하고, 당신의 몸을 젊고 빛나는 상태로 되돌릴 방법은 있다. 하지만 그보다 먼저 나쁜 세균이 우리 몸속으로 들어오지 못하게 막을 방법들을 다음 장에서 살펴보도록 하겠다.

창자벽을 지켜라

Protect and Defend

이제 홀로바이옴이 당신의 건강과 장수에 얼마나 중요한 역할을 하는지 이해했길 바란다. 위장과 입, 심지어 피부에도 사는 미생물을 알맞게 조성하는 일은 질병을 예방할 뿐 아니라 오랫동안 즐겁게 살기 위한 필수 조건이다. 몸속에 좋은 세균이 다양하게 많이 살수록 당신은 오랫동안 젊음을 유지할 수 있다.

간단해 보이지 않는가? 나쁜 세균은 굶겨 죽이고 좋은 세균은 번식에 필요한 좋은 음식을 많이 먹이면 된다. 그러면 당신과 당신 몸속의 좋은 세균은 행복한 결말을 맞이할 것이다. 나는 이 책을 쓰지 않아도 되고, 당신은 이 책을 읽지 않아도 된다.

하지만 안타깝게도 그것은 그리 간단한 문제가 아니다. 미생물군유전체를 좋은 세균으로 구성하는 것은 문제의 절반만 해결해 줄 뿐이다. 나머지 절반은 좋은 세균들이 장 내에 머물게 하는 것이다. 그들의 세포벽에서 떨어져 나오는 조각들인 지질다당류[lipopolysaccaride], LPS가 장의 경계를 넘어서 장이 아닌, 다른 장기나 조직, 림프, 혈액으로 들어가면, 좋은 세균인지 나쁜 세균인지는 중요하지 않다. 원래 있어야 할 곳이 아닌 곳에 숨어 있는 박테리아와 지질다당류, 혹은 다른 침입자들은 면역반응을 일으켜서 광범위 염증을 일으키고, 질병을 부르고, 노화를 앞당긴다. 히포크라테스가 남긴 유명한 말처럼 '모든 병은 장에서 시작된다'. 하지만 좋은 소식도 있다. 모든 병은 바로 그 장에서 막을 수 있다는 것이다.

장이 새고 있다

염증이 어떻게 노화를 일으키는지, 즉 염증성 노화[inflammaging][1]라고 알려진 개념을 이해하기 위해 먼저 장 내벽의 기능을 자세히 살펴보겠다. 창자는 단층의 점막 세포인 장 세포[enterocyte]로 연결되어 있고, 다른 물질이 드나들 수 없도록 서로 단단히 밀착해 있다. 이 창자 층의 두께는 세포 하나 크기밖에 되지 않지만, 전체 표면적은 테니스 코트 크기와 맞먹는다.[2, 3, 4] 창자벽 안쪽에 자리 잡은 면역 세포인 특수 백혈구는 창자벽을 온전히 보존하는 데 대단히 중요한 역할을 한다. 사실 우리 몸에 있는 모든 면역 세포의 약 60%가 창자 내벽에 모여 있고, 그 면역 세포가 위장관에 있어야 할 것과 있지 말아야 할 것을 결정한다.

위산과 효소, 장내 유익균은 우리가 먹는 음식에서 단백질과 지방, 당류 및 탄수화물을 아미노산, 지방산, 당분으로 각각 분해한다. 그러면 점막 세포는 말 그대로 소화된 아미노산과 지방산, 당분을 단일 분자로 쪼개고, 점막 세포를 통과시켜 문맥(위·비장·담낭·췌장에서 간으로 보내는 큰 정맥—역주)이나 림프계로 내보낸다. 이 시스템이 정상적일 때는 단일 분자를 제외한 모든 것들이 원래 있어야 할 곳인 창자벽 밖에 있다. "울타리가 튼튼해야 좋은 이웃이 된다." 로버트 프로스트의 시에 나오는 이 표현은 많은 진리를 담고 있다. 점막 세포가 단단히 연결되어 있으면, 장 내벽은 '튼튼한 울타리' 역할을 하며 소화된 아미노산, 지방산, 당분의 단일 분자를 제외한 나머지를 울타리 안으로 들어오지 못하게 막는다. 하지만 울타리가 약해져서 미세한 구멍이 많아지면, 다른 화합물이 새어 들어오고, 건강이 나빠지기 시작한다. 이것이 일명 '장 누수 증후군leaky gut' 혹은 장 투과성intestinal permeability이라는 증상으로, 노화와 관련된 일반적인 질병 대부분이 이 증상에서 비롯된다. 곧 살펴보겠지만, 노화는 사실 창자벽이 조금씩 허물어지면서 더 빨리 일어난다.

나쁜 분자나 박테리아가 창자벽을 넘어오면 면역체계가 본격적으로 발동한다. 면역체계는 신체 내부를 지키는 경찰이라고 생각하면 이해하기 쉽다. 어떤 것이 내부를 침범하면, 경찰들이 현장에 몰려와 사이토카인cytokine이라는 염증성 호르몬을 분비해 병력을 요청한다. 필요한 순간에 '경찰'이 우리 주변에 있다는 것은 정말 좋은 일이다. 가령 '나쁜 세균'이 장 내벽을 뚫고 들어오는 세균 감염처럼 위험한 순간에는 생명을 구할 수도 있다. 상처가 났을 때는 염증이 치료를 돕기도 한다. 하지만 문제는 경찰이 사소한 일에 계속 불려 다닌다는 것이다. 알츠하이머, 암, 당뇨병, 자가면역질환에 이르기까지 흔히 노화와 관련된 질병의 근본 원인이 바로 이 만성 염증에서 생긴다.

다시 말해 노화는 우리 몸의 염증과 매우 밀접하게 관련되어 있다. 따라서 장수 연구소에서 일하는 동료들은 인간의 노화를 경도의 만성 염증으로 설명하려고 '염증성 노화'라는 용어를 만들어 냈다.[5] 기억하기 좋은 멋진 단어이긴 하지만, 나는 염증은 오히려 하나의 '증상'일 뿐 노화의 근본 원인이 아니라는 것을 알게 되었다. 사실 노화는 박테리아나 다른 침입자들이 창자벽을 통과하는 장 누수 증후군과 더불어 장내에 적절한 박테리아가 부족해서 생긴다. 나는 환자들이 창자벽을 치료하고 장내 유익균의 균형을 찾도록 도운 결과, 혈중 사이토카인의 양으로 측정할 수 있는 염증 수치가 급격히 떨어지고, '튼튼한 뼈대'를 세워서 낡을 집을 고치는 것처럼 몸이 빠르게 회복되는 결과를 볼 수 있었다.

그렇다면 애당초 창자벽이 손상되는 원인은 무엇일까? 무엇이 창자벽을 손상해서 몸 내부를 지키는 경찰이 끊임없이 염증 반응을 보이도록 유도하는 것일까? 한 가지 범인은 바로 렉틴이다. 렉틴은 창자벽을 이루는 점막 세포 간의 단단한 결합을 떼어 놓는다. 다행히 렉틴은 처음부터 창자 안으로 들어가지는 못한다. 일단 안 먹으면 못 들어간다. 하지만 일단 먹었다면 코와 입, 식도에 있는 점액인 뮤

코다당질mucopolysaccharide이 렉틴과 결합해 장 내벽으로 들어가지 못하게 가둬 놓는다. 점액에 당질이 존재하는 이유는 렉틴이 당과 잘 결합하는 성질이 있기 때문이다. 그래도 렉틴이 장 내벽까지 도달하면, 장 내벽에 있는 점막 세포가 다음 방어선이 된다. 점막 세포는 훨씬 더 많은 점액을 생성해서 렉틴이 창자벽을 뚫고 나가지 못하도록 렉틴과 결합해서 그곳에 가둬 둔다.

하지만 우리는 대부분 이 점액질 보호막이 부족하거나 어떤 경우 아예 존재하지 않는다. 렉틴이 포함된 음식을 많이 먹으면, 렉틴과 결합하느라 점액이 계속 소진되기 때문이다. 게다가 점액이 없으면, 점액을 생성하는 점막 세포가 산酸과 박테리아, 더 많은 렉틴의 공격에 무방비로 노출되기 때문에 결과적으로 창자벽을 보호하는 점액이 더 부족해진다.

안타깝지만 이 점액이 없으면 렉틴은 자극에 반응하는 세포기관인 장 내벽의 수용체와 결합하여 조눌린zonulin이라는 화합물을 생성한다. 조눌린은 친구들의 손깍지 연결을 끊는 아이처럼 창자벽을 지탱하는 밀착된 결합을 깨뜨리는 역할을 한다. 테니스 코트 크기의 창자벽에 대규모로 이런 일이 벌어진다고 상상해 보라. 세포 사이에 생긴 공간으로 렉틴을 포함한 외부 침입자들이 세포 조직과 림프샘, 혈류로 뚫고 들어오면 어떤 일이 벌어지겠는가?

일단 침입자들이 창자벽을 넘으면 우리 몸의 면역체계, 특히 T세포에 있는 톨유사수용체toll-like receptors, TLR라는 일종의 바코드 스캐너가 외부 단백질을 외부인으로 인식한다. 이제 공습경보가 울리고 지명수배령이 내려진다. 그리고 침입자를 잡기 위해 경찰들의 질주가 시작된다! 자, 이런 일이 매일 매순간 벌어진다고 상상해 보라. 그 결과가 만성 염증이다!

렉틴이 창자벽에 구멍을 뚫으면 렉틴만 지날 수 있는 것이 아니다. 나쁜 장내 세균을 포함한 다른 침입자들에게도 길을 터 주는 꼴이 된다. 특히 우리 몸에 해가 되는 한 가지 예로 특정 박테리아의 세포벽을 구성하는 분자인 지질다당류를 들 수 있다. 《플랜트 패러독스》를 읽은 독자에게는 친숙한 단어일 것이다. 나는 평소에는 나쁜 말을 쓰지 않지만, 지질다당류만큼은 정말 '망할 놈'이라 불러 주고 싶다. 진짜 그런 녀석들이니까! 지질다당류는 박테리아가 창자에서 분열해서 죽을 때 만들어지는 박테리아 세포의 조각으로 매일 수조 개씩 만들어지며, 창자벽에 틈이 생기면 그 틈을 뚫고 우리 몸속으로 들어간다. 하지만 지질다당류는 장 누수 증상이 없어도 몸속으로 들어갈 수 있다. 포화지방을 운반하는 특수 분자인 유미지립(킬로미크론^{chylomicron})을 얻어 타고 갈 수도 있다. 이것은 나중에 더 자세히 설명하겠다.

문제는 바로 이 지질다당류가 살아 있는 박테리아가 아닌 박테리아의 표면일 뿐이라는 사실이다. 우리의 면역체계에 있는 톨유사수용체는 지질다당류와 살아 있는 박테리아를 구분하지 못한다. 따라서 이들은 지질다당류가 진짜 박테리아라고 생각하고 병력을 소집한다. 이렇게 되면 우리 몸에 존재하는 모든 박테리아가 치명적인 손상을 일으키는 박테리아로 오인될 수 있다. 결국 면역체계가 항시 경계 상태가 되므로 지질다당류가 장 내벽을 지날 때마다 경찰들이 현장에 몰려들어 염증이 점점 더 심해진다.

더 심각한 문제도 있다. 렉틴은 지질다당류의 분자 패턴과 유사한 외부 단백질이므로 이들이 창자벽을 통과할 때도 톨유사수용체가 경보를 발령해서 다시 경찰들이 몰려오게 한다. 콜로라도주립대학교에서 일하는 내 친구이자 동료 그리고 팔레오Paleo 식단의 창시자인 로렌 코데인Loren Cordain 교수는 이 현상을 '분자 모방molecular mimicry'이라고 설명했다. 렉틴이 우리 몸의 중요한 기관과 신경, 관절에 있는 단백질을 모방한다는 뜻이다. 면역체계는 우리 몸에 있는 이러한 것들을 외부 침략자라고 오인해서 염증 반응을 일으킨다. 이 '친절한 염증 반응'이 모든 자가면역질환의 원인이다. 창자벽을 통과한 무단 침입자가 몸 여러 부분에 달라붙는 한편 면역체계가 묻지도 따지지도 않고 이들을 공격하면서 생기는 결과다. 이 모든 일은 복잡한 생태계를 이루고 있는 미생물군유전체가 혼란에 빠져서 생기는 것이다.

최근 쥐 실험 연구에서도 염증 반응이 노화의 주요 원인임이 밝혀졌다. 2018년 예일 의과대학 연구진은 쥐에 존재하는 미생물이 내장에서 다른 장기로 옮겨 가는 루푸스 같은 자가면역 상태와 어떤 관련이 있는지 연구했다. 결과적으로 자가면역 상태를 일으키는 원인은 창자벽 손상과 나쁜 박테리아로서 같은 기관에 있는 면역 세포였다. 특히 자가면역질환 환자의 간 조직검사에서도 나쁜 세균이 같이 발견됐지만, 건강한 대조군에서는 나오지 않았다.[6] 다시 말해, 박테리아가 창자벽을 통과하게 하는 장 누수 증상이 쥐와 인간에게 모두

자가면역질환을 일으킨다.

하지만 너무 절망할 필요는 없다. 《서큘레이션Circulation》저널에서도 밝혔듯이 바이오마커(몸속 세포나 혈관, 단백질, DNA 등을 이용해 몸 안의 변화를 알아낼 수 있는 지표-역주)로 증명된 자가면역질환 환자였지만 내 프로그램을 따라온 환자 102명 가운데 95명이, 즉 94%의 환자가 그 질병에서 벗어나고, 복용하던 약을 끊었으며, 6개월 뒤에는 바이오마커 음성 결과를 받았다.[7] 이제 내 동료 중 많은 이들과 나는 창자벽의 손상이 노화를 앞당기는 수많은 질병은 물론 염증성 노화의 핵심 원인이라고 믿고 있다.

장 누수 증상이 극히 일부의 이야기일 뿐이라고 생각할 수 있지만 안타깝게도 사실은 전혀 그렇지 않다. 인정한다. 사실 나조차 장 누수에 관해 처음 들었을 때는 회의적인 태도였다. 15년 전 나에게 묻는다면 장 누수 증상은 비현실적인 이야기일 뿐이라고 치부했을 것이다. 하지만 그것이 현실이고 그것도 아주 흔하게 나타나는 현상임을 이제는 부인할 수 없다. 내가 운영한 치료 프로그램에서 수천 명의 환자가 보여 주었듯이 입, 코, 피부에서 일어나는 '누수'를 포함한 장 누수는 노화와 질병의 근본 원인이다. 나의 동료인 데일 브레드슨Dale Bredesen의 말처럼 코에서 부비강을 통해 뇌로 들어간 이상 박테리아는 파킨슨병을 일으킬 수 있다. 또한 더 많은 연구가 박테리아와 미생물이 죽상동맥경화증atherosclerosis을 일으키는 원인이라는 점을 시사했다. 이제 나를 포함한 많은 연구원이 현재 인구의 100%가 어느 정도는 장 누수 증상을 겪고 있다고 본다.[8]

염증 치료제가 오히려 염증을 유발한다

렉틴을 없애는 것이 장을 치유하고, 노화를 늦추고, 젊음을 회복하는 데 필요한 중요한 절차이기는 하지만, 렉틴은 점막층을 갈라 놓고 장 누수를 일으키는 유일한 분자가 아니다. 장 누수를 일으키는 가장 흔한 원인 중 하나는 아이러니하게도 이부프로펜^{ibuprofen}, 나프로신^{Naprosyn}, 알리브^{Aleve}, 애드빌^{Advil}, 셀레브렉스^{Celebrex}, 모빅^{Mobic} 등의 비스테로이드성 항염증제다.

이 약들은 아스피린이 위 내벽에 손상을 준다는 부작용 때문에 아스피린의 대체 약품으로서 1970년대 초반에 등장했다. 하지만 이제 우리는 이러한 비스테로이드성 항염증제가 소장과 대장의 점막층을 손상시키는 원인임을 안다. 지난 반세기 동안 발표된 많은 연구를 통해 '안전할' 것 같은 이 약들이 사실은 창자벽에 구멍을 내고, 그 결과 렉틴과 지질다당류, 살아 있는 박테리아가 우리 몸속으로 물밀 듯 밀려들 수 있다는 사실이 밝혀졌다. 면역체계를 구성하는 경찰들은 외부 침입자들이 들이닥치면 그들이 가장 잘할 수 있는 일을 한다. 즉 그 침입자들을 공격하고 염증을 일으킨다. 염증이 생기면 결과적으로 더 고통스러워진다. 장 내벽에 생긴 구멍 자체가 우리에게는 고통이다.

결국 그 고통 때문에 다시 약을 찾는다. 고통과 염증의 악순환이 반복되는 것이다. 수년 동안 의사들은 비스테로이드성 항염증제의 실제 효과에 대해 무지했다(제약회사들은 쭉 알고 있었던 것 같지만). 사실 그만큼 위험했기 때문에 처음에 소개됐을 때부터 반드시 처방전을 받아야 했고, 2주를 넘겨서 복용하지 않도록 제한을 두었다. 하지만 불행하게도 당시에는 의사들에게 그 약들의 위험을 충분히 평가할 수 있는 기술이 없었다. 위내시경이 소장까지 닿지 않았고 이 약들이 어떤 문제를 일으키는지 제대로 살펴볼 방법이 없었다. 삼키는 마이크로카메라가 나와서 환자들의 소화기관을 360도로 보여 주고서야 의사들은 위장에서 실제 무슨 일이 벌어지는지 알 수 있었다. 그때부터 문제점이 하나씩 드러났다. 이제 비스테로이드성 항염증제는 약국에서 가장 잘 팔리는 약이자 염증을 일으키는 첫 번째 원인으로 꼽힌다! 바로 그 염증을 치료할 목적으로 만들어졌음에도 말이다.

장에 막대한 손상을 입히는 또 다른 부류는 잔탁[Zantac], 프릴로섹[Prilosec], 넥시움[Nexium], 프로토닉스[Protonix] 같은 양성자펌프억제제[proton pump inhibitor, PPI]와 위산 완화제이다. 위산은 매우 중요하고 우리 몸에 꼭 필요한 물질이다. 입으로 들어가는 나쁜 세균은 창자에 도착하기 전에 대부분 위산에 죽는다. 위산이 부족하면 전염병을 일으킬 수 있는 박테리아를 포함해 나쁜 세균이 우리 몸을 장악할 수 있다. 위산 차단제를 자주 복용하는 사람이 그렇지 않은 사람에 비해 폐렴에 걸릴 확률이 3배나 높은 이유가 이 때문이다.[9] 위산은 몸으로 들어오는 나쁜 세균을 막는 가장 좋은 방어막이다. 위산의 주된 목적 중 하나가 박테리아를 죽이는 것이다. 또한 위산은 단백질을 소화하도록 설계되어 있다. 렉틴이 바로 식물 단백질 아닌가? 따라서 위산 차단제 복용은 렉틴에 대한 주요 방어 기제 중 하나를 의도치 않게 없애는 것이다!

그렇다면 다시 장내 유익균 이야기로 돌아가서, 장내 유익균은 대부분 산酸을 싫어한다. 우리 몸의 가장 중요한 미생물 중 일부는 산소와 산이 없는 대장에 산다. 세균이 대장에 머무를 수 있게 해 주는 것을 가리켜 의학 용어로 '산성 증감acid gradient'이라고 한다. 음식이 창자를 따라 몸 아래로 이동할수록 간과 췌장에서 분비된 알칼리성 소화효소 덕분에 위산이 점차 희석된다. 이렇게 산성이 낮은 환경으로 이동하는 변화는 결장과 소장이 만나는 곳에서 일어난다. 하지만 산성이 없으면 결장에 있어야 할 박테리아가 소장으로 쉽게 이동할 수 있다. 소장으로 들어간 박테리아는 창자벽을 손상해서 장 누수를 일으키고 '소장 내 세균과다증식small intestinal bacterial overgrowth'이라는 상태로 발전할 수 있다. 소장에서는 그들을 막을 방어막이 별로 없어서 우리 몸에 막대한 피해를 준다. 결과적으로 장 흡수층의 기능이 망가지면 노인들에게서 쉽게 볼 수 있듯이 단백질이 소모되고 근육이 부족해진다. 설상가상으로 소장 내 세균 과다증식과 과민성대장증후군은 최근 대만인 대상 연구에서 보여 주듯이 치매 발병률과도 관련이 있다.[10]

위산은 장 내벽을 보호하는 데 매우 중요한 역할을 하므로 내 모교인 조지아 의과대학의 동료들은 류머티즘성 관절염과 같은 자가면역질환의 치료제로 베이킹소다를 사용하기 시작했다. 액상 베이킹소다를 마시면 위산 분비가 촉진되는 원리를 이용하는 것이다. 무엇보다 늘어난 위산은 장내 유익균이 있어야 할 곳에 머물게 하고 염증을 막아 주어 자가면역질환을 회복하게 돕는다.[11] 그뿐만 아니라 장내 면역 세포가 외부 단백질과 만났을 때, 베이킹소다가 실제로 면역 세포를 '안정시키는' 신호를 보낸다는 사실도 입증됐다.

PPI는 산을 중화하고 염증을 유발하는 것 외에도 많은 일을 한다. 이 약물은 이름에 걸맞게 양성자펌프를 저해하는 일을 한다. 양성자펌프는 바로 미토콘드리아가 에너지를 만들 때 필요한 물질이다. PPI가 수년 전 처음 소개되었을 때 의사들은 순진하게도 그 약물이 위산을 분비하는 위 내벽의 특정 양성자펌프만 저해한다고 생각했지, 몸 전체의 양성자펌프에 영향을 주는 것은 아니라고 생각했다. 불행하게도 현실은 그렇지 않다. 따라서 우리가 소화불량 걱정 없이 핫도그를 즐기려고 프릴로섹 OTC를 복용할 때마다 위뿐 아니라 뇌세포 속, 그리고 몸 전체의 미토콘드리아도 마비시켜서 에너지를 생산하지 못하게 만든다.

그도 그럴 것이 40세 이상 건강한 사람 약 16,000명을 대상으로 조사한 2017년의 연구 조사에 따르면, PPI 복용과 치매 발병률 사이에 상당한 연관성이 있는 것으로 나타났다.[12] 2016년부터 실시된 독일의 연구에서는 PPI를 복용한 75세 이상 노인 74,000명이 이 약을 먹지 않은 사람들과 비교해 치매에 걸릴 위험이 44% 증가한 것으로 나타났다.[13] PPI가 만성신부전증과도 관련이 있다는 연구 조사들도 있다.[14] 당연히 이러한 질병은 모두 미토콘드리아의 기능 장애가 원인이 될 수 있다. 그래서 FDA도 이 약물의 위험성을 경고하고, 2주 이상 복용하지 않도록 권고하는 문구를 포장에 넣도록 지시하지 않았을까? 당신은 어떤가? 얼마나 이런 약을 먹었는가?

단백질이 아미노산으로 분해되어 장에서 흡수되려면 위산이 필요하다. 따라서 이런 약을 먹게 되면 단백질 결핍이 일어날 수 있다. 단백질을 충분히 먹지 않아서가 아니라 아미노산으로 분해할 위산이 없기 때문이다! 여기에 소장 내 세균 과다증식과 렉틴 문제까지 더해지면, 나이 든 사람들은 단백질을 더 많이 먹어야 한다는 의사들의 말이 전혀 놀랍지 않다. 단백질이 분해되지 않고 흡수되면 노인에게 특히 위험한 사코페니아^{sarcopenia}라는 근감소증으로 이어진다. 주방까지 혹은 화장실까지 갈 힘도 없다면 100세까지 살아서 뭐 하겠는가?

'좋습니다. 잘 알겠어요. 그렇다면 속 쓰림을 없애려면 뭘 하면 되죠?' 당신은 이렇게 묻고 싶을 것이다. 나는 과거에 속 쓰림과 위식도 역류 질환이 아주 심했다. PPI는 복용하지 않았지만, 텀스^{Tums}, 롤레이드^{Rolaid} 같은 소화제는 침실 탁자나 여행 가방에 항상 들어 있었다. 하지만 이제 나는 무엇보다 속 쓰림 증상을 일으키는 원인인 렉틴을 먹지 않는다. 속 쓰림을 느낀 지는 17년이 넘었다. 롱제비티 패러독스 프로그램에서 추천하는 음식을 먹으면 속 쓰림 문제는 안심해도 좋다. 내가 만나 본 수백 명의 환자가 장내 유익균을 보호하기 위해 부작용 현상을 겪지 않고도 PPI를 끊을 수 있었다. 실제로 내가 돌보던 환자 중에 식도암 전조 증상인 바렛 식도^{Barrett's esophagus}가 있던 여러 사람이 PPI를 끊고 식단에서 렉틴을 배제한 결과 완전히 건강을 회복했다.

글루텐만 문제가 아니다

대부분 렉틴은 글루텐처럼 크기가 커서 구멍이 없는 한 창자벽을 통과하지 못한다. 하지만 소맥배아응집소[wheat germ agglutinin, WGA]라는 렉틴은 아주 작아서 장내 점막층에 손상이 없어도 창자벽을 통과해 특히 신장에 염증을 일으킬 수 있다.[15] 게다가 이 렉틴은 인슐린을 흉내 내는 능력도 있어서 우리 몸에서 많은 문제를 일으킨다.

여기서 잠깐, 인슐린에 대해 한번 짚어 보고 가자. 정상적인 상태에서 인슐린은 우리 몸에서 어떤 기능을 할까? 인슐린의 기능을 이해하는 것은 아주 중요한 문제다. 노인들에게 인슐린 저항 문제와 2형 당뇨병은 이제 보편적인 현상이고, 당뇨병이 있으면 암 발병률이나 다른 노인성 질병 발생률이 급격히 증가한다.[16] 2018년 미국당뇨병학회는 8,400만 명 이상의 미국인이 당뇨 전단계[prediabetes]가 있고, 당뇨 전단계이 있으면 나이가 들수록 심장병 및 뇌졸중을 포함해 2형 당뇨병에 걸릴 위험이 증가한다고 보고했다(내가 당뇨 전단계 환자들에게 말하듯이 '당뇨 전단계'라는 진단은 임신한 여자와 약간 비슷한 상태라는 말과 같다!). 그와 동시에 60세 이상 미국인 25%가 심각한 당뇨병을 앓고 있다.[17] 즉 노인 네 사람 중 한 명이 심각한 당뇨를 앓고 있다는 뜻이다. 그러므로 나이에 상관없이 당뇨병에 걸리지 않고 당뇨 전단계를 예방하는 방법을 아는 것은 중요한 문제다.

우리가 알아야 할 것은 바로 이것이다. 일반적으로 장에 있는 세포가 설탕 분자 하나를 물어서 혈류로 보낼 때 췌장에서는 포도당,

즉 혈당량을 조절하는 호르몬인 인슐린을 분비한다. 인슐린은 세포로 들어가는 문을 열어서 포도당이 들어갈 수 있게 해 주는 역할을 한다. 그 후 근육세포와 신경세포에 들어 있는 미토콘드리아가 산소를 이용해 에너지를 만들고 포도당을 '분해'한다. 근육이 필요로 하는 것보다 포도당이 많으면(온종일 앉아 있는 사람에게는 많은 양이 필요하지 않다!) 인슐린은 지방세포의 세포막에 있는 접속 장치에 달라붙어 '지질단백 지질분해효소lipoprotein lipase'라는 효소를 작동시키는 스위치를 켠다. 이후 이 효소는 남는 포도당을 지방으로 바꿔 지방세포 내에 저장시키는 일을 한다. 세포 종류에 상관없이 일단 인슐린이 포도당을 세포 안으로 인도하는 작업을 마치고 나면, 인슐린은 접속 장치에서 떨어져 나와 다음 호르몬 신호를 받기 위해 준비한다.

이 시스템은 우리가 통밀 식품을 먹은 후 WGA가 흡수될 때 심각한 문제가 발생한다. WGA는 세포막에 있는 인슐린 호르몬 접속 장치를 따라다닌다. 하지만 WGA는 장치에 접속했다가 정보를 내보낸 뒤 떠나는 '정상' 호르몬과 달리 이 장치에 붙어서 스위치를 계속 열어 둔다. 그렇게 되면 지방세포가 계속 당분을 끌어모아 지방으로 저장하게 된다. 이와 대조적으로 근육세포에서는 실제 인슐린이 WGA에 막혀 접속 장치에 접속할 수 없다. 즉 미토콘드리아가 에너지 생성에 필요한 포도당을 얻지 못하게 되는 것이다. 에너지가 없으면 세포는 죽는다. 근육 손실이 자연스러운 노화 현상이라고 생각하는 사람이 많지만, 사실은 그렇지 않다. 나이가 들면서 나타나는 근육 손실의 주된 원인 중 하나가 바로 이 인슐린 모방 때문이다. 에너지 생성에 필요한 포도당을 공급받지 못해서 근육세포가 죽는 것이다. 하지만 너무 걱정할 필요는 없다. 곧 살펴보겠지만, 근육을 포함한 당신의 몸에는 예비 전력 공급 장치가 있다.

최악은 WGA가 신경세포를 따라다니며 에너지를 차단해서 결국 신경세포를 죽게 한다는 것이다. 우리의 뇌는 제대로 작동하기 위해 많은 에너지가 필요하다. 따라서 신경세포에 당분 공급이 차단되면, 뇌는 잔뜩 화가 나서 음식을 더 많이 먹도록 요구한다. 물론 다른 세포에 있는 인슐린 접속 장치도 모두 막혀 있는 상황이라 아무리 음식을 먹어도 당분은 곧장 지방세포로 변할 뿐이다. 하지만 뇌는 이것을 이해하지 못한다. 아무리 많이 먹어도 근육세포와 뇌세포는 굶주리게 되고 지방세포만 잔치를 벌인다. 이것은 건강하게 오래 사는 방법과는 거리가 멀다! 지방이 증가하고 근육이 감소한다는 문제 말고도 시간이 갈수록 뇌세포와 말초신경이 죽어서 치매, 파킨슨병, 말초신경병증이 나타날 수 있다.[18] 어떤가? 건강을 생각한다면 다음에 통밀빵을 살 때 이 사실을 꼭 고려하기 바란다!

강한 자만 살아남는다

그렇다면 WGA를 멀리하는 것 외에 우리는 어떻게 창자벽을 안전하게 지킬 수 있을까? 놀랍겠지만 이것은 다시 호르메시스 개념과 관런된다. 1장에서 보았듯이 호르메시스는 작은 스트레스에 대해서 유기체가 호의적으로 반응하는 것을 말한다. 호르메시스 반응은 실제로 수명을 연장하는 데에도 큰 역할을 한다. 장내 유익균과 그들의 자매, 즉 미토콘드리아가 스트레스에 반응하는 방법 때문이다.

1장에서 언급한 선충의 사례를 기억하는가? 이들은 장내 유익균이 일반적으로 생성하는 화합물을 추가로 공급받았을 때 더 오래 살았다. 이 개념은 우리에게도 적용된다. 장내 유익균은 위험 요소가 있다고 느끼면 감염과 종양, 심지어 죽음에도 대항하는 반응을 시작한다. 한 연구에서 평생 낮은 수준으로 방사선에 노출된 쥐가 그렇지 않은 쥐보다 평균 30% 더 오래 살았던 이유가 여기에 있다.[19] 가령 열, 추위, 영양 부족, 자외선, 독소와 같은 환경적인 스트레스 요인을 이용한 다른 실험들 역시 놀랍게도 모두 같은 결론에 도달했다. 즉 잠재적으로 생명을 위협하는 적당량의 스트레스 요인은 오히려 생존 능력을 키울 수 있다는 것이다.

호르메시스 자극 요인으로 꼽을 수 있는 또 다른 예로는 알코올이 있다. 장기간에 걸친 알코올의 효과에 관한 연구를 살펴보면 모두 전형적인 호르메시스 효과가 나타났다. 쉽게 말해 알코올은 너무 많이 먹으면 좋지 않지만, 적당히 먹으면 오히려 건강에 도움이 된다는 뜻이다. 16년 동안 500명 이상의 건강한 남성을 추적한 연구에서도 하루 평균 술 2잔을 마신 사람들이 술을 거의 마시지 않거나 너무 많이 마시는 사람들보다 오래 살았고 심장병 발병률도 낮았다.[20] *

나는 심장 수술을 하는 동안 호르메시스의 놀라운 효과를 처음 알게 되었다. 의사들은 장시간 심장을 멈추게 하는 수술을 할 때, 먼저 환자의 심장으로 가는 혈액을 차단한다. 이때 발생한 스트레스는 환자의 심장 세포에 문제가 생겼다는 것을 경고한다. 바로 열충격단백질이라는 화합물이 생성되어 인체 내에 여러 가지 변화가 일어나는데, 이 열충격단백질이 심장근육 세포를 위축시켜서 상황이 좋아질 때까지, 즉 혈액 순환이 정상으로 돌아올 때까지 심장 세포를 보호한다. 스트레스를 이기지 못하는 해당 부위의 약한 세포들은 백혈구에 먹히거나 세포자멸사^{apoptosis}(세포가 외부나 내부 자극에 반응하여 스스로를 파괴하는 일-역주)와 자가포식^{autophagy} 과정에서 죽는다. 결과적으로 강한 세포만 남고 약한 세포는 제거되기 때문에 수술 중 그리고 수술이 끝난 후 환자의 생존 가능성을 높여 준다.

롱제비티 패러독스 프로그램에서는 칼로리 제한 같은 호르메시스 자극 요인을 활용한다. 칼로리 제한 요법은 인간과 사촌 관계인 붉은털원숭이를 포함해 지금까지 연구한 모든 생물의 수명을 크게 연장했다. 이런 말이 나오면 예상되는 독자의 반응이 있다. '그러니까 적게 먹으라는 말이죠? 그렇다면 저는 괜찮아요!'

자, 책을 내려놓기 전에 내 말을 끝까지 들어 보라. 나는 이 방법을 지금까지 17년 동안 실천해 왔다. 나와 같이 식사를 해 보면, 내가 얼마나 많이 먹는지 알 것이다! 나는 수천 명의 환자를 대상으로 실험한 결과와 동료 장수 연구원들의 연구 결과를 통해 실제로는 우리가 충분히 식사하면서도 몸은 우리가 단식하거나 칼로리를 심하게 제한하고 있다고 속일 방법이 있다는 것을 알게 되었다. 이 부분은 나중에 자세히 살펴보도록 하고, 칼로리를 제한하는 방법이 장수에 왜 도움이 되는지 먼저 알아보자.

자신을 먹어 치우는 세포

자가포식 현상은 세포의 자정 프로그램으로, 약하거나 제대로 기능하지 않는 세포를 제거하여 전체적으로 세포를 더 강하게 만드는 현상이다. 라틴어인 '오토파지autophagy'는 '자신을 먹어 치운다'라는 의미로, 세포들이 말 그대로 없애고 싶은 다른 세포를 먹는다는 의미를 담고 있다. 자가포식은 특정 음식에 들어 있는 화합물이 일으키는 자연적인 과정이며, 세포에 일시적으로 스트레스를 줄 때도 일어난다. 세포들은 힘든 시기가 오고 있다는 신호를 받으면 '강한 자만이 살아남는다'라는 모토처럼 다가올 시련을 견딜 수 있도록 더 강해진다. 창자벽의 세포들이 이 과정을 거치면 창자벽이 더 튼튼해져서 침입자들이 통과하기가 어려워진다. 결과적으로 염증과 질병이 줄어들고, 더 건강하고 오래 살 수 있게 된다.

2018년 프랑스에서는 인간과 생리학적으로 유사점이 많은 회색 쥐리머를 대상으로 10년간의 연구 끝에 칼로리 제한이 영장류의 수명을 늘린다는 결정적인 증거를 처음 발견했다. 이 연구 결과를 보면 칼로리가 제한된 리머의 수명은 거의 50%나 증가했고, 무엇보다 건강 수명이 길어졌다. 나이가 많은 리머도 흔히 노화와 관련된 질병으로 연상되는 암이나 당뇨 같은 질병 없이 젊은 리머만큼 운동 능력과 인지력이 좋았다.[21]

어떻게 이런 결과가 나타났을까? 우선 칼로리를 제한하면 박테리아의 성장과 번식이 급격히 감소한다. 먹이를 적게 주니 새끼를 적게 낳는 것이다. 그만큼 지질다당류도 적어진다. 적게 먹을 때 생기는 두 번째 이득은 렉틴이 든 음식을 그만큼 적게 먹게 된다는 것이다. 이 두 가지 요인 덕분에 창자벽을 통과하는 박테리아와 지질다당류, 렉틴의 수가 급격히 줄어서 자연스럽게 염증이 줄어든다. 또한 칼로리 제한은 내장 기관에 자가포식 현상을 자극해 창자벽의 기능을 강화하고,[22] 기존의 박테리아 중 가장 강하고 건강한 박테리아만 남겨서 창자벽의 상태를 최상으로 유지하게 한다.

하지만 진짜 재미있는 부분은 지금부터 시작이다. 창자벽을 이루는 세포가 점액을 생성한다고 한 말을 기억하는가? 그 점액질 창자벽에는 창자벽의 점액을 먹고 사는 아커만시아 뮤시니필라^Akkermansia muciniphila라는 박테리아군이 산다. '점액을 좋아한다'라는 뜻의 이 박테리아는 우리가 칼로리를 제한해도 창자벽의 점액이 있어서 절대 굶어 죽을 일이 없다. 이상하지 않은가? 렉틴과 다른 박테리아로부터 우리 몸을 지키려면 우리도 그 점액이 필요한데, 그것을 박테리아들이 모두 먹고 있다니. 하지만 깜짝 놀랄 사실이 있다. 이들은 점액을 먹을 때, 점액을 더 많이 생성하라고 장 세포에 신호를 보낸다. 따라서 이들이 점액의 일부를 먹고 있지만, 실제로는 점액이 늘어나는 효과가 나타난다.

점액이 많아질수록 침입자를 막아 주는 벽이 더 두꺼워진다. 칼로리 제한이 창자벽의 상태를 좋게 해 주는 효과가 있다는 뜻이다.[23] 잘 알다시피 창자벽이 손상되면 곤란한 문제들이 생기고, 그 문제들이 결국 노화를 일으키는 원인이 된다. 그러므로 점액을 좋아하는 이 장내 유익균은 우리가 오래 살 수 있는 비결 중 하나다. 실제로 아커만시아 뮤시니필라는 침입자들이 침투할 수 없게 창자벽을 튼튼하게 지켜 주기 때문에 이 박테리아를 투여받은 쥐들에서 염증과 심장병이 감소하는 결과가 나타났다.[24]

뮤시니필라 박테리아가 풍부할수록 비만, 당뇨, 염증 발병률도 줄어든다.[25] 가령 한 연구 결과를 보면 비만 쥐들에게 뮤시니필라 박테리아를 먹였더니 체중 및 혈당수치가 줄었다.[26] 다시 말해 이 박테리아가 2형 당뇨병 예방에 도움을 줄 수 있다는 것이다. 실제로 당뇨병 치료약인 메트포르민metformin은 장내 미생물의 구성을 바꿈으로써 치료 효과를 발휘한다는 사실이 밝혀졌다.[27] 컬럼비아대학교의 조사 연구에 따르면, 이 약을 먹은 환자 459명을 추적했더니 메트포르민이 환자들의 장내 미생물군을 조정해서 다름 아닌 그 뮤시니필라 박테리아가 상대적으로 풍부해진 것으로 나타났다![28]

문제는 이렇게 중요한 세균이 우리가 나이 들수록 자연스럽게 감소한다는 점이다.[29] 따라서 롱제비티 패러독스 프로그램에서는 그들이 되도록 오랫동안 우리 몸에 머물게 하기 위해 그들이 좋아할 만한 것들을 제공한다. 그중 하나를 소개하자면, 보이차가 있다. 발효 과정을 거쳐 만들어지는 보이차는 건강에 좋은 음식으로 수 세기 동안 알려져 왔고 특히 중국인들에게 인기가 많다. 물론 차가 몸에 좋다는 건 다 아는 사실이겠지만, 보이차라고? 보이차가 우리 몸에서 어떤 일을 하는지 짐작할 수 있다면 훌륭한 학생이다. 그렇다. 보이차는 바로 아커만시아 뮤시니필라의 성장을 촉진한다![30]

뮤시니필라 박테리아가 좋아하는 이런 음식을 먹고 주기적으로 칼로리 제한을 실천하거나 혹은 실천하는 것처럼 흉내 내면, 창자벽을 튼튼하게 해 줄 박테리아가 급격히 증가한다.

또한 우리가 칼로리를 제한하면 세포는 에너지를 더 효율적으로 생산하는 방식을 사용해 거기에 대응한다. 즉 세포 분열 과정에서 미토콘드리아가 늘어나는 원리를 이용하는 것이다. 미토콘드리아는 자체 DNA를 가진다. 따라서 세포 분열 없이도 세포 안에서 분열하고 증식할 수 있다. 간단히 말해 미토콘드리아가 많을수록 에너지가 많아지고, 세포도 더 효율적으로 기능하는 것이다. 연비 등급 기준을 맞추기 위해 자동차회사들이 적은 연료를 사용하고도 높은 마력을 출력하는 자동차를 어떻게 생산하는지 생각해 보라. 터보차저와 슈퍼차저 덕분에 4기통 엔진이 휘발유 에너지 연비의 1/3 수준으로 V-8급의 마력을 낼 수 있다. 우리의 세포는 음식 공급이 부족해진다고 느끼면, 사실상 미토콘드리아로 꽉 찬 터보차저 엔진으로 전환하게 되므로 적은 음식으로도 더 많은 에너지를 낼 수 있게 된다.

줄기세포와 수명

장수를 연구하는 많은 내 동료 연구원들은 어떤 세포로도 분화될 수 있는 미분화 세포인 줄기세포를 장수의 성배로 여긴다. 실제로 우리는 체내에서 줄기세포를 추출하여 노화 조직을 재생할 수 있다. 많은 의사가 줄기세포가 풍부한 지방이나 골수에서 추출한 줄기세포를 원심분리기에 돌려 다시 환자 몸에 주입하는 방법 같은 줄기세포 치료법을 개발해 왔고, 많은 환자가 이러한 치료 덕분에 놀라운 결과를 경험했다고 주장한다. 하지만 나는 이렇게 수천 달러를 써서 수술하고 회복하느라 돈과 시간을 들이지 않고도 이와 비슷한 혹은 더 나은 결과를 얻을 수 있다고 확신한다. 어쨌든 우리 몸에는 줄기세포가 이미 풍부하게 존재하기 때문이다. 그렇다면 그 줄기세포를 어떻게 우리가 원하는 방식으로 작동하게 만들 수 있을까?

나이가 들수록 우리의 줄기세포는 재생 능력을 잃기 시작한다.[31] 그 줄기세포를 활성화할 스위치를 켜서 신호를 보내지 않는 한은 그렇다. 하지만 일시적으로 스트레스를 받은 세포는 그 스위치를 켜서 우리 몸 전체에 있는 줄기세포를 모집하고 재생한다. 우리는 쥐 실험을 통해 쥐를 24시간 굶겼을 때, 쥐의 세포들이 포도당 대신 지방을 연료로 사용하기 시작한다는 것을 알아냈다. 이것이 바로 최근 키토 다이어트 열풍 때문에 많은 사람에게 친숙한 단어일 케토시스 ketosis라는 상태다. 케토시스 상태는 인체 내에 스트레스를 유발해서 줄기세포가 재생할 수 있도록 신호를 만든다.

내 친구이자 동료인 서던캘리포니아대학교^{University of Southern California}의 발터 롱고^{Valter Longo} 박사가 시행한 연구에 따르면, 한 달에 한 번 5일 동안 비건식으로 칼로리 제한을 하거나 며칠 동안 물만 마시며 단식한 참가자들은 휴면상태에 있던 줄기세포를 자가 재생 상태로 성공적으로 전환했다.[32] 롱고 박사는 단식 과정이 면역 세포에 자가포식 현상을 촉발한다는 것도 알아냈다. 늙고 손상된 세포가 죽자 줄기세포가 몰려와서 건강한 새 면역 세포로 분화하는 결과가 나타난 것이다.

건강한 면역 세포는 오랫동안 젊음을 유지하는 데 핵심적인 역할을 한다. 따라서 이런 연구 결과들은 장수 연구 분야의 전망이 밝다는 것을 보여 준다. 면역 세포는 암에서 박테리아에 이르는 모든 공격으로부터 우리를 보호한다. 따라서 나이가 들어도 건강하고 활력을 유지하려면 우리에게는 바로 그 면역 세포가 필요하다. 일반적으로 사람들은 나이가 들수록 면역체계가 약해진다. 그래서 나이 든 사람은 독감 같은 일반적인 감염 질환에도 사망 위험이 커진다. 면역체계가 그만한 전투 능력이 없기 때문이다. 그러므로 롱제비티 패러독스 프로그램은 우리와 우리의 면역 세포가 모두 나이를 먹는 동안에도 건강하고 활력을 유지하는 데 필요한 것들을 면역 세포에 제공할 것이다.

줄기세포 역시 장 안에 위치한다. 테니스 코트 크기의 창자 표면은 수백만 개의 매우 가느다란 미세융모로 덮여 있고, 각각의 미세융모 밑에는 미세한 공간이 있는데, 이곳에 박테리아와 줄기세포가 살

고 있다.[33]

한편 창자의 표면층은 믿기 어려울 정도로 빨리 자라고 죽는다. 장 세포가 영양 흡수에 동반되는 '과중한 일' 때문에 끊임없이 떨어져 나가는 동안, 창자 내에 있는 줄기세포는 미세융모를 계속해서 새로운 장 세포로 채운다. 내가 환자들에게 자주 말하듯이 이 과정은 전쟁에서 전열을 갖춘 군인들의 모습과 비슷하다. 최전방 군사들이 총을 맞고 쓰러지면 다음 전선에 있던 군사들이 쓰러진 동지들의 자리로 나아가 다시 적과 싸우는 것이다.

창자 내 줄기세포에는 G단백질 수용체라는 접속 장치가 있다. 나는 이것을 짧게 G-정찰기라고 부른다. 이 수용체는 활성화를 일으키는 화학적 신호를 받아서 건강한 새 창자벽이 계속 성장하도록 돕는다. 그러한 신호 중 하나가 R-스폰딘$^{R\text{-}spondin}$이라는 물질인데, 짐작하다시피 이 물질도 장내 유익균이 생성하는 물질이다![34]

나는 미세융모 아래 공간을 우리 몸에 거주하는 미생물 연합을 위한 지하 벙커라고 생각한다. 위험한 상황이 닥치면 이 지하 벙커에 몸을 숨기고 있던 몇몇 유익균 덕분에 다른 유익균들도 살아남을 것이다. 우리 몸이 창자벽이나 신체 다른 부위에 나타난 손상을 복구하기 위해 줄기세포가 더 많이 필요할 때, 지하 벙커에 있던 유익균은 자신들과 함께 숨어 있는 줄기세포를 활성화할 신호를 내보낸다. 우리가 칼로리를 제한하고 점액질을 좋아하는 박테리아가 장 내벽을 먹어 없애면, 미세융모 아래 있던 유익균들은 최전방에 병력을 보강해야 한다고 신호를 보내고, 결과적으로 줄기세포가 미세융모를 더 풍성하게 자라도록 해서 창자벽을 다시 채운다. 요약하자면 단식은 우리 몸에 '나쁘기 때문에' 좋은 것이다.

창자 내에 있는 줄기세포를 활성화하는 또 다른 신호는 비타민 D3다. 비타민D3가 부족하면 장 내벽이 손상되어도 줄기세포가 활성화되지 않는다. 장 내벽이 너무 심하게 손상되면 장 내벽의 표면적이 테니스 코트가 아니라 탁구대 크기로 줄어든다. 이렇게 되면 아무리 많이 먹어도 영양을 충분히 흡수할 수 없어서 결국 영양실조가 될 수 있다.[35]

이를 증명할 만한 새로운 연구 결과를 보면 영양실조가 심각한 아이들의 영양 흡수를 돕기 위해 비타민D3를 하루 200,000IU씩 투여했더니 칼로리를 더 많이 섭취하지 않았음에도 아이들의 체중이 모두 빠르게 증가하는 결과가 나타났다. 장 내벽의 상태가 좋아져서 그들이 먹는 음식으로도 영양을 충분히 흡수할 수 있었기 때문이다.[36] 우리는 왜 햇빛을 찾아다닐까? 어쩌면 줄기세포와 장내 유익균이 몸속 깊은 곳에서 도움을 바라기 때문이 아닐까?

한편 줄기세포와 말단소체telomere는 지금까지 크게 알려지지 않았지만 서로 관련이 있다. 말단소체는 나이 들수록 유전 물질이 손상되거나 '소모'되지 않도록 보호해 주는 DNA 끝부분의 염색소립이다. 말단소체는 그 길이가 짧아질수록 인지력이 감퇴하고 노화가 빨라진다고 생각하는 사람들이 많아지면서 최근 들어 수명 연구 분야에서 큰 관심을 받고 있다. 우리는 나이가 들면서 말단소체가 짧아지고 염색체가 손상되지 않도록 보호해 주는 기능이 떨어지며, 그 손상으로 인해 암이나 알츠하이머 같은 질병으로 이어질 수 있다는 것을 알고 있다. 하지만 나는 말단소체가 짧아지는 것이 노화의 '원인'인지, 혹은 그 반대인지는 계속해서 과학이 풀어야 할 숙제라고 생각한다. 우리는 한 유기체 내에 있는 말단소체가 다른 길이를 가질 수 있고, 가장 긴 말단소체는 미세융모 아래 사는 줄기세포 집단에서 발견된다는 것을 알고 있다. 어떤 쥐 실험 연구에서는 특정 미세융모 아래 있는 말단소체가 짧아지는 것이 줄기세포의 기능이 감소하는 현상과 나란히 나타났다.[37]

이것은 말단소체의 길이와 줄기세포 활성화가 밀접한 관련이 있음을 암시한다. 또한 우리는 줄기세포의 활성화가 장내 유익균에 달렸다는 것도 이미 알고 있다. 따라서 나이 들수록 행복한 장내 유익균을 구성하는 일과 건강하고 긴 말단소체를 유지할 수 있는 능력 사이에는 뚜렷한 관련이 있다. 더욱이 혈액 속 비타민D3 농도가 높은 사람들은 그렇지 않은 사람들과 비교해 말단소체가 길고, 반대로 말단소체가 길면 비타민D3 농도가 높게 나타난다.[38] 비타민D가 줄기세포를 돕고, 말단소체도 길어지게 한다니, 확실히 비타민D를 많이 섭취해야 할 것 같다! 비타민D는 과다 섭취에 따른 부작용이 극히 드물다. 과다 섭취로 인한 부작용 걱정은 하지 않아도 괜찮다. 한 유명 연구 자료에 따르면 비타민D는 하루 40,000IU를 먹어도 독성을 일으키지 않으며 보통 사람에게 필요한 비타민D 하루 적정량은 9,600IU인 것으로 조사되었다.[39] *

생체리듬을 알아야 장수한다

장내 유익균은 성장과 퇴보라는 순환을 견디도록 진화했다. 바로 그들의 숙주 생명체인 우리가 일 년을 주기로 계절에 따라 다른 음식을 다른 양만큼 먹도록 진화했기 때문이다. 제철 음식으로 식사를 한다는 것은 단순히 요리 트렌드의 문제가 아니라 우리 DNA에 새겨진 문제라 할 수 있다. 실제로 캘리포니아, 런던, 캐나다의 연구팀이 대규모로 합작하여 지구에 얼마 남지 않은 수렵 채집 부족인 탄자니아의 하드자 부족Hadza tribe을 연구한 결과, 이들의 장내 미생물군유전체가 계절에 따라 주기적인 형태로 현저한 차이를 보인다는 사실을 알아냈다.[40] 그들이 구할 수 있는 음식에 따라 그들 몸속에 풍부하게 번식하는 박테리아류가 달랐던 것이다. 하지만 사계절 내내 원하는 음식을 구할 수 있는 현대 도시인의 박테리아류를 조사했더니 그들처럼 계절 변화에 따른 차이가 없었다.

침팬지와 고릴라의 미생물군유전체도 계절에 따른 강우량과 먹이에 따라 구성이 달라진다. 제철 과일이 풍부한 건조한 여름은 나뭇잎과 껍질같이 섬유질 먹이가 많은 나머지 계절과 비교했을 때 미생물군유전체의 종류가 확실히 다르다.[41] 실제로 유인원은 과일이 풍부한 시기에만 몸무게가 늘어난다. 그리고 그들에게는 한겨울에도 칠레에서 과일을 실어 나르는 보잉 747기가 없다. 우리는 계절에 따른 변화에 맞춰 살아야 한다. 봄·여름은 성장과 번식의 시기이므로 에너지 섭취가 많아야 하고, 가을·겨울은 휴식의 시기이므로 에너지 섭취가 적어야 한다. 하지만 현대를 살아가는 우리는 365일 성장 주기에 살고 있다. 모든 종류의 음식이 풍부해서 우리 몸을 리셋할 수 있는 자연적인 기회가 없어졌다. 결과적으로 몸에 사는 장내 유익균은 일 년 내내 비교적 비슷한 구성으로 유지된다.

하지만 건강하게 오래 살려면 이 주기를 다시 찾아야 한다. 즉 음식의 종류를 바꾸고, 주기적으로 칼로리를 제한해야 한다. 하지만 많은 환자가 우리 프로그램을 시작할 때 몇 시간 간격으로 음식을 먹지 못하면 너무 배가 고프지 않을까를 가장 먼저 걱정한다. 물론 나는 동의하지 않지만, 두 시간마다 먹어야 한다는 아이디어는 정크푸드 마케팅 회사와 미국농무부 때문이다. 사실 인간은 단식을 정말 잘한다. 적어도 음식 섭취를 제한하는 정도는 누구나 잘한다. 그래서 과거 인류가 오랜 기간 기근을 견디고 먹을 것을 찾아 어마어마한 거리를 이동할 수 있었다. 몸속으로 음식물이 들어오지 않으면 면역체계가 작동하여 이상하거나 비효율적이거나 문제가 있거나 약한 세포를 없애 버리므로 미토콘드리아가 활성화된다.

몸속에 저장된 지방 사용도 음식 섭취가 부족할 때 일어난다. 냉장고가 발명되기 전인 100년 전까지만 해도 우리는 쓰고 남은 포도당과 단백질을 당분의 일종인 글리코겐으로 바꿔 근육과 간에 저장했다가 에너지가 필요할 때 그 당분을 에너지원으로 사용했다. 다음 식사를 하기 전까지 글리코겐을 다 써 버리면, 미토콘드리아는 에너지를 얻기 위해 포도당을 '분해'하는 대신 지방에서 나오는 케톤을 '분해'해 연료로 사용할 수 있었다. 이것은 절묘하게 설계된 인체의 놀라운 능력이다. 하지만 우리는 365일 성장 주기에 놓이면서 대부분 이 능력을 잃어버렸다. 언제나 먹을 것이 넘치고 계절과 관계없이 어떤 음식이든 먹을 수 있게 되면서 미토콘드리아는 지방을 연소할 기회가 없어졌다.

이 문제가 크게 중요하지 않다고 생각하는 사람이 있을지 모르지만 그렇지 않다. 이제 미토콘드리아는 당분을 이용하듯이 케톤에서 나온 지방을 에너지로 전환하는 일을 하지 않으므로 과거와 비교하면 절반만 일하는 셈이다. 미토콘드리아는 연료 공급원으로 지방을 선호한다. 하지만 이제는 음식이 몸에 적게 들어오는 시기가 거의 없어서 지방을 연소할 기회가 거의 없다. 미토콘드리아는 그들이 좋아하는 연료를 사용하는 대신 세포에 끊임없이 쌓이는 당분을 처리하느라 눈코 뜰 새 없이 바쁘다.

인슐린은 당분을 근육 세포로 끌어드린다는 사실을 기억할 것이다. 근육 세포가 가득 '차면', 즉 근육 세포가 배가 부르면, 우리가 먹은 음식에서 에너지로 쓰이고 남은 당분이나 단백질은 식량이 부족해질 경우를 대비해 지방으로 바뀌어 지방세포에 저장된다. 하지만 식량이 부족해지기도 전에 당분과 단백질을 더 많이 먹게 되면, 췌장은 인슐린을 계속 분비해서 혈액 속에 있는 당분을 세포로 유입하려 할 것이다. 이런 일이 반복되면 시간이 갈수록 체중이 늘어나고, 2형 당뇨병이 생기고, 건강하게 살 수 있는 기간이 크게 줄어든다. 더 괴로운 점은 혈액 속에 있는 과도한 당분이 암세포에는 이상적인 식량 공급원이라는 사실이다. 따라서 이렇게 성장 주기가 지속하는 동안에는 암세포가 쉽게 번식할 수 있다.

계절적 주기와 더불어 낮과 밤의 주기도 장수와 건강 수명에 영향을 주는 중요한 요인이다. 모든 동물은 낮과 밤을 주기로 수면과 기상을 반복하는 24시간 주기 생체리듬이 있다. 햇빛에 노출되는 시간을 인위적으로 줄이거나 늘린 동물은 수명이 짧아진다. 이 현상을 더욱 잘 이해하려면 동물은 어떻게, 그리고 왜 자는지 살펴볼 필요가 있다. 우리는 대부분 수면이 얼마나 중요한지 잘 알고 있다. 하지만 계절에 따른 변화처럼 수면 리듬도 오래 살기 위해서는 매우 중요한 요소이다. 2012년 연구 자료에 따르면, 사람들에게 나흘 동안 수면시간을 5시간으로 제한하자 인슐린 저항성과 당뇨 전단계가 증가하기 시작했다.[42] 왜 이런 결과가 생기는 걸까?

인간을 포함한 많은 동물은 시신경교차상핵suprachiasmatic nucleus이라는 한 쌍의 신경세포가 뇌 안에 있어서 망막으로 들어오는 빛을 감지한다.[43] 나이 많은 동물에게 어린 동물의 시신경교차상핵을 이식하면 놀랍게도 나이 많은 동물의 수명이 늘어난다. 하지만 인간은 수명을 늘리기 위해 시신경교차상핵을 활용하는 다른 기술을 사용할 수 있다. 식습관과 카페인, 적포도주에 들어 있는 레스베라트롤resveratrol은 모두 시신경교차상핵에 영향을 준다. 칼로리 제한이 시신경교차상핵을 동기화하도록 돕기 때문에 앞에서 언급한 작용에 따라 수명 연장을 촉진하는 데 아주 효과적일 수 있다. 게다가 이것은 우리가 일정 시간 칼로리를 제한하는 상태로 지내야 한다는 주장을 더욱 정당화한다.

많이 먹고 적게 먹기를 주기적으로 반복할 때 얻을 수 있는 또 다른 장점은 적게 먹을 때, 즉 칼로리를 제한할 때 SIRT1이라는 필수 유전자가 활성화된다는 것이다. 이 유전자는 우리가 잠을 잘 때 활성화되는데, 다행히 우리는 자는 동안에는 먹을 수가 없다. SIRT1 유전자는 또 무엇을 제어할까? 바로 시신경교차상핵이다! MIT 연구원들이 어린 생쥐의 SIRT1 유전자 활동을 차단했더니 생체리듬 조절 기능이 떨어졌고 노화가 빨라졌다. 음식을 먹으면 자동으로 SIRT1 유전자를 차단하게 되고, SIRT1 유전자 단백질이 부족해지면 수면에 지장을 준다. 하지만 동물에게 수면 호르몬인 멜라토닌을 보충했더니 SIRT1 유전자의 단백질 생산 기능이 향상되었다.[44] 그렇다면 멜라토닌은 우리 몸에서 어떻게 생성될까? 물론 그것도 장내 유익균 덕분이다. 이렇게 보면 장내 유익균은 우리 몸에서 관여하지 않는 곳이 없다!

우리의 몸은 잠자고, 깨어나고, 밥을 먹고, 먹지 않는 시간 사이를 조화롭게 오가도록 설계되었다. 영어로 아침 식사를 의미하는 'breakfast'라는 단어에서 볼 수 있듯이 아침은 '단식fast'을 '끝내다break'라는 의미다. 따라서 우리는 전날 저녁 식사와 다음 날 아침 식사 시간 사이의 간격을 늘려줌으로써 생존에 필요한 모든 중요한 유전자를 활성화하여 건강 수명을 연장할 수 있다.

장 내벽을 지키는 그 외 방법들

장내 유익균은 멜라토닌을 생성할 뿐 아니라 일 년 365일 성장 주기에 놓인 효과를 상쇄시키고 장 내벽이 튼튼해지도록 도와 주는 다른 중요한 호르몬 신호도 만들어 낸다. 그중 하나가 짧은사슬지방산인 부티레이트butyrate다. 특정 장내 유익균만 만들 수 있는 이 부티레이트는 미토콘드리아의 기능을 개선하고 미토콘드리아의 지방과 포도당 대사를 조절해서 비만과 당뇨병을 예방해 준다.[45] 따라서 부티레이트는 우리가 365일 성장 주기에서 살아가는 부정적인 효과를 일부 중화할 수 있다. 또한 부티레이트는 암세포 성장을 억제하여 암을 예방해 주는 효과도 있다.[46, 47] 게다가 뇌에 있는 미토콘드리아 활동을 증가시켜서 뇌 건강을 촉진한다는 강력한 증거도 있다.[48] 가령 한 연구에서는 알츠하이머병이 진행된 쥐에게 부티레이트를 주입했더니 학습 능력이 크게 좋아졌다.[49]

또 다른 장점도 있을까? 부티레이트는 간에서 케톤을 생성한다. 케톤은 앞서 밝혔듯이 미토콘드리아가 좋아하는 연료다.[50] 장내 유익균이 부티레이트를 생성하기 때문에 그들의 자매인 미토콘드리아에 실제로 도움을 주는 것이다! 특정 유익균이 좋아하는 음식인 프리바이오틱스를 많이 먹을수록 장내 유익균은 부티레이트를 더 많이 생성한다.

창자벽을 보호하는 데 도움을 주는 다른 유기 화합물로 폴리아민polyamine이라는 물질도 있다. 폴리아민 역시 장내 유익균에 의해 생성되며, 장내 유익균의 도움을 받아서 세포로 전해지고 세포의 성장과 분화, 생존에 중요한 역할을 한다. 폴리아민은 창자벽을 보호하는 일 외에도 항염 성질이 강하고, 자가포식을 촉진하며, 뇌 기능을 조절하고, 많은 동물의 수명을 늘리는 데 도움을 주는 것으로 밝혀졌다.[51]

여러 연구 결과에서 일관되게 볼 수 있듯이 폴리아민 수치가 높으면 자가포식을 촉진하고 장수에 도움이 된다. 예를 들어 일본 연구진들이 쥐에게 폴리아민을 생성하는 장내 유익균을 주입했더니 염증 반응이 가라앉고, 수명이 길어졌으며, 노화에 따른 기억력 감퇴가 개선되었다.[52] 또 다른 연구에서는 폴리아민을 평생 보충받은 설치류의 수명이 25% 증가했다. 연구원들은 바로 그 폴리아민 덕분에 약하고 비정상적인 세포를 죽이는 자가포식 작용이 촉진되고, 전반적으로 생명체를 튼튼하게 해 주는 결과가 나타난 것으로 생각했다.[53, 54] 나 역시 그들의 생각에 전적으로 동의한다.

폴리아민이 풍부해지는 음식

폴리아민이 풍부해질 수 있는 좋은 식재료를 소개한다.

- 오징어, 굴, 게, 가리비 등 조개류
- 사우어크라우트(독일식 김치-역주) 같은 발효식품
- 십자화과 채소
- 녹색 채소
- 버섯

- 말차
- 헤이즐넛, 호두, 피스타치오 등 견과류 및 씨앗류
- 닭 간
- 숙성 치즈
- 렌틸콩

폴리아민 보충제를 먹는 것도 가능하다. 이것은 뒤에서 자세히 살펴보도록 하겠다.

롱제비티 패러독스 프로그램에서는 장 내벽을 지켜 주는 폴리아민 외에도 폴리페놀을 충분히 섭취하도록 추천한다. 폴리페놀은 식물성 화합물로 장내 유익균에 영양분을 공급하고 자가포식 같은 유익한 작용이 일어나도록 유도한다. 폴리페놀 중에서도 레스베라트롤은 가장 잘 알려진 강력한 물질이며 포도, 레드와인, 딸기류에 많이 들어 있다. 그래서 레드와인이 심장병에 좋다. 레스베라트롤은 폴리아민과 다른 방식으로 자가포식 현상을 자극한다.[55] 따라서 세포가 최대한 효율적으로 순환하게 하려면 폴리페놀과 폴리아민 둘 다 충분히 섭취해야 한다.

이 장을 마무리하면서 꼭 기억할 사항은 장 내벽을 건강하게 지키는 일이 건강 수명과 장수의 핵심이며 그것은 늘 공격받고 있다는 점이다. 따라서 롱제비티 패러독스 프로그램은 다음과 같이 모든 면에서 우리의 장 내벽을 지킬 수 있게 도울 것이다.

- 장내 유익균이 좋아하는 음식을 제공해서 미토콘드리아를 도와 줄 화합물을 만들도록 돕는다.
- 우리가 단식을 하는 중이라고 몸을 속여서 불필요한 세균을 없애고 강한 세포들만 남긴다.
- 장 내벽과 점액층을 두껍게 만들어서 침입자가 들어오지 못하게 막는다.

불필요한 침입자들이 확실히 차단되면 우리의 장내 유익균은 진심으로 기뻐하고 우리 몸에서 평화롭게 살아갈 것이다. 장내 유익균을 기쁘게 해 줄 준비가 되었는가? 하지만 그보다 먼저 우리는 노화를 일으키는 진짜 원인부터 살펴볼 것이다. 힌트를 하나 주자면 사람들이 일반적으로 생각하는 답은 아니다.

건강에 좋다고 알려진 것들이
사실은 노화를 앞당긴다

What You Think Is Keeping You Young Is Probably Making You Old

우리 진료실에 처음 방문하는 많은 환자가 흔히 '정상적인' 노화의 과
정으로 여겨지는 여러 가지 질병을 앓고 있다. 그들은 건강하고 오
래 사는 데 필요한 것들을 이미 다 하고 있다고 생각하기 때문에 자
신들에게 병이 있다는 사실에 종종 당황해한다. 하지만 젊어지는 데
도움을 준다고 알려진 것들이 오히려 그들의 노화를 앞당기고 있다.
지금까지 알려진 노화에 관한 상식 중에는 완전히 잘못된 것들이 많
다. 하지만 그런 상식들은 우리 문화 속에 너무 깊이 뿌리 박혀 있어
서 표면적으로만 보면 논리적으로 아무런 문제가 없어 보인다. 나는
그런 것들을 모아 '노화에 관한 일곱 가지 신화'라는 이름으로 정리했
다. 지금부터 이 일곱 가지 신화의 진실이 무엇인지 낱낱이 파헤쳐
보겠다.

노화에 관한 일곱 가지 신화

첫 번째 신화: 지중해식 식단은 장수에 도움을 준다

우리는 소위 '블루존$^{Blue Zone}$'에 산다는 사람들을 통해 잘 늙는 법을 배울 수 있다. '블루존'은 저널리스트인 댄 뷰트너$^{Dan Buettner}$가 세계 5대 장수촌을 일컬어 만든 단어다. 하지만 그 지역 사람들의 공통점과 차이점에 관한 많은 논의가 반은 진실이고 반은 완전히 근거 없는 사실에 기인한다. 그런 의미에서 100세까지 사는 사람들의 비율이 미국보다 '10배'나 많다는 이 특별한 지역이 정말 어떤 곳인지 지금부터 자세히 살펴보도록 하자.

블루존이라 불리는 세계 5대 장수촌에는 이탈리아 사르데냐섬의 오글리아스트라, 일본의 오키나와, 코스타리카의 니코야 반도, 그리스령의 이카리아섬, 그리고 내가 로마린다대학에서 교수로 근무했던 캘리포니아의 로마린다가 꼽힌다. 뷰트너가 꼽은 5대 장수촌에는 포함되지 않지만, 파푸아뉴기니의 키타반과 이탈리아 나폴리 남쪽의 작은 마을인 아치아롤리도 장수인들이 많은 지역이다. 소위 건강 전문가라는 사람들은 지중해 인근 섬이 이 중에 두 곳이나 포함된다는 사실을 근거로 건강하게 오래 살고 싶으면 곡물이 많이 포함된 지중해식 식단을 따르면 된다고 쉽게 조언한다.

하지만 그들의 문화를 자세히 들여다보면, 사실 곡물은 지중해식 식단 중에서 부정적인 요소에 해당한다.[1] 다시 말해 이 지역 사람들은 곡물을 많이 먹어서가 아니라, 곡물을 '많이 먹는데도 불구하고'

건강하고 오래 사는 것이다. 사실 이탈리아인들은 곡물 의존도가 높아서 전반적으로 관절염 비율이 상당히 높으며,[2] 특히 사르데냐 사람들은 자가면역질환 비율이 매우 높다.[3] 이렇게 장수촌으로 알려진 곳에서도 장내 유익균은 여전히 곡물에 적응하지 못하고 있다. 그리고 여기에는 퀴노아와 파로farro 같은 새로운 '곡물'도 포함된다. 내가 돌본 많은 페루 환자들이 퀴노아는 반드시 압력솥에 요리해야 독소가 없어진다고 어머니로부터 배웠다. 그리고 파로는 복잡하게 생각할 것 없이 이름만 그럴싸한 밀일 뿐이다.

블루존 사람들의 영양 섭취 패턴을 살펴보면 비슷한 점도 일부 있지만, 실상은 매우 다른 식문화로 되어 있다. 그들의 식문화를 나라별로 소개하면 다음과 같다.

• 로마린다에 사는 제7일안식일예수재림교Seventh-Day Adventist 사람들은 콩고기 형태로 된 견과류와 콩류를 많이 먹는다. 콩고기 형태의 고기 대용식은 지방을 제거한 콩을 고온 고압에서 조리해 만든다. 그곳에 살면서 수년간 먹어 본 경험자로서 말하자면, 이 콩고기는 꼭 스팸 같은 맛과 모양의 웸Wham을 포함해 그 어떤 '특이한 고기' 요리로도 만들 수 있다! 콩을 좋아하는 사람들은 지금부터 이 부분에 주목하자. 콩고기 단백질은 콩을 고압에서 요리해 만든다. 콩을 고압에서 요리하면 콩에 든 렉틴이 파괴된다. 정말 지혜롭지 않은가? 비밀 하나를 밝히자면 제7일안식일예수재림교들은 대부분 채식주의자거나 비

건이다. 하지만 비건들도 식단의 50%는 지방으로 구성되어 있다. 결론부터 말해서 지방 50%로 구성된 식단은 장수에 도움을 주는 좋은 식단이다. 이것에 대해서는 뒤에서 더 자세히 소개하겠다.

- 니코야 사람들이 주로 먹는 식품에는 옥수수로 만든 토르티야와 콩, 쌀이 포함된다.

- 특히 장수하는 사람들이 많기로 유명한 사르데냐는 바다와 멀리 떨어진 산악지대이므로 생선은 부족하지만, 염소젖 치즈와 염소 고기가 있다. 또한 사르데냐 사람들은 메밀과 밀로 만든 빵을 먹으며 올리브유를 아주 많이 먹는다.

- 이카리아섬 사람들도 올리브유와 로즈메리 같은 허브, 미국 길가에서 흔히 볼 수 있는 쇠비름을 많이 먹는다. 참고로 여름형 한해살이인 모스로즈moss rose나 포체리카portulaca도 쇠비름과 같은 식물이다. 그리고 이들은 아침 식사 때 규칙적으로 와인을 마신다!

- 오키나와 사람들은 지방을 아주 조금만 먹고, 그 지방도 주로 돼지기름인 라드로 되어 있다. 두부나 쌀은 거의 먹지 않으나, 쌀을 먹을 때도 현미가 아닌 백미로 먹는다. 식단의 약 85%는

탄수화물인 자색고구마가 차지한다.[4]

- 키타반 사람들은 담배를 자주 피우고 탄수화물인 토란과 포화 지방으로 된 코코넛을 엄청나게 먹는다. 하지만 그들은 아주 날씬한 몸을 유지하며, 심장병이나 뇌졸중 질환이 보고된 바도 전혀 없고, 심지어 병원도 다니지 않고 대부분 90대까지 산다.

- 아치아롤리 사람들은 멸치를 먹고 로즈메리와 올리브유를 듬 뿍 먹는다. 와인을 많이 마시고 빵이나 파스타는 먹지 않지만 렌틸콩은 아주 좋아한다.

자, 이들에게는 과연 어떤 공통점이 있을까? 뜻밖에도 그 공통점 은 그들이 무엇을 먹는가가 아니라, 무엇을 먹지 '않는가'에 있다. 그 것이 무엇인지 밝히기 전에 먼저 키타반과 오키나와 사람들이 엄청 나게 소비하는 탄수화물의 형태를 한번 살펴보자.

자색고구마와 토란은 플랜틴^{plantain}(요리해서 먹는 바나나의 일종-역주) 과 얌^{yam}처럼 일반 탄수화물이 아니라 저항성 녹말로 이뤄진 음식이 다. 저항성 녹말은 옥수수, 쌀, 밀, 과일 등에서 나오는 일반적인 탄 수화물과는 다른 방식으로 위에서 흡수된다. 일반적인 탄수화물이 위로 들어갔을 때 포도당으로 빠르게 전환되어 에너지원으로 쓰이 거나 지방으로 저장되는 반면, 저항성 녹말은 저항성이라는 이름처 럼 탄수화물 분해 효소에도 잘 분해되지 않아서 대부분 본래 모습 그대로 소장을 통과한다. 따라서 저항성 녹말은 많이 먹어도 혈당이나 인슐린 수치가 급격하게 오르지 않는다. 물론 혈당 수치가 급격히 오르지 않으면 2형 당뇨와 비만, 염증을 피할 수 있다. 또한 저항성 녹말은 혈당을 급격히 올리지 않기 때문에 일반 탄수화물보다 포만감이 오래 유지된다.[5, 6, 7]

하지만 저항성 녹말의 최대 장점은 장내 유익균에 인기가 아주 많다는 점이다! 장내 유익균이 저항성 녹말을 먹게 되면, 유익균의 수가 많아지고, 짧은사슬지방산인 아세테이트와 프로피온산propionate, 부티레이트를 많이 생성한다. 2장에서 보았듯이 이러한 물질은 미토콘드리아와 장 내벽을 이루는 장 세포에 필요한 이상적인 연료 공급원을 만든다. 따라서 저항성 녹말은 몸에 좋은 장내 유익균을 증가시키고, 소화와 영양 흡수력을 강화하고,[8] 장 내벽에 점액층이 풍부해지게 하는 장내 유익균의 성장을 돕는다.

정상적인 노화의 과정으로 여겨지는 많은 질병이 키타반과 오키나와 사람들에게 잘 나타나지 않는 이유가 정말로 그들의 부티레이트 수치가 높아서 장 내벽을 튼튼하게 지켜 주기 때문일까? 그렇다는 결정적인 증거는 없지만, 나는 블루존 지역의 사람들이 장내 유익균에 많은 영양분을 제공하는 올리브유와 쇠비름, 로즈메리 같은 음식을 많이 먹는다는 사실을 고려하면 충분히 논리적인 추론이라고 생각한다.

하지만 앞서 말했듯이 나는 이들의 진짜 장수 비결은 이들이 무엇을 먹는가가 아니라 무엇을 먹지 않는가에 있다고 믿는다. 그것이 무엇일까? 답은 바로 동물 단백질이다. 팔레오나 케토제닉 커뮤니티에 있는 내 친구들에게는 미안한 말이지만, 어쨌든 이것은 엄연한 사실이다. 블루존에 속하는 어느 지역 사람들도 동물 단백질을 많이 소비하지 않는다. 그리고 나는 그것이 그들이 건강하게 오래 사는 비결이라고 믿고 있다. 무작위로 선출된 사람들을 대상으로 8주간 칼로리를 30% 줄이는, 즉 평소보다 칼로리를 30% 적게 섭취하는 실험이 있었다. 참가자들을 두 그룹으로 나눠 한 그룹은 30%를 모두 동물 단백질에서 제한하고, 다른 그룹은 15%만 동물 단백질을 제한했더니, 결과는 두 그룹 모두 체중이 약 6.8kg 줄어든 것으로 나타났다. 하지만 혈액 검사 결과는 아주 달랐다. 동물 단백질을 적게 먹은 그룹은 염증 반응 지표도 적게 나왔다. 하지만 식물 단백질과 동물 단백질을 모두 포함하는 총 단백질 섭취량과 생선을 제외한 동물 단백질 섭취량은 모두 염증 반응 증가와 관련이 있는 것으로 나타났다.[9]

이 결과를 생각하면서 블루존 사람들의 식문화를 다시 살펴보자. 사르데냐 사람들은 일요일과 특별한 날에만 고기를 먹고, 오키나와 사람들은 채소 위주로 된 식사를 하면서 돼지고기는 아주 조금만 먹는다. 로마린다의 제7일안식일예수재림교 사람들은 대부분 채식주의자며 비건도 많다. 니코야 사람들은 일주일에 한 번만 고기를 먹는다. 이카리아에서는 한 가족당 일 년에 한 마리만 가축을 잡아서 몇 달 동안 아주 조금씩 나눠 먹는다. 그리고 키타반과 아치아롤리 사람들은 대부분 생선만 조금 먹는다. 트레이시 로손Tracey Lawson이

《영원의 마을에서 1년^A Year in the Village of Eternity^》이라는 책에서 소개했듯이 장수촌의 한 노인은 돼지와의 관계를 이렇게 익살맞게 묘사했다. "일 년 동안 내가 돼지를 먹여 살리면, 다음 일 년 동안 그 돼지가 우리를 먹여 살립니다!"

그렇다면 미국 데이터를 한번 살펴보자. 미국인은 2018년 한 해 동안 인당 평균 '100kg'의 붉은 고기와 가금류 고기를 먹었다.[10] 과거 어느 때보다 많은 양이다. 어떤가? 심지어 이것은 달걀, 우유, 치즈 같은 다른 동물성 식품은 포함하지도 않은 숫자다. 이 정도면 우리가 더 빨리 늙는 것은 당연한 결과가 아니겠는가?

동물성 식품에서 얻는 단백질이 우리를 빨리 늙게 하는 직접적인 요인인지 내게 묻는다면 내 답은 '그렇다'이다. 그리고 이에 관한 자세한 내용은 바로 두 번째 신화와 관련된다.

두 번째 신화: 동물 단백질은 건강과 장수를 위한 필수 영양분이다

방금 살펴보았듯이 블루존 사람들의 식습관을 알았다면, 대부분의 미국인이 단백질, 특히 동물 단백질을 필요 이상 너무 많이 먹고 있다는 생각에 동의할 수 있기를 바란다. 오해하지 마라. 나이 들수록 힘을 보충하고 근육 손실을 예방하려면 적정량의 단백질은 꼭 필요하다. 하지만 당신이 필요할 것으로 생각하는 단백질량과 실제 우리 몸이 필요로 하는 단백질량 사이에는 큰 차이가 있다. 솔직히 말해서 이 차이는 상업 목적으로 생긴 것이지 건강상의 목적이 아니다.

동물 단백질은 한때 가장 귀하고 값비싼 식재료였다. 그리고 블루존에서는 대부분 지금도 그렇다. 하지만 서양에서는 기업형 농장들이 국가 보조금을 받아 가축과 가금류, 심지어 어류에게도 옥수수와 곡식, 콩 등의 작물을 먹여 키운 결과 육류 가격이 터무니없이 저렴해졌다. 그에 따라 많은 서구 사회가 동물 단백질을 엄청나게 소비하게 되었고, 결과적으로 고혈당과 당뇨 같은 질병이 많아지고, 수명은 더 짧아졌다.[11, 12]

동물 단백질의 섭취를 줄여야 한다는 말에 아직 동의하기 어려운가? 괜찮다. 나도 이 결론을 얻기까지 오랜 시간이 걸렸다. 나 역시 네브래스카에서 어린 시절을 보내는 동안에 붉은 고기를 많이 먹고 자랐다. 하지만 로마린다대학교에서 지내는 동안 생각이 달라졌다. 로마린다대학교에 있던 내 동료인 게리 프레이저Gary Fraser 박사는 제7일안식일예수재림교인 중 장수인들을 대상으로 연구를 수행한 뒤, 다른 6개 연구와 메타분석을 실시했다.[13, 14] 결과를 살펴보면 육류를 전혀 먹지 않은 비건 교인들이 가장 오래 살았고, 제한적으로 달걀을 먹으며 유제품을 먹지 않는 채식주의자 교인들이 다음으로 오래 살았다. 유제품을 먹는 채식주의자 교인들이 그 뒤를 이었고, 가끔 닭이나 생선을 먹는 교인들은 장수인들 사이에서는 꼴찌를 차지했다.

슬프지만 동물 단백질은 건강과 장수를 위한 필수 영양소가 아니다. 프레이저 박사가 증명했듯이 동물 단백질을 완전히 배제한 사람들은 이미 충분히 장수하는 사람들 사이에서도 가장 오래 살았다. 게다가 알츠하이머병 발병률이 고기 섭취량과 직접적인 관련이 있다는 연구 결과도 있다.[15] 예를 들어 일본은 전통적인 일본식 식단에서 동물 단백질이 훨씬 많아진 서구식 식단으로 영양 섭취가 크게 달라진 뒤로 1985년에 1%였던 알츠하이머병 발병률이 2008년에는 7%로 증가했다.

그렇다면 왜 동물 단백질은 노화와 관련해 그렇게 문제가 될까? 그것을 이해하려면 우리는 일 년을 주기로 성장기와 휴식기를 반복하며 살아가는 존재라는 사실을 다시 떠올려야 한다. 우리 몸 세포는 성장기가 되면 성장하고 증식하라는 신호를 어떤 경로를 통해 세포들끼리 주고받는다. '포유류 라파마이신 표적단백질mammalian target of rapamycin, mTOR'이라고 알려진 이 경로는 세포의 대사를 조절하는 데 도움을 준다. 사실 mTOR* 자체가 에너지의 이용 가능 정도를 알려주는 감지기다. 그래서 mTOR는 인체에 에너지가 충분히 있다고 감지하면, 우리가 성장기에 있다고 추정한다. 그러면 mTOR는 '인슐린 유사 성장인자 1insulin-like growth factor 1, IGF-1'이라는 성장 호르몬의 분비를 활성화하여 인체 세포에 성장하라는 신호를 보낸다. 이와는 반대로 mTOR가 인체에 에너지가 별로 없다고 감지하면, 우리가 휴식기에 있다고, 즉 먹을 음식이 없다고 인식하여 위기 상황에 대비하기 위해 IGF-1 분비를 억제한다.

따라서 IGF-1 수치를 알면 우리 몸에서 mTOR가 얼마나 자극을 받고 있는지 아닌지를 알 수 있다. 현대 사회는 식량 공급이 풍부해진 탓에 mTOR가 끊임없이 자극받는다. mTOR가 감지할 수 있는 에너지가 우리 몸에 항상 과도하게 많아서 IGF-1 수치가 항상 높다. 이것이 바로 질병을 일으키고 노화를 앞당기는 원인이 된다. 휴식기도 없이 무차별적으로 세포가 성장 지시를 받으면 암세포 성장에도 길을 열어 주는 셈이 된다. 또한 세포들은 자가포식을 통해 필요 없는 세포를 죽이고 병들거나 나이 든 세포를 복구하라는 신호를 받을 일이 없다. 나는 노화의 표지로서 환자들의 IGF-1 수치를 몇 년간 측정했다.[16] 아니나 다를까, 동물과 인간을 대상으로 한 다른 여러 연구에서도 모두 IGF-1 수치가 낮을수록 그 생물이 오래 살고 암세포가 자랄 기회도 줄어드는 결과를 볼 수 있었다.

하지만 이것이 동물 단백질과 무슨 관계가 있느냐고? 좋은 질문이다. 사실 mTOR는 몸에 에너지가 얼마나 있는지 살필 때, 무엇보다 아미노산을 더 주의해서 살펴본다. 메티오닌methionine과 시스테인cysteine, 아이소류신isoleucine은 성장에 가장 필요한 아미노산인데, 이들은 짐작하다시피 동물 단백질에 풍부하다. 하지만 이러한 아미노산은 대부분의 식물 단백질에는 매우 부족하다. 따라서 동물 단백질만 피한다면, 식물 단백질은 먹고 싶은 만큼 실컷 먹어도 우리가 휴식기에 있다고 몸을 속일 수 있고, 따라서 IGF-1 분비도 자극하지 않는다. 즉 동물 단백질로 만들지만 않았다면 케이크도 괜찮은 음식이 된다는 뜻이다![17]

칼로리 제한이 장수에 도움이 되는 것은 동물 단백질 섭취가 자연스럽게 줄기 때문이라는 증거도 있다. 세인트루이스대학교 연구진이 칼로리제한협회Calorie Restriction Society, CRS 회원들을 대상으로 IGF-1 수치를 조사한 결과를 보면, 보통 CRS 회원들은 성인 남자들의 하루 평균 칼로리 섭취량인 2,000~2,500kcal보다 20~30% 적은

1,700~2,000kcal를 먹고 있지만, 그들의 IGF-1 수치는 일반적인 식단을 따르는 사람들과 별로 다르지 않았다. 하지만 칼로리를 제한하지 않는 비건인들을 대상으로 측정한 IGF-1 수치는 CRS 회원들보다 훨씬 낮았다. 마지막으로 CRS 회원 여러 명에게 전체 칼로리 섭취량은 그대로 두고 동물 단백질만 일절 먹지 않도록 요청한 뒤 나중에 결과를 확인했더니 IGF-1 수치가 비건과 같은 수준으로 내려갔다.[18]

그뿐 아니라 몇 가지 쥐 실험에서도 동물 단백질에 가장 풍부하다는 아미노산을 제한하면 칼로리를 제한할 때와 비슷한 수준으로 수명이 연장됨을 알 수 있었다.[19] 서던캘리포니아대학교 장수 연구소의 발터 롱고 박사는 최근 프로론ProLon™이라는 단백질 제품을 개발하고 특허를 받았다. 이 제품은 기본적으로 동물 단백질에 포함된 아미노산 함량을 크게 낮추는 대신 식물 단백질에서 나오는 아미노산으로 대체한 것이 특징이다.

고기를 먹지 않으면 단백질이 부족해지지 않을지 아직도 걱정되는가? 고기 말고도 우리에게는 단백질 공급원이 매우 많아서 그럴 필요가 없다. 특히 대부분의 견과류와 모든 채소는 우리 몸에 위험한 아미노산을 제외한 모든 필수 영양소를 제공한다. 또한 65세 이상 남자들을 대상으로 조사한 2018년의 연구 자료만 봐도 단백질을 더 많이 먹었을 때 건강상 유의미한 이득이 없었다. 단백질을 많이 먹었어도 지방 제외 체중과 근육 수행도, 신체 기능 등 건강과 관련된 어떤 지표도 증가하지 않았다.[20]

우리 몸이 필요로 하는 단백질량은 사람들이 일반적으로 생각하는 양보다 훨씬 적다. 롱고 박사와 나는 대부분 사람이 자기 체중의 0.37g에 해당하는 단백질만 먹으면 된다는 데 동의한다.[21] 따라서 체중이 68kg인 남자는 하루 필요한 단백질량이 25g 정도이고, 57kg인 여성은 21g 정도가 된다. 이렇게 자신의 체중에 0.37을 곱하면 하루에 필요한 단백질량을 직접 계산할 수 있다.

다음 사실을 꼭 기억하자. 우리의 몸은 이미 가지고 있는 단백질에서 약 20g을 재활용한다. 장 내벽의 점액 등 모든 점액은 단백질을 포함하고 있으며, 장세포도 주로 단백질로 되어 있고, 장세포가 매일 떨어져 나가지만 우리 몸은 그것을 분해해 재흡수한다. 이 얼마나 효율적이면서도 친환경적인 시스템인가? 결론적으로 장내 유익균이 우리가 먹는 단백질을 분해하고 우리 몸에 다시 흡수되도록 돕기만 한다면 단백질이 진짜로 부족해지는 것은 거의 불가능한 일이다. 쉽게 말해서 우리의 몸은 곰과 같은 방식으로 대사 작용을 할 수 있다. 곰은 겨울이 되면 동굴로 들어가 다섯 달 이상을 굶으면서 몸에 저장되어 있던 지방으로 산다. 봄이 되면 곰은 수척해진 모습으로 동굴에서 나오지만 근육량은 그대로다. 곰이 에너지원으로 근육을 사용했다면 봄이 왔을 때 다시 사냥을 나가지는 못할 것이다. 이 원리가 우리에게도 똑같이 적용될 수 있다!

하지만 다행히 우리는 스테이크와 달걀 요리를 포기하지 않더라도 고기를 끊는 것과 같은 효과를 누릴 수 있다. 롱고 박사는 한 달에 5일 동안 하루 약 900kcal를 먹는 변형된 비건식 단식을 통해서도 IGF-1 감소와 노화 표지 측면에서 한 달간 칼로리를 제한하는 전통적인 단식 식단과 같은 효과를 얻을 수 있다는 것을 보여 주었다.[22] 롱제비티 패러독스 프로그램에서는 이 '치팅 효과'를 활용해서 mTOR를 피하고 실제로는 충분한 영양을 섭취하고 있지만, 당신이 동굴 속에 들어앉아 겨울을 보내고 있다고 몸을 속일 것이다.

하지만 당신은 이런 의문이 생길 수 있다. 성장은 좋은 것이 아닌가? 왜 IGF-1 같은 자연스러운 성장 호르몬을 피해야 하는가? 아주 훌륭한 질문이다. 이 질문에 대한 답이 세 번째 신화와 관련된다.

세 번째 신화: 성장 호르몬은 젊음과 활력을 유지하는 데 도움을 준다

푸들을 한번 생각해 보자. 스탠다드 푸들은 보통 10년 정도 산다. 반면 미니어처 푸들이나 요크셔테리어는 20년까지도 살 수 있다. 하지만 미니어처 푸들과 스탠다들 푸들은 유전자가 정확히 같다는 사실을 알고 있는가? 미니어처 푸들은 오랜 시간에 걸쳐 스탠다드 푸들을 크기만 작게 개량한 품종이다.

잠깐 옆길로 새자면, 개 사육은 영국 중세시대 때부터 시작됐다. 당시에는 상류 지주층만 대형견을 키울 수 있었다. 소작농들은 몰래 개를 키우며 많이 먹이지 않아도 되게끔 크기를 작게 개량해 농작물에 해를 입히는 짐승을 잡는 데 활용했다. 물론 작은 개일수록 필요한 칼로리도 적다. 그렇다면 작은 개들은 적게 먹기 때문에 당연히 칼로리가 제한되고 덩치 큰 유전자 쌍둥이들보다 오래 산다고 말할 수 있을까?

이상하게 들릴지 모르지만 나는 이 사실이 아주 중요한 의미를 지닌다고 생각한다. 블루존 사람들은 평균적으로 키가 아주 작다.[23] 여자들이 남자들보다 관상동맥 심장질환 발병률이 낮고 평균 7년 더 오래 산다는 것은 잘 알려진 사실이다. 여자들은 남자들보다 보통 12cm 정도 작다. 물론 그런 사실만으로는 단정할 수 없지만, 다음 사례를 고려해 보기 바란다. 1,700명의 고인故人을 대상으로 조사한 결과, 키가 같은 남자와 여자는 평균 수명도 같았다.[24]

하지만 어찌 된 일인지 우리 사회는 키가 클수록 좋다고 생각한다. 나는 그 생각에 전혀 동의하지 않는다. 개인적인 소견으로는 인류가 이렇게 점점 커지는 것이 오히려 무섭다. 19세기 말과 20세기 초 사이에 남녀의 평균 키가 모두 10cm씩 늘었지만[25] 단도직입적으로 말해서 성장은 너무 좋은 의미로 포장되어 있다.

그렇다면 우리는 왜 점점 키가 커지고 있을까? 물론 무엇을 얼마나 먹는가가 중요한 역할을 한다는 것에는 의심의 여지가 없다. 아이들이 채소를 많이 먹는 지역은 그렇지 않은 곳보다 어른이 되어도 키가 작고, 성생활도 더 나중에 시작한다. 하지만 이들도 동물성 식품과 정제 곡물을 많이 먹기 시작하면 성장률과 신장이 더 커진다. 가령 일본에 서구식 식단이 보급된 후로 15년간 사람들의 평균 키가 매우 커졌다.[26] 인도와 싱가포르에서도 1960년대 이후 서양식 가공식품을 먹기 시작하면서 사람들의 키가 상당히 커졌고, 그만큼 관상동맥 심장질환 발병률도 치솟았다.

성장이 계속 일어날 때 생기는 큰 단점 중 하나는 사춘기를 앞당긴다는 점이다. 특히 여자아이들의 초경이 그렇다. 성장기와 휴식기를 거치며 자랐던 과거의 아이들은 성장이 느렸고 사춘기도 지금보다 늦었다. 1900년대 여자아이들은 평균 18세에 월경을 시작했다. 지금은 월경을 시작하는 나이가 그보다 훨씬 어려져서 어떤 경우에는 8세 아이도 성적으로 성숙하다. 부모들은 성조숙증이 유방암, 심장병, 당뇨 등 건강을 위협하는 각종 질환과 관련 있다는 것까지는 몰라도 어쨌든 성조숙증이 빨리 오는 것을 걱정한다.

숫자는 거짓말을 하지 않는다. 특이한 사례지만, 전쟁에 참여한 미국 군인과 고인이 된 프로 농구 선수, 프랑스인 남녀를 조사한 연구들은 모두 키와 수명이 반비례한다는 사실을 보여 준다.[27, 28] 또한 키와 암 사이의 연관성을 밝힌 연구도 많다. 한 조사 결과에 따르면 청소년기에 급성장한 사람은 15년 뒤에 암 발병률이 80%나 증가했다.[29] 믿어지는가? 암에 걸릴 위험이 무려 '80%'나 증가했다니! 이렇게 뒷골이 서늘해지는 무서운 사례가 더 있을까? 내가 1970년대에 의과대학을 다닐 때는 어린이 암 병동에 침대가 몇 개밖에 없었다. 하지만 지금은 한 층으로도 모자라 병원 전체를 채우기도 한다.

또 다른 연구를 시행 중인 내 동료들은 22,000명 이상의 건강한 미국인 남자 의사들을 키에 따라 5개 그룹으로 나누고 12년 뒤 그들을 다시 추적 조사했다. 결론은 나이 문제를 조정하고도 키와 암 발생률 사이에는 긍정적인 연관이 있는 것으로 나타났다.[30] 이 결과가 무섭게 보일지 모르지만, 몸에서 에너지를 감지하는 mTOR로 인해 IGF-1 수치가 높아지면 세포 성장이 촉진되므로 충분히 예상 가능한 결론이다. 세포 성장에는 키가 자라도록 해 주는 세포 성장과 암세포가 자라도록 해주는 세포 성장이 모두 포함된다. 현대인보다 키가 작았던 우리의 조상들은 365일 성장 주기에서 살지 않았기 때문에 지금처럼 IGF-1이 계속 자극을 받지 않았다.

롱고 박사가 에콰도르의 라론인Laron을 조사한 연구 결과도 주목할 만하다. 라론인은 성장 호르몬 수용체가 없어서 IGF-1을 만들 수 없고, 따라서 성인이 되어서도 키가 아주 작다. 이들은 브라질에 사는 또 다른 라론 증후군들과 마찬가지로 암과 당뇨에서 자유롭다.[31] 더 흥미로운 점은 이렇게 IGF-1 수용체를 차단해 탄생한 '라론 쥐'는 일반 쥐보다 40%나 더 오래 산다는 것이다. 이 쥐들에게 칼로리를 제한하면 그보다 더 오래 살지만, 성장 호르몬을 주입하면 칼로리 제한으로 인한 수명 연장 효과는 없어진다.[32, 33] 나처럼 암에 걸리지 않고 오래 살고 싶은 사람은 IGF-1 수치를 낮출 필요가 있다는 것이 증명된 셈이다. 혹은 이렇게 해석해도 좋다. 당분과 동물 단백질 섭취가 IGF-1 수치를 높인다면 전반적으로, 아니 주기적으로라도 당분과 동물 단백질 섭취를 줄일 필요가 있다. 다시 말해 전반적으로 음식 섭취를 줄이고, 특히 당분과 동물 단백질 섭취를 줄여서 휴식기를 늘려 주면, 성장 속도가 조절될 뿐 아니라 신진대사율도 낮출 수 있다.

신진대사율을 낮춘다고? 신진대사율은 높아야 좋은 것이 아닌가? 이렇게 생각하는 사람이 있다면 다음 신화를 계속 읽어 보길 바란다.

네 번째 신화: 신진대사율이 높다는 것은 건강하다는 증거다

너무 오래 살아서 과학자들을 어리둥절하게 했던 벌거숭이두더지쥐를 기억하는가? 우리는 대개 신진대사율이 낮으면 건강에 좋지 않은 신호로 알고 있지만, 이 벌거숭이 생명체는 특이할 정도로 대사율이 낮다. 하지만 신진대사율이 높으면 젊고 날씬할 거라는 생각은 철저한 오해다. 신진대사율이 높은 것은 칼로리를 더 빨리 태운다는 의미가 아니다. 오히려 신진대사가 비효율적이고, 연료를 태우기 위해 필요 이상 훨씬 힘들게 일한다는 증거다. 내가 영웅으로 생각하는 로버트 새폴스키^{Robert Sapolsky} 교수가 그의 저서 《Dr. 영장류 개코원숭이로 살다^{A Primate's Memoir}》에서 잘 묘사했듯이 신진대사율이 낮은 알파개코원숭이들은 많은 암컷을 거느리고 스트레스 없이 여유 있게 살지만, 대사율이 높은 수컷들은 스트레스 호르몬이 많이 분비되고, 먹이를 찾는 데 훨씬 많은 에너지를 소모하며, 노골적으로 말해서 성생활도 아주 형편없다! 아마도 암컷들이 능력 없는 수컷을 본능적으로 알아보기 때문일 것이다!

앞에서 설명했듯이 우리 몸은 스트레스 상태에 놓이면 미토콘드리아 생성을 촉진함으로써 세포가 연료를 더 효율적으로 사용하게 된다. 요컨대 세포라는 엔진에 터보차저를 달아 주는 것이다. 반면 신진대사율이 높다는 것은 연비가 많이 떨어지는 자동차와 같다. 우리의 신체 내부는 가능한 에너지를 효율적으로 사용하길 원한다. 그래서 필요할 때는 세포에 터보차저를 가동해서 장 내벽의 점액층 단백질에서부터 죽은 세포에 이르기까지 활용할 수 있는 모든 연료를 재활용한다. 생각해 보라. 뇌나 심장에 세포 쓰레기 매립지가 있다고 생각하면 얼마나 끔찍하겠는가! 하지만 세포들이 죽은 세포를 몸속에 쓰레기 더미처럼 쌓아 두지 않고 자가포식이나 다른 세포 과정을 통해 효율적으로 재활용하는 능력이 있다는 것은 사실상 장수 연구를 통해 최근에 밝힌 중요한 사실이다.[34]

동물 단백질을 섭취하면 노화가 빨리 오는 주된 이유는 IGF-1 분비를 자극한다는 이유 외에도 대사 작용이 일어나는 과정에 에너지가 많이 필요하다는 이유도 있다. 고기를 계속 많이 먹게 되면 신진대사가 느려질 기회가 없다. 육식 동물이 하루 대부분을 자는 데 보내는 이유가 여기에 있다. 바로 높은 신진대사율을 낮추고 에너지를 보존하려는 것이다.

집에서 기르는 육식동물인 개와 고양이를 하루만 지켜봐도 내 말을 이해할 수 있을 것이다. 이 실험을 핑계로 하루 쉴 수 있다면 이들의 모습을 한번 지켜보라. 개나 고양이는 정말이지 많이도 잔다! 기회가 된다면 우리 집 근처인 샌디에이고동물원에도 와 보길 바란다. 기린을 관찰해 보면 육식동물과 다르게 많이 자지 않는다는 것을 알 수 있다. 나뭇잎을 먹는 기린은 효율성이 높고 배기가스가 적은 엔진에 비유할 수 있다. 최근 나는 체중 감량을 목적으로 고단백 '케토제닉' 다이어트나 육식동물 다이어트 열풍에 뛰어드는 환자를 많이 보았다. 좋다. 체중을 빨리 줄이는 방법을 찾는다면 단백질을 많이 먹으면 도움이 될 것이다. 하지만 그 방법은 12기통 슈퍼 스포츠카가 작동하는 원리와 같다. 나오는 주유소마다 들러서 지갑을 탈탈

털고 싶다면 그래도 좋다. 스포츠카는 순식간에 당신이 원하는 만큼 속도를 내 줄 것이다. 하지만 길게 보면 결국 연비 면에서 월등한 프리우스가 오래 달리는 데는 훨씬 유리하다!

수명이 신진대사율과 반비례한다는 개념은 1900년대 초에 처음 등장했다. 수명을 연구하는 사람들은 그 개념을 '삶의 속도$^{\text{rate of living}}$'라는 용어로 설명했다. 쉽게 말해 빠른 속도로 에너지를 계속 사용하면 금세 소진된다는 개념이다. 양초로 치자면 양초의 양쪽 끝에서 불을 붙이는 것과 같다. 반면 대사율이 낮다는 것은 '느려도 꾸준히' 가는 전략이다. 그것은 성장기와 휴식기를 번갈아 가며 에너지를 생산하는 자연의 순환적인 속성과도 일치한다.

믿기 힘들다고 해도 이해한다. 내가 하는 말들은 지금까지 당신이 알고 있는 상식과 모두 반대될 것이다. 많은 환자가 신진대사율과 신진대사율에 관여하는 갑상샘 호르몬 수치를 낮춘다고 설명하면 처음에는 불안해한다. 하지만 나는 100세 이상 장수한 건강한 사람들의 체온이 정상 체온으로 알려진 37℃가 아니라 35~35.5℃인 것을 관찰해 왔다. 우리 몸은 무엇보다 에너지를 사용해서 열을 발생시킨다. 그리고 곧이어 살펴보겠지만 체온은 낮아야 좋다. 쉽게 말해서 우리 몸은 신진대사율을 높이고 열을 생산해서 에너지를 낭비하기보다는 에너지를 보존하고 싶어 한다.

일부 동료들은 신진대사율이 낮아야 더 오래 산다는 근거로서 신진대사율이 낮으면 세포 내 산화 스트레스가 줄어든다는 이유를 꼽는다. 미토콘드리아가 산소를 사용해 에너지를 만들 때 활성산소

reactive oxygen species, ROS라는 부산물도 생성된다. 활성산소는 세포에 손상을 주는 산화 스트레스를 일으킬 수 있다. 우세하게 거론되는 한 가지 가설은 산화 스트레스가 노화를 일으키는 주범이라는 것이다. 하지만 20세부터 90세 이상에 이르는 사람들을 대상으로 신진대사율과 산화 스트레스 지표를 조사한 연구에서는 별다른 상관관계가 발견되지 않았다.[35] 또한 블루존에 사는 사람들이 다른 지역 사람들보다 산화 스트레스가 적다는 증거도 없다. 활성산소도 노화에 영향을 줄 수는 있지만 퍼즐로 보자면 아주 작은 조각일 뿐이다. 그보다 나는 높은 신진대사율이 일으키는 열이 훨씬 큰 퍼즐 조각이 되지 않을까 생각한다.

높은 신진대사율로 인해 발생하는 열은 우리를 빨리 늙게 만든다. 이는 포도당 분자가 메일라드 반응Maillard reation이라는 화학 반응 과정에서 아미노산과 결합할 때, 상급 무효소당화 최종산물advanced glycation end products, AGE이라는 화합물이 생성되기 때문이다. 그리고 보니 이 반응의 명칭인 'AGE'도 노화라는 뜻이 아닌가! 어쨌든 가장 강력한 화합 결합 중 하나로 알려진 AGE가 생성되는 메일라드 반응이 일어나려면 열이 필요하다. AGE는 말 그대로 당과 단백질이 결합해서 갈색화된 물질을 생각하면 된다. 스테이크를 구울 때 갈색으로 변하는 딱딱한 겉면이 이 AGE로 되어 있다. 고온에서 요리할수록 고기 겉면이 더 바삭해지는 것을 본 적이 있는가? 이와 같은 반응이 우리의 뇌와 심장, 혹은 피부에서도 일어난다. 나이가 들수록 피부에 나타나는 거뭇한 '검버섯'과 여러 피부 노화 현상도 이 메일라드 반응

때문에 생기는 것이다.[36] *

많은 환자가 롱제비티 패러독스 프로그램을 시작하고 나서 이와 같은 과다색소침착이 없어지는 것을 보고 무척 기뻐한다. 실제로 몇 년 전 70대 후반의 노부부가 겨울을 나기 위해 대형 RV를 몰고 오리건주에서 팜스프링스로 가을 무렵 내려왔을 때, 내 진료실을 방문해 이렇게 말했다. "오는 길에 우리 둘이 길에서 객사할 뻔했지 뭐에요." 이유를 들어보니 운전하고 있던 남편의 손등을 본 아내가 남편의 손등에 원래 있던 거뭇한 '간반肝斑'이 없어진 것을 알아챘다. 아내가 깜짝 놀라 "여보, 당신 손등 좀 봐요!" 하고 외쳤고, 그 바람에 남편이 손등을 보려다가 운전대를 갑자기 돌려 차가 도로를 크게 벗어났다는 것이다!

우리는 젊어진 덕분에 오히려 빨리 죽을 뻔했다고 농담을 주고받으며 한바탕 크게 웃었다. 그래서 하는 말인데 젊어지는 증상이 당신의 손등에 나타나더라도 안전한 상황에서 감탄하길 바란다!

365일 성장 주기일 때는 포도당과 단백질, 열이 항상 존재하기 때문에 우리 몸은 여러 가지 화학 결합물을 쉬지 않고 생성한다. 연구 결과들을 봐도 대사 상태가 노화와 퇴행설 질환의 주요 원인 중 하나라는 사실이 명백히 드러난다.[37] 그러므로 전략적으로 신진대사율을 떨어뜨려 열을 낮추는 방법은 메일라드 반응을 줄일 수 있고, 따라서 노화가 일어나는 속도를 늦출 수 있는 가장 좋은 방법이다. 더욱이 이러한 작용이 일어나기 위해서는 단백질과 당분, 열이 필요하므로 롱제비티 패러독스 프로그램에서도 당분과 단백질 섭취 제한을 핵심 요소로 삼는다.

사실 병원에서 알려 주는 당화혈색소$^{hemoglobin\ A1c,\ HbA1c}$ 수치는 우리 몸이 얼마나 빨리 노화하고 있는지 보여 주는 자료다. 당뇨병 환자들이 받는 기본 검사인 이 당화혈색소검사는 적혈구에 당분과 단백질이 얼마나 붙어 있는지를 측정한다. 적혈구는 약 두 달마다 재활용되므로 당화혈색소 수치를 보면 우리 몸이 얼마나 빨리, 혹은 느리게 거대한 갈색 점이 되어 가고 있는지 알 수 있다. 우리 클리닉에서는 당화혈색소 수치가 5.0 미만이면 진짜 골드 스타$^{gold\ star}$를 받는다. 당신은 어떤가? 만약 5.6 이상이면 상당히 곤란한 상황이다.

동물 단백질이 놀라울 정도로 노화를 빨리 일으키는 이유가 하나 더 있다. 하지만 이것은 너무 중요한 문제라 별도로 알아보기 위해 아껴 두었으니 다음 신화를 잘 읽어 보길 바란다.

다섯 번째 신화: 나이 들수록 철분을 많이 먹어야 한다

나이가 들면 철분이 부족해져서 빈혈이 생기고 몸이 약해진다. 정말 그럴까? 어쨌든 철분 강장제인 제리톨^{Geritol}은 1950~1960년대에 '철분 결핍' 치료제로 크게 인기를 끌었다. 잠깐! 결론부터 말하자면 몸속에 늘어난 철분은 오히려 노화를 앞당기는 데 중요한 역할을 한다. 덴마크와 스웨덴의 연구원들은 헌혈을 자주 하면 철분 수치가 위험할 정도로 낮아지는지 알아보기 위해 수백만 명의 헌혈자들을 조사했고 나이와 다른 건강 상태를 조정한 후 살펴본 결과, 헌혈을 많이 한 사람들이 헌혈을 적게 한 사람들보다 훨씬 오래 산다는 사실을 알아냈다.[38] 이것은 헌혈 때문에 몸속 철분의 양이 줄어들기 때문이다. 아주 명백한 이유는 아니지만, 여성이 남성보다 오래 사는 이유 중 한 가지는 인생의 거의 절반 동안 여성은 상당량의 철분을 몸 밖으로 매달 내보내기 때문이다.

철분의 기능을 조사한 또 다른 연구를 보면 태어난 지 4일 된 선충에게 철분을 먹인 결과, 15일 된 선충과 성장 상태가 금세 비슷해졌다.[39] 얼핏 보면 이 결과가 대수롭지 않게 보일지 모르지만, 선충의 수명은 4주밖에 되지 않는다. 따라서 추가로 제공된 철분은 선충의 수명을 1/3가량 단축한 것이다! 철분이 노화를 일으키는 이유는 그것이 미토콘드리아의 기능을 방해하기 때문이다. 알다시피 철분은 헤모글로빈의 주성분으로, 적혈구에 들어 있으면서 몸 전체로 산소를 운반하는 물질이다. 미토콘드리아는 산소를 이용해 포도당 분자나 지방 분자를 '분해'하고 에너지를 만든다. 그러므로 표면상 혈액 속에 철분이 많으면 미토콘드리아로 산소가 더 많이 공급되고 따라서 에너지를 더 많이 생산할 수 있을 것 같지만, 실상은 그와 반대로 보인다.

2018년 와이오밍대학교University of Wyoming 연구진은 쥐의 미토콘드리아를 조사한 결과, 철분 수치가 높은 쥐들은 미토콘드리아에 산소 '결핍'이 있다는 사실을 발견했다. 뇌의 신경세포를 죽이는 헌팅턴병에 걸린 쥐를 조사했을 때도 미토콘드리아에 철분이 과다하게 쌓여 있었다. 신경세포가 죽는 이유는 미토콘드리아의 기능이 손상되기 때문이다. 미토콘드리아가 산소에 접근하지 못하고 에너지를 만들지 못하면 세포는 죽는다. 이러한 연구 결과는 파킨슨병, 알츠하이머병, 근위축측삭경화증amyotrophic lateral sclerosis, 루게릭병 같은 신경성 질환의 발병을 이해하는 토대가 된다.[40]

실제로 인간을 대상으로 한 연구에서도 나이를 먹을수록 혈액 속 철분이 증가하면 알츠하이머병에 걸릴 위험이 커진다는 조사 결과가 나왔다.[41] 그리고 뇌 영상 기술을 이용하여 알츠하이머병이 없는 사람들의 뇌를 들여다본 결과, 인지기능 장애와 철분 축적 간에 상관관계가 일관되게 나타나는 것으로 밝혀졌다.[42] 심지어 새롭게 밝혀진 페로토시스ferroptosis라는 세포 사멸 형태는 뇌에 철분이 과다하게 축적되는 것과 관련이 있는 것으로 보고되었다![43] 하지만 철분이 뇌 기능에 미치는 효과를 알아본 또 다른 연구에서는 파킨슨병 환자가 혈액을 뽑아 기증해 철분 수치를 낮췄더니 파킨슨병 증상이 급격히 좋아진 것으로 나타났다.[44] 철분은 노화를 일으키는 데 놀라울 정도로 깊이 관여하며, 물론 동물 단백질에 아주 풍부하다.

재미있는 연구 결과들도 있다. 브라질의 연구진이 철분 수치가 높으며 기억 장애가 있는 쥐들에게 부티레이트 나트륨을 주사하자 기억력이 좋아졌다.[45] 자, 기억해 두자. 장내 유익균에 좋은 음식을 주면 부티레이트를 생성해서 그들의 자매인 미토콘드리아에 에너지를 더 많이 만들라고 보내는 신호로 사용한다. 그렇다면 미토콘드리아에 철분이 쌓여 있다는 것은 자매간의 통신망이 차단되었다는 증거일까? 아니면 장내 유익균이 더 행복하고 건강해지면 철분으로 생기는 노화 효과를 일부 차단할 수 있다는 말일까? 놀랍지만 나는 둘

다 사실인 것 같다.

나는 미국 가축 시장의 중심인 오마하 출신으로서 소고기, 돼지고기, 양고기 등 동물 단백질 소비를 줄여야 한다고 말해야 하는 사실이 마음 아프다. 하지만 동물 단백질을 제한했을 때 우리에게 어떤 이점이 있는지 독자들도 이제 잘 알게 되었길 바란다. 여섯 번째 신화로는 많은 사람이 가장 좋아하는 영양소인 지방에 관해서 살펴보겠다.

여섯 번째 신화: 포화지방은 나쁘지 않다

우리가 동물성 지방 섭취를 두려워하게 된 것은 가짜 뉴스와 연구 결과 조작에서 시작되었다는 말은 타임스지나 여러 베스트셀러 책에서 본 적이 있을 것이다. 하지만 나는 팔레오나 케토 식단을 추구하는 사람들이 오랫동안 믿어 왔듯이 버터 같은 동물성 포화지방이 몸에 좋다는 말은 잘못된 신화임을 밝히고자 한다. 지방이 건강에 좋지 않다는 생각은 수십 년 전 전설과도 같은 인물이었던 앤셀 키스Ancel Keys로부터 나왔다. 잘 모르는 사람들을 위해 그를 잠시 소개하자면, 앤셀 키스는 미네소타대학교에서 과학자로 일하다가 정부의 요청을 받고 제2차 세계대전 참전 군인들을 위한 영양 관련 업무에 차출되었다. 이후 그는 K레이션K ration이라는 전투 식량을 개발해 전쟁에 참여한 군인들을 먹여 살렸고, 1950년대에 드와이트 D. 아이젠하워Dwight D. Eisenhower 대통령이 심장 마비를 일으키자 대통령의 식단을 위한 자문 요청을 받았다. 그는 제2차 세계대전이 끝난 후 건강과 수명, 심장질환에 미치는 식습관 문제를 오랫동안 연구했고, 7개국 사람들의 식습관과 심장질환 발생률의 관계를 분석한 '7개국 연구Seven Countries Study'로 동물성 지방 섭취와 심장질환 사이의 연관성을 시사해 세계적으로 이름을 알렸다.

앤셀 키스는 이때 나온 연구 결과를 세계보건기구에 제출하게 되고, 그때부터 특히 포화지방이 심장질환의 주요 원인이라는 믿음이 사람들 사이에 깊게 뿌리를 내렸다. 대통령 후보였던 조지 맥거번 George McGovern이 만든 맥거번 위원회는 앤셀 키스가 발표한 연구 결과를 이용해 포화지방을 유해 식품으로 묘사한 정부 차원의 식품 피라미드를 최초로 선보였다. 저지방 음식에 대한 열풍은 이렇게 해서 시작되었다. 그렇다면 식품 제조회사들은 지방을 제거하는 대신 맛을 유지하기 위해 무엇을 첨가했을까? 그렇다. 바로 설탕이다! 한편 나처럼 '옥수수의 고장' 네브래스카 출신인 얼 버츠Earl Butz가 장관으로 있었던 농무부와 FDA는 옥수수, 밀, 콩 생산에 정부 보조금을 지급하는 정책을 만들고 건강 식단으로 통곡물로 된 탄수화물 섭취를 장려하였다. 이 시점이 바로 현재 우리가 목격하다시피 건강과 수명 측면에서 하향 곡선을 그리게 된 출발점이다. 다시 언급하지만 우리의 수명도 역사 이래 처음으로 최근 3년 연속 줄고 있다.

사실 앤셀 키스는 자신의 입맛에 맞는 데이터만 골라서 발표했다는 이유로 최근 수십 년간 사람들로부터 혹독한 뭇매를 맞았다. 그는 실제 7개보다 훨씬 많은 나라를 조사했는데, 사람들은 그가 심장질환을 일으키는 원인으로 지방 섭취를 주장했으나 자신의 가설과

맞지 않은 데이터가 나오자 그 결과들을 숨긴 것으로 알고 있다. 이때부터 많은 사람이 동물성 식품에 들어 있는 포화지방을 다시 찾기 시작했고, 팔레오 식단이나 케토제닉 다이어트라는 유행이 불기 시작했다. 하지만 나는 그가 받은 대우가 부당했다고 생각한다. 더 최근에 밝혀진 자료에 따르면 그는 연구 결과를 골라내지도 않았고, 7개 외 나머지 국가에서 조사된 자료에서도 동물성 지방 섭취와 심장질환 간에 연관성이 분명히 있는 것으로 밝혀졌다.

앤셀 키스가 한 가지 잘못한 점이 있다면 동물성 포화지방과 식물성 기름을 구별하지 않았다는 점이다. 여러 후속 연구 결과를 살펴보면 식물성 기름은 심장질환과 확실히 관련이 없지만, 동물성 지방은 그렇지 않다.[46] 하지만 그가 동물에서 주로 얻는 포화지방이 올리브와 견과류, 아보카도 같은 식물에서 주로 얻는 불포화지방보다 건강에 더 나쁜 영향을 끼친다고 말한 점은 높이 살 만하다.

지금까지 말한 내용을 잘 이해했다면 그가 정말 무엇을 놓쳤는지 독자 여러분도 눈치챘을 것이다. 동물성 지방은 어디에 들어 있는가? 그렇다. 바로 동물 단백질이다. 육즙 가득한 스테이크와 돼지갈비, 살라미, 닭고기처럼 지방이 있는 곳에는 단백질이 있고, 단백질이 있으면 열도 있다! 나는 그가 쓴 모든 연구 결과를 수없이 읽었지만, 내가 아는 한 그는 이 중요한 관계를 알아내지 못했다.

하지만 내가 키스 박사를 언급하는 이유는 마르크 안토니Marc Antony처럼 그를 매도하려는 것이 아니라 찬사를 보내기 위해서다. 은퇴 후 이탈리아 남부로 간 앤셀 박사는 전 세계 어느 곳보다 100세 이상 장수인들이 많고 올리브유를 많이 소비한다는 아치아롤리 이웃 마을에 살았다. 나는 운 좋게도 그의 집을 관리해 주던 사람을 만난 적이 있는데, 누구보다 지방 퇴치 운동에 앞장섰던 그가 살아생전 올리브유를 무척 좋아했다는 말을 전해 들었다. 앤셀 박사는 건강하게 장수하다 102세 생일을 앞두고 사망해 영양학자 중에서는 가장 오래 산 영광을 누렸다. 안타깝게도 장수 연구자 중에서 실제로 장수했다는 기록은 눈 씻고 찾아도 찾기 힘들다.

가령 스카스데일 다이어트Scarsdale Diet의 창시자로 알려진 허먼 타노버Herman Tarnower는 69세 때 연인의 손에 살해되었고, 저지방 채식주의 요법을 주장하며 자신의 이름처럼 프리티킨 다이어트를 선보인 나산 프리티킨Nathan Pritikin은 두 가지 형태의 백혈병을 앓다가 69세에 자살을 택했다. 로버트 앳킨스Robert Atkins는 72세 때 뉴욕의 빙판길에서 넘어져 다친 것으로 알려졌으나, 그와 함께 책을 집필한 저자가 밝혔듯이 사실 그는 당뇨병으로 사망했다. 발터 롱고의 멘토이자 칼로리 제한 건강법의 진정한 창시자였던 로이 월포드Roy Walford는 인공 생태계 실험실인 바이오스피어 2Biosphere 2 실험에 참여했고, 《120세 이상 사는 식단: 당신의 생명력을 두 배 늘리는 법Beyond the 120 Year Diet: How to Double Your Vital Years》을 쓰기도 했지만 79세에 루게릭병으로 죽었다. 개인적으로 나의 영웅인 가이예로드 하우저Gayelord Hauser는 고관절 결핵을 치료받던 중 89세에 사망했다. 켈로그를 만든 윌과 하비 형제는 모두 91세까지 살았고, 내 친구인 잭 라레인은 97세 생일을 앞두고 사망했다. 항공 사진가에서 건강 전문가로 전

향한 로버트 카메론Rober Cameron은 앳킨스 다이어트가 나오기 전인 1960~1970년대에 저탄수화물 다이어트의 원조라 할 수 있는《드링킹 맨즈 다이어트Drinking Man's Diet》를 썼다. 그러나 50주년 기념호가 발행된 것을 보지 못하고 98세에 사망했다. 하버드 영양학자들로부터 '대량 살인범'이라고 비난받은 사람치고는 나쁘지 않은 결과였다!

페어플레이 차원에서 소개하자면, 저지방 비건 다이어트를 창시한 T. 콜린 캠벨T. Colin Campbell과 콜드웰 에셀스틴Caldwell Esselstyn은 내가 이 책을 쓰고 있는 시점에 84세를 지나고 있음에도 둘 다 여전히 건재하다. 사과 식초로 유명해진 샌타바버라의 내 친구 패트리샤 브래그Patricia Bragg는 현재 89세다. 하지만 장수 레이스에서 보자면 최고 승자는 뭐니 뭐니 해도 앤셀 키스와 1550년에《100세까지 사는 법 또는 소박한 삶에 관한 담론》을 쓰고 102세까지 살았던 루이지 코르나로일 것이다. 그건 그렇고 이 책을 쓰고 있는 내가 위험한 것은 아닌지 모르겠다. 나를 비판하는 사람 중 누군가는 내가 어서 죽기를 기다리며 내 말이 틀렸다는 것을 입증하고 싶을 수도 있으니 말이다!

그렇다면 장수에 가장 도움이 되는 지방 공급원은 무엇일까? 공교롭게도 그것은 모두 식물에서 나온다. 앤셀 키스 박사도 그것을 알았기 때문에 올리브와 올리브유를 즐겨 먹었던 것이다. 올리브유는 대부분 올레산인 불포화지방으로 되어 있지만, 심장질환과 인지력 감퇴, 알츠하이머병, 신경성 염증을 막는 것은 이 지방 때문이 아니다. 사실은 올리브유에 함유된 폴리페놀 성분이 큰 영향을 미친

다.[47] 세포가 재활용되도록 이런 식물성 화합물들이 자가포식 현상을 자극하기 때문이다.[48]

물론 세포를 자극해서 자가포식이 일어나도록 신호를 보내는 것이 바로 장내 유익균이라는 사실을 잊으면 안 된다. 장내 유익균은 올리브유에 들어 있는 폴리페놀을 아주 좋아한다. 그래서 나도 블루존 사람들처럼 가능한 한 올리브유를 일주일에 1L를 먹으려고 노력하고 있다. 한편 견과류도 불포화지방과 다가불포화지방이 아주 많고, 특히 심장병 예방에 좋다. 왜일까? 견과류에 포함된 불포화지방과 프리바이오틱 섬유소는 장내 유익균이 아주 좋아하는 먹이다! 피스타치오, 호두, 껍질을 벗긴 아몬드는 박테리아를 생산하는 부티레이트 수치를 높여준다.[49] 하지만 아몬드보다는 피스타치오와 호두가 월등히 좋다.[50, 51, 52]

팔레오 커뮤니티에 있는 친구 몇몇은 부티레이트가 주는 놀라운 효과에 신기해하며 버터를 더 많이 먹어서 효과를 더 얻고자 한다. 부티레이트의 어원도 버터^{butter}에서 왔다는 점이 재밌기는 하지만 안타깝게도 버터로 얻을 수 있는 부티레이트는 아주 소량일 뿐이다. 게다가 건강하게 오래 살고 싶다면 유제품을 많이 먹는 것은 좋은 방법이 아니다. 이제 그 이야기를 마지막 신화에서 소개하겠다.

일곱 번째 신화: 우유는 몸에 좋다

앞서 내가 블루존에 관해 언급할 때, 블루존 사람들은 고기를 아주 적게 먹을 뿐 아니라 소보다는 염소나 양젖으로 만든 유제품을 먹는다는 점을 눈치챘는가? 이들은 운이 아주 좋았거나 직감이 뛰어났던 것 같다. 아니면 식성이 독특했거나. 이유야 어찌 됐든 그러한 식문화가 그들이 그렇게 건강하고 오래 살 수 있었던 한 가지 요인이었던 것은 분명하다.

이유를 설명하자면 이렇다. 약 2000년 전 북유럽 일대 소들 가운데 자연돌연변이가 태어났고, 이후로 그 소들의 젖에 포함된 단백질이 카세인 A2에서 카세인 A1으로 변했다. 카세인 A1은 소화 과정 중 췌장에서 인슐린을 생성하는 세포에 붙어서 면역반응을 일으키고, 염증을 일으키는 베타-카소모르핀-7$^{beta-casomorphin-7}$이라는 오피오이드 펩타이드$^{opioid\ peptide}$로 바뀔 수 있으며,[53] 1형 당뇨병을 일으키는 주요 원인이 될 수 있다.[54] 특히 세계적으로 가장 많이 사육되는 소품종인 홀스타인^{Holstein}의 젖에도 이 문제성 단백질이 포함되어 있다. 많은 사람이 알고 있듯이 우유는 위장 장애를 일으키거나 렉틴 같은 외부 단백질에 대한 우리 몸의 주요 방어 기제 중 하나로 점액을 과잉 생성하게 한다. 하지만 대개는 우유 자체의 문제나 유당인 락토스^{lactose} 때문이 아니라 카세인 A1이 문제다.

게다가 일반적으로 사육하는 가축과 그 가축에서 나오는 유제품에는 장내 유익균이 끔찍하게 싫어하는 항생제와 라운드업 같은 제초제 성분이 남아 있다. 쉽게 말해 유제품은 나중에 살펴볼 몇 가지 예외적인 경우를 빼고는 건강한 삶에는 도움이 되지 않는다. 유제품을 꼭 먹고 싶다면 블루존 사람들을 참고해서 소보다는 염소나 양에서 나온 유제품을 선택하라. 염소와 양, 물소는 돌연변이의 영향을 받지 않았기 때문에 이 동물들의 젖에는 건강한 카세인 A2 단백질이 아직 포함되어 있다. 한 가지 좋은 소식을 전하자면 스위스와 프랑스, 이탈리아산 소들은 대부분 카세인 A2를 생성한다. 하지만 대부분 '스위스산 치즈'가 실제 스위스산은 아니라는 사실을 알아 두길 바란다!

그리고 일반 우유는 부디 멀리하라. 특히 아이들은. 소에서 나온 우유에는 송아지를 빨리 자라게 만들 목적으로 첨가된 IGF-1이 가득하다. 인간은 아주 천천히 자라도록 설계되어 있어서 모유에는 IGF-1 함량이 훨씬 적다. 앞에서 언급했듯이 성장이 빨라지면 여러 가지 면에서 문제가 많아진다. 따라서 결론적으로 우유는 건강에 도움이 되지 않는다.

동물 단백질과 동물 지방에 이어 유제품까지 당신이 좋아하는 모든 음식을 먹지 못하게 되었다고 절망에 빠졌는가? 하지만 너무 실망할 필요는 없다. 비건이나 채식주의자가 된다면 더 좋겠지만, 그러지 않고도 롱제비티 패러독스 프로그램은 얼마든지 따라올 수 있다. 하지만 프로그램을 자세히 알아보기 전에 먼저 나는 지금까지 살펴본 모든 사항이 어떻게 서로 관련되어 있는지 보여 주고자 한다. 우리의 몸은 심장에서 뇌, 근골격계, 심지어 피부에 이르기까지 모든 기관이 정확히 같은 이유와 같은 메커니즘을 통해 늙기도 젊어지기도 한다. 물론 그 모든 것은 우리의 장과 관련되어 있다.

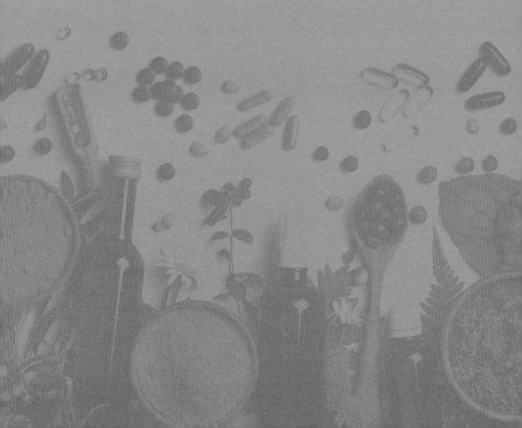

PART

젊어지는
비결에 관하여

Talkin' 'Bout My Regeneration

2

우리가 '정상적인' 노화 과정으로 여기는 많은 질병은 사실 창자벽과 미생물군유전체의 손상 및 몸속의 당과 단백질이 열을 통해 결합하는 메일라드 반응 때문에 생기는 결과다. 하지만 이것은 얼마든지 피할 수 있는 문제다. 우리가 장 속 친구들을 잘 보살펴 주면, 나이가 들어도 점점 더 젊어질 수 있다. 장 건강에 집중하면 무엇보다 몸 전체에 전반적인 변화가 일어난다. 이번 장에서는 장 건강이 인체 기관에 어떤 영향을 미치는지 살펴볼 것이다. 장내 유익균을 잘 보살펴 주면 장 건강이 좋아지는 것은 물론이고 심장과 뇌, 관절의 건강도 좋아진다. 당연히 체중도 줄고 피부도 좋아진다. 생산적으로 일하는 행복한 미생물이 우리 몸 안팎에 가득해지면 우리 몸은 건강하게 빛날 것이다.

몸속부터 젊어지기

Get Younger from the Inside Out

나는 종종 환자들에게 시간이 지나면 우리는 결국 심장병과 암 중 하나를 앓게 될 가능성이 가장 크다고 말한다. 건강 수명 면에서 보면 운동 능력이나 주의력 같은 요소가 영향을 더 많이 준다고 생각할 수 있지만, 어차피 죽으면 노년기를 즐길 수도 없다. 따라서 이번 장에서는 우리 몸 중에서도 가장 빨리 늙기 쉬운 내부 기관을 지키는 방법부터 파헤쳐 볼 것이다.

나는 심장외과 의사로서 심장 건강이 다른 모든 신체 부위의 건강과 얼마나 밀접한지 직접 볼 기회가 많았다. 내가 수없이 경험한 바로 우리 몸은 어떤 식으로든 심장에 문제가 있으면 몸 전체에 문제를 일으킨다.[1] 그러므로 몸에서 가장 중요한 기관인 심장은 왜 노화가 일어나고, 손상된 심장을 어떻게 회복시키고 되살릴 수 있는지 지금부터 자세히 살펴보겠다.

심장병은 자가면역질환이다

우리는 보통 심장병이 피할 수 없는 노화의 일부라고 생각한다. 그래서 다른 모든 인체 기관처럼 나이 들수록 심장이 점점 약해지고 나중에는 약을 먹거나 몇 차례 수술을 받아야 하는 것으로 안다. 때로는 심장이 완전히 멈추기 전까지 판막을 교체하고 동맥을 개방해 놓기도 한다. 이것이 일반적인 과정이다. 다들 그렇게 알고 있지 않은가? 어쨌든 나는 의대에 다니는 동안 심장병이 진행성 질환이며 의사로서 우리가 할 수 있는 것은 진행 속도를 늦추는 것이 최선이라고 배웠다. 심장병은 얼마든지 피할 수 있다거나 수술이나 약물 없이 되살릴 수 있다는 생각은 심장외과 의사이자 심장병 전문의로서 그동안 내가 믿고 있던 모든 것, 혹은 지금도 많은 일반인과 의사가 믿고 있는 것들과 완전히 배치했다. 하지만 심장질환에 관해 지금까지 우리가 알게 된 모든 것들이 완전히 잘못된 것이라고 내가 말한다면 어떻겠는가?

나는 수십 년간 눈앞에서 심장을 들여다보았고 심장에 관해서라면 손바닥 보듯 잘 안다고 말할 수 있게 되었다. 그리고 두 눈으로 직접 목격한 것들은 심장뿐 아니라 몸 전체 그리고 건강 전반에 관해 배운 모든 것이 잘못된 것이라고 말했다. 본질적으로 우리의 건강은 면역체계, 즉 장 건강에서 비롯된다.

의사 시절 초기에 내가 수술했던 성인 환자들은 대부분 심장 동맥의 주요 부분에 플라그가 쌓여 혈관이 막힌 흡연자였다. 당시 동료들과 내가 목격한 바로는 막힌 혈관만 지나면 그들의 혈관 상태는 항상 훌륭했다. 그래서 당시에는 수술이 비교적 쉬웠다. 우리가 해야 할 일은 막힌 곳을 지나 새 동맥이나 정맥을 깨끗한 혈관에 연결해 주는 작업이 전부였다. 게다가 당시 그런 흡연자들은 다행히 대부분 마른 체격이라 수술이 쉬웠다!

시간이 지남에 따라 심장 동맥 질환으로 내가 수술했던 사람들은 흡연과 점점 상관이 없어졌다. 대신 환자들은 대사증후군이나 2형 당뇨를 앓았고, 인슐린 수치가 높았으며, 대체로 체중이 많이 나갔다. 그리고 남녀 할 것 없이 대부분 복부지방이 과도하게 많았다.

대사 장애가 있는 비흡연 환자들의 혈관에서 보이는 퇴행 과정은 흡연환자들의 그것과 아주 달랐다. 혈관이 막힌 곳이 아니더라도 전체적으로 플라그가 많았다. 설상가상으로 그들의 관상동맥 혈관은 염증이 심각했다. 우회 혈관을 이어붙일 자리도 혈관 벽에 찐득한 플라그가 잔뜩 끼어 있었다. 사실 깨끗하고 건강한 혈관이 오히려 특별하게 느껴질 정도였다. 이런 환자들에게 혈관 우회로 이식수술은 정말 힘든 일이었다.

이후 나는 레너드 베일리Leonard Bailey 박사와 함께 유아 심장이식수술에 참여했다. 그 분야의 개척자인 베일리 박사는 태어난 지 며칠밖에 안 된 아기들은 면역체계가 미숙하므로 심장 이식수술 외에 다른 방법이 없다면 심장을 이식해도 원래 자기 것인 양 면역체계가 받아들일 것이고, 따라서 성인들의 이식수술 때처럼 강력한 면역억제제를 많이 사용하지 않아도 될 거라고 판단했다. 잠깐 다른 얘기지만 자가면역질환을 쉽게 낫게 해 준다는 광고들을 본 적이 있을 것이다. 나는 단지 이 말만 전해 주고 싶다. 이식수술을 받을 것이 아니라면 그런 약은 먹을 이유가 없지 않을까?

다시 본론으로 돌아가서 말하자면 당시 우리는 너무 순진했다. 심장이식을 받은 아기들은 다른 신체 기능이 정상적으로 작동하는지 확인받기 위해 심장 동맥에 심장으로 이어지는 대동맥 카테터catheter를 주입해서 관찰하는 심장 카테터법을 받으러 정기적으로 병원에 와야 했다. 하지만 이게 어찌 된 일인가? 아이들의 혈관 상태가 성인 당뇨병 환자들의 혈관과 완전히 똑같아 보이는 것이 아닌가! 아이들은 심장 동맥 전체에 염증이 심했고 플라그도 잔뜩 끼어 있었다.

사실상 모든 관상동맥 심장질환이 면역질환이 아닐까 추측하게 된 첫 번째 계기가 그때였다. 우리는 심장근육 자체의 거부 반응을 잘 막고 있다고 생각했지만, 실상은 아이들의 면역체계가 심장 기증자의 세포로 연결된 혈관이 이물질이라고 여겨서 혈관 외벽을 공격하고 있었다. 혈관 벽이 점차 두꺼워지는 것은 면역체계와 혈관을 이룬 외부 단백질 사이에 전쟁이 벌어지고 있다는 증거였다. 심장을 이식받은 아이들의 혈관은 정말 외부에서 온 것이므로 지금 보면 완벽하게 앞뒤가 들어맞는 얘기다. 물론 아이들의 면역체계는 이식된 혈관을 같은 편으로 인식하지 않기 때문에 계속해서 공격을 감행한다. 혈관 벽이 두꺼워진다는 것은 말하자면 그 전쟁의 결과였다.

그렇다면 당뇨병 환자들의 동맥은 왜 심장이식을 받은 아이들의 동맥과 같아 보일까? 당뇨병 환자들의 면역체계도 원래 자기의 혈관을 공격할까? 만약 그렇다고 한다면 왜 그런 현상이 나타날까? 나는 이 책에서 전하고자 하는 많은 정보를 이 질문에 대한 답을 찾는 과정에서 알게 되었고, 관상동맥 질환에 관해 내가 알고 있다고 생각한 모든 것들이 근본적으로 완전히 뒤집혔다.

심장질환과 면역질환을 관련지어 생각하게 된 두 번째 계기는 류머티즘성 심장질환 환자에게 심장 판막 교체 수술을 시행할 때였다. 류머티즘성 심장질환은 류머티즘성 열로 인해 심장과 혈관, 관절에 염증이 나타나는 질병이다. 류머티즘성 열은 베타-용혈성 연쇄상구균beta-hemolytic streptococcus 감염으로 아이들에게 흔하게 나타나는 패혈성 인두염의 합병증이 발전해서 나타난다. 이런 형태의 연쇄상구균에 한 번 감염되어 류머티즘성 열로 발전하더라도 시간이 지나면 차츰 회복하게 되고 일단 회복하면 별다른 문제가 없어 보인다. 하지만 우리가 모르는 사이 면역체계는 연쇄상구균 박테리아의 세포벽에 대한 항체를 만들고 그 세균들이 다시 나타날 때를 대비해 경계태세를 늦추지 않는다.

이것은 지역 게시판에 걸려 있는 '지명 수배' 공고란에 용의자의 몽타주를 올려놓는 것에 비유할 수 있다. 몽타주를 보면 용의자가 어떻게 생겼는지 짐작할 수 있지만 100% 정확하지는 않다. 이렇게 몽타주를 보고 범인을 찾는 것과 심장 판막을 구성하는 세포를 찾는 것이 상당히 비슷하다. 앞에서 설명했듯이 우리 몸에는 아주 작은 레이더 역할을 하는 톨유사수용체라는 것이 있어서 찾고 있는 것과 일치하는 단백질 패턴이나 지질다당류 같은 이물질을 찾기 위해 우리 몸속을 계속 스캔한다. 그리고 하필이면 심장 판막 세포에는 연쇄상구균의 세포벽에 있는 패턴과 거의 비슷한 패턴이 포함되어 있다.

경찰이 지명 수배자를 찾아다니다가 몽타주와 닮은 사람과 맞닥뜨린다면 어떤 일이 일어나겠는가? 그렇다. 범인으로 오인하는 불상사가 일어난다. 류머티즘성 열을 앓았던 사람은 몸속에서 이런 일이 매일 매년 계속해서 일어난다. 그러다가 심장 판막의 기능이 조금씩 떨어지고 결국에는 교체를 피할 수 없게 된다. 그 시점이 되어서야 환자들은 나와 같은 심장 전문의를 찾아온다. 나는 그동안 심장 수술을 수없이 시행하면서 손상된 심장 판막이 이상하게 대사 질환이 있는 비만 당뇨병 환자들의 걸쭉한 혈액이나 석회화된 혈관과 닮아 보인다는 것을 알게 됐다. 어느 순간 머릿속에서 번쩍 전구가 켜지는 느낌이 들었다! 당뇨병과 마찬가지로 '심장질환'도 범인을 오판하고 대응하는 경찰처럼 내부 세포를 적으로 오인해 작용하는 면역반응에서 오는 질병이었던 것이다.

좋다. 심장 판막 세포가 외부 박테리아와 너무 비슷해서 류머티즘성 열을 앓고 나면 심장 판막이 손상된다고 치자. 그러면 당뇨병 환자들의 혈관은 어떻게 설명할 수 있을까? 놀랍게도 다음 단서는 코끼리에서 찾을 수 있었다. 야생에서 나뭇잎만 먹는 아프리카코끼리는 관상동맥 질환이 없는 것으로 알려진다. 하지만 서식지가 파괴되면서 초원에서 풀을 뜯어 먹거나 건초와 곡물 사료를 먹게 된 후로는 관상동맥 질환을 앓는 코끼리의 비율이 50%에 육박했다. 단순히 먹이가 달라졌을 뿐인데 질병 발생률이 이렇게 급격히 달라질 수 있을까? 한마디로 말해서 '그렇다'. 자, 다음 사실을 꼭 기억하자. 쌍떡잎식물에 있는 렉틴은 풀이나 곡식 같은 외떡잎식물의 렉틴과 완전히 다르다. 따라서 미생물군유전체와 면역체계가 외떡잎식물에 들어 있는 렉틴 같은 외부 단백질을 만나면, 장내 유익균은 이러한 렉틴을 '먹을' 수도 없고, 이 단백질을 수용하라고 면역체계를 교육할 수도 없다.

코끼리가 먹이 변화 때문에 질병이 늘었다면, 코끼리보다 훨씬 무게가 적게 나가는 포유동물인 우리에게도 같은 생물학적 현상을 적용할 수 있을까? 사실 인간과 코끼리는 생각보다 공통점이 많다. 인간과 코끼리는 모두 렉틴이 동맥과 잘 결합하게 하는 특정 당 분자가 있다. 렉틴과 결합하는 N-아세틸뉴라민산$^{\text{N-acetylneuraminic acid,}}$ $^{\text{Neu5Ac}}$이라는 당은 혈관 벽과 장 내벽의 장내 흡수 세포에 달라붙는다. 다른 포유동물은 대부분 장 내벽과 혈관 벽에 N-글리코릴뉴라민산$^{\text{N-glycolylneuraminic acid, Neu5Gc}}$이라는 다른 당 분자가 있다. 하지만 코끼리는 이 당 분자가 없고, 인간은 장내 유익균이 진화하고 침팬지와 고릴라에서 분화돼 나오면서 약 800만 년 전에 그 당을 만들 수 있는 능력을 잃어버렸다.

특히 곡물의 렉틴은 Neu5Ac와만 결합하고, Neu5Gc와는 결합할 수 없다. 그래서 곡식으로 된 먹이를 먹는 사육 침팬지는 죽상동맥경화증이나 자가면역질환에 걸리지 않지만, 풀을 먹는 코끼리는 이런 병에 걸린다. 침팬지에게는 렉틴과 결합하는 당 분자가 없지만,

코끼리와 인간에게는 있다. 따라서 우리가 코끼리처럼 곡식과 씨앗을 먹으면 심장질환과 자가면역질환을 겪을 수 있다.

119를 부르는 단백질

우리의 혈관과 장 내벽에 Neu5Ac가 존재한다는 것은 일부 동물 단백질을 많이 섭취할 때 노화가 빨리 일어나는 또 다른 이유를 설명한다. 우리가 식용으로 먹는 소와 돼지, 양 같은 동물은 혈관 벽에 Neu5Ac가 없는 대신 Neu5Gc가 있다. 따라서 우리가 Neu5Gc를 먹게 되면, 우리의 면역체계는 그것을 외부 침입자로 간주하고 방어태세를 갖춘다. 하지만 Neu5Gc와 Neu5Ac는 분자구조가 아주 비슷하다. 우리 몸 내부를 지키는 '경찰'도 이 둘을 종종 착각한다. 그래서 침입자인 Neu5Gc를 공격 대상으로 찾던 중에 우리의 혈관에 잘 있던 Neu5Ac를 공격한다. 이것이 바로 면역이 아군을 공격해서 심장질환이 생기는 또 다른 예다. 하지만 어류와 조개류, 가금류는 우리처럼 Neu5Ac를 지니고 있으니 너무 상심하지 말길 바란다.

나는 향후 5년 안에 심장 마비나 협심증이 올 가능성을 임상적으로 예측하는 혈액 테스트를 시작한 후로 이런 면역 공격에 대한 증거를 많은 환자를 통해 찾아보았다. 이 테스트는 혈관 안에서 일어나는 손상과 복구에 대한 바이오마커를 측정해서 임상 결과를 예측한다. 간단히 말해서 자가면역질환이 있거나 렉틴에 대한 민감도가 높으면, 인터류킨 16$^{interleukin\ 16,\ IL\ 16}$이라는 사이토카인에 의해 혈관에 자가면역 공격이 감행된다는 것이 이 테스트에서 드러난다.

면역체계가 우리 몸을 지키는 경찰이라면 IL 16은 GPS 장비를 갖춘 119 교환원이라 할 수 있다. IL 16은 GPS 정보를 기반으로 경찰에게 출동 현장을 정확히 안내한다. 따라서 혈액 테스트에서 IL 16 수치가 높게 나온다면 환자 몸에 침입한 Neu5Gc나 렉틴, 혹은 둘 다를 찾기 위해 경찰이 계속 불려 다니다가 결국 환자의 혈관을 공격하는 것으로 해석할 수 있다.

나는 심장마비 위험 지수가 높은 환자들을 대상으로 소고기, 돼지고기, 양고기를 식단에서 빼고 렉틴 함량이 높은 음식을 제한한 후에 혈액 테스트를 다시 시행했고 IL 16 수치가 급격히 떨어지는 결과를 확인했다. 일부 환자들의 경우에는 수치가 절반으로 떨어졌다. 이는 단지 특정 동물 단백질과 렉틴 섭취를 줄인 결과로 향후 5년 안에 심장질환 발병률을 크게 줄였음을 의미한다. 파리-사클레대학교 University of Paris-Saclay와 로마린다대학교의 연구진들도 훨씬 많은 표본을 대상으로 비슷한 연구 결과를 얻었다. 이들은 5년 동안 81,000명을 대상으로 단백질 섭취량을 조사해서 9년 뒤 심장병 발병률을 살펴본 결과, 동물 단백질을 더 많이 섭취한 사람들이 주로 견과류와 씨앗을 통해 식물 단백질을 섭취한 사람들보다 연구 기간 내에 심장질환으로 사망한 확률이 1.5배 이상 높다는 사실을 알아냈다.[2]

꽤 설득력 있는 결과가 아닌가? 다시 한 번 강조하지만 나는 미국에서도 축산업이 가장 발달한 주에서 태어나고 자랐다. 동물 단백질 섭취가 심각하게 염증을 일으키고, 따라서 오래 산다는 목표에 완전히 재앙이 될 수 있다는 증거가 확실하지 않았다면, 먼저 나부터도 줄이지 못했을 것이다. 실제로 2018년 오거스타대학교[Augusta University]의 조지아 의과대학 소속 내 동료들은 밀크셰이크 한 잔만으로도 심각한 감염으로 생긴 면역반응과 유사한 반응이 체내에서 일어난다는 사실을 알아냈다.[3]

염증성 장 질환[inflammatory bowel disease, IBD]과 심장질환의 관련성을 입증한 연구도 있다.[4] 염증성 장 질환은 궤양성대장염[ulcerative colitis]과 크론병[Crohn's disease] 등을 총칭하는 말로, 모두 자가면역 상태에서 나타난다. 2018년에 발표된 연구를 보면 2,200만 명 환자를 3년간 조사한 결과, 염증성 장 질환을 앓는 환자들은 그렇지 않은 환자들보다 심장마비를 일으킬 가능성이 거의 두 배나 높았다. 나이와 인종, 성별, 심지어 지금까지 알려진 심장질환 위험 요인을 조정하고도 염증성 장 질환을 앓는 환자는 그렇지 않은 환자보다 심장마비 발병률이 23% 더 높았다.

이러한 데이터는 심장질환과 자가면역 사이의 관련성은 물론이고 모든 질병, 심지어 심장질환도 사실은 장에서 시작된다는 사실을 증명한다. 장내 유익균이 우리 몸을 지키는 경찰들에게 외부 침입자를 공격하라는 신호를 보내면, 그 결과는 염증성 장 질환 같은 자가면역 상태와 심장 마비 위험 증가로 나타난다. 클리블랜드 대학병원 메디컬 센터[University Hospitals Cleveland Medical Center]에서 600명이 넘는 중년 여성을 대상으로 조사한 결과에서도 장내 유익균의 구성이 다양할수록 동맥이 더 유연했다.[5] 하지만 나쁜 세균이 몸을 장악하면 동맥이 뻣뻣해지고 심장질환이 생길 위험이 매우 커진다.

심장학계에는 혈관이 유연한 만큼만 젊다는 말이 있다. 그리고 장내 유익균이 만드는 특정 화합물이 염증을 일으켜서 실제로 동맥 경화를 일으킨다는 새로운 증거도 있다.[6] 바로 트리메틸아민 N-옥사이드 trimethylamine N-oxide, TMAO라는 물질로, 더 정확히 말하면 P-크레실황산염p-cresyl sulfate, P-크레실글루쿠로니드p-cresyl glucuronide, 페닐아세틸글루타민phenylacetylglutamine, 이 세 가지를 말한다.

다행히 레드와인과 올리브유에는 폴리페놀 성분이 있어서 장내 미생물을 재구성하고 교육해서 이러한 화합물을 만들지 못하게 막는다. 우리는 지금까지 레드와인과 올리브유가 심장병을 예방해 준다고 생각했지만, 그 방법은 우리의 짐작과 전혀 다르게 장을 직접 변화시켜서 예방하는 것이다.

콜레스테롤은 죄가 없다

내가 심장질환이 장에서 시작된다고 설명하면, 환자들에게서 가장 많이 듣는 말은 "그러면 콜레스테롤은요? 심장병은 콜레스테롤 때문에 생기는 것 아닌가요?"이다. 과연 콜레스테롤은 심장질환과 관련이 있을까?

식이 콜레스테롤 섭취가 심장질환의 원인이 된다는 생각은 20세기 초에 러시아 과학자 니콜라이 아니츠코프[Nikolai Anichkov]가 처음 주장했다. 그는 건강한 동맥벽보다 건강하지 않은 동맥벽에 콜레스테롤이 20배나 많은 것을 보고 콜레스테롤 섭취가 동맥벽을 손상한다는 주장을 제기했다. 물론 그 말도 일리는 있다. 하지만 그렇다고 해서 콜레스테롤이 심장질환을 일으키는 '원인'이라고 단정할 수 있을까? 눈치 빠른 독자들은 이미 답을 알고 있을 것이다.

아니츠코프의 주장에 이의를 제기한 주요 인물 중 한 사람은 우리에게 친숙한, 바로 앤셀 키스다. 앤셀 박사는 포화지방이 혈중 콜레스테롤 수치를 높여서 심장질환을 일으킨다고 생각했지만, 식이 콜레스테롤은 관련이 없다고 주장했다. 하지만 그의 주장은 반은 맞고 반은 틀렸다. 앤셀은 식이 콜레스테롤 수치 변화가 혈중 콜레스테롤에 미치는 영향이 미미하다는 사실을 발견했다. 하지만 그는 실제로 심장질환이 있는 많은 환자가 혈중 콜레스테롤 수치가 높다는 사실, 그리고 그보다 훨씬 이전에 이뤄진 관찰에서 높은 콜레스테롤 수치가 인슐린 저항성과 당뇨병과 관련이 있다는 사실은 확인할 수 있었다.[7] 결국 그는 인간을 포함한 모든 동물은 콜레스테롤을 합성하는 능력이 높고, 콜레스테롤을 많이 섭취해도 심장질환 발병 위험이 증가하지 않는다고 결론 내렸다.

최근 연구에 따르면 콜레스테롤 섭취와 심장질환은 직접적인 관련이 없다. 1990년대 중국 65개 농촌 지역 사람들의 건강과 식습관을 조사한 그 유명한 '차이나 스터디[China Study]'는 콜레스테롤 섭취나 높은 콜레스테롤 수치가 심혈관 질환과 관련이 없다는 것을 확실히 보여 주었다. 오히려 심장질환과 분명한 관련이 있는 것은 혈중 중성지방^{triglyceride} 수치였다.[8] 이것은 잠시 후 자세히 살펴보겠다.

'프래밍햄 심장 연구^{Framingham Heart Study}'는 심혈관 질환 발병 위험에 관한 매우 신뢰할 만한 종단적 연구로서, 현재 3대째 사는 매사추세츠주의 한 작은 마을 주민을 대상으로 1948년부터 시작됐다. 이 연구 결과에 따르면, 적혈구 세포막에서 발견되는 오메가-3 지방산의 총량인 오메가-3 지표가 혈중 콜레스테롤 수치보다 심장질환을 훨씬 잘 예측한다. 이전 2개월 동안 혈중 오메가-3 지방산 EPA 및 DHA를 측정해서 오메가-3 지표가 가장 높게 나온 사람들은 오메가3 지표가 가장 낮게 나온 사람들보다 사망률이 거의 1/3이나 적었다. 오메가-3 지방산은 항염 효과가 있으므로 심장질환을 예방한다고 해도 무리가 아니다. 하지만 자료를 분석한 연구진이 오메가-3 지표 대신 콜레스테롤 수치를 넣고 같은 통계 모형을 살펴봤더니 콜레스테롤 수치와 심장질환 사이에 아무 관련이 없었다![9]

콜레스테롤이 심장질환을 일으키는 원인이 아니라면 심장질환을 앓고 있는 사람들은 동맥에 쌓인 플라그에 왜 콜레스테롤이 끼어 있을까? 나는 심장 수술계의 대부인 마이클 드베이키^{Michael DeBakey} 박사를 통해 알게 된 사실을 환자들에게 자주 설명해 준다. 말년이지만 뒤늦게라도 그를 만나 내게 큰 영광이었던 드베이키 박사는 이미 1950년대에 콜레스테롤은 심장질환과 아무 관련이 없으며 단지 혈관 표면에 생긴 염증 반응에서 우연히 발견되는 것뿐이라고 설명했다.

이 말을 이해하려면 콜레스테롤 자체를 좀 더 자세히 살펴볼 필요가 있다. 우리가 탄수화물이나 당분, 단백질을 과도하게 먹으면 연료로 사용되지 못하고 남은 영양분이 간으로 전달되어 중성지방으로 전환된다. 이제 우리 몸은 간에 있는 중성지방을 몸 전체 세포로 운반하는 콜레스테롤인 저밀도지질단백질low-density lipoproteins, LDL이라는 대형 운송 수단이 필요하다. 중성지방은 일단 몸 전체 세포에 전달되고 나면, 지방으로 저장되거나 호르몬을 만드는 데 사용된다. 사실 우리 몸에는 이렇게 콜레스테롤을 이동시키는 크기가 다른 일곱 개 이상의 운송 수단인 LDL이 있다.

이것은 몸에서 일어나는 아주 훌륭하고 효율적인 시스템 중 하나지만, 우리가 365일 성장 주기에 있게 되면 중성지방이 너무 많아져서 대형 트럭, 즉 솜털처럼 생긴 커다란 LDL 입자가 가득 찰 때 문제가 된다. 그렇게 되면 나머지 중성지방을 더 실어 나르기 위해 소형 트럭, 즉 밀도가 높고 크기가 작은 LDL 입자를 이용하는 덜 전문적인 짐꾼들에게 도움을 요청해야 한다. 하지만 이들은 크기가 작아서 작은 자동차에 짐을 잔뜩 싣고 고속도로를 달리다가 도로 한복판에 매트리스를 떨어뜨려 다른 이들까지 위험에 빠뜨리는 것과 같은 상황을 종종 우리 몸속에서 일으킨다. 우리의 관상동맥이 이런 사고로 도로가 막힌 상황과 비슷하다고 상상해 보라! 아마 어떤 모습일지 쉽게 그림이 그려질 것이다.

그렇다면 소위 좋은 콜레스테롤이라고 말하는 고밀도지질단백질high-density lipoprotein, HDL은 무엇일까? 그것은 간에 저장된 지방을 싣고 오도록 짐칸을 비워서 보내지는 재활용 트럭이라 할 수 있다. 원칙적으로 우리 몸은 식량이 부족한 휴식기일 때 이 재활용 트럭을 내보내서 저장된 지방을 꺼내서 재사용한다. 다시 말해 당분과 단백질을 많이 섭취하는 성장 주기 동안 LDL은 중성지방을 저장소로 운반하기 위해 수치가 증가하지만, HDL은 저장된 영양분을 가지러 재활용 트럭이 출동할 필요가 없으므로 수치가 떨어진다.

우리 몸은 효율적으로 작동한다. 따라서 HDL이 필요하지 않을 때는 HDL을 생성하기 위해 쓸데없이 에너지를 낭비하지 않는다. 하지만 휴식기일 때는 다르다. 성장기 때만큼 많이 먹지 못하면 중성지방이 떨어지게 되므로 남는 지방을 저장고로 옮길 대형 운송 수단인 LDL이 필요 없다. 이때부터는 저장된 지방을 다시 꺼내 올 재활용 트럭이 필요하다.

콜레스테롤 데이터를 분석하는 가장 좋은 방법은 HDL 대 LDL 혹은 HDL 대 총콜레스테롤 수치를 비교하는 것이 아니라 HDL 대 중성지방을 살펴보는 것이지만, 이 사실을 인정하는 의사는 극소수다. 실제로 최근 노인 68,000명을 대상으로 이뤄진 연구에서도 LDL 수치와 모든 원인에 의한 사망률 간에는 아무 관련이 없는 것으로 나타났다.[10] 다시 한 번 강조하지만, LDL 수치와 모든 원인에 의한 사망률 간에는 아무런 관련이 없다! 하지만 중성지방 수치가 높으면 건강에 문제가 있다는 뜻이다. 참고로 HDL 수치는 중성지방 수치보다 높거나 같아야 한다. HDL 수치가 중성지방 수치보다 높으면 몸에 저장되는 지방보다 재활용되는 지방이 많다는 의미다. 하지만 지금은 365일 성장 주기가 계속되고 있어서 대다수 사람에게 그와 반대되는 비율이 나타난다.

그렇다면 심장학계 동료들과 일반 의사들을 포함한 많은 사람이 왜 아직도 콜레스테롤 수치가 높으면 심장질환이 생긴다고 믿고 있을까? 자, 이 문제는 이렇게 생각해 볼 수 있다. 외계인이 있다고 한번 상상해 보자. 그들은 지구 주위를 돌면서 지구에서 일어나는 일을 관찰해서 상부에 보고한다. 그러면 차 사고가 일어난 현장에서 구급차가 있는 장면을 목격할 수 있을 것이다. 차 사고가 생기면 주변에 늘 구급차가 있을 테니까 말이다. 차 사고를 떠올리면 구급차가 자연스럽게 연상되지만, 그렇다고 구급차가 차 사고를 일으키는 원인은 아니다. 이상한 말로 들리겠지만, 심장질환이 있을 때 정말 이런 일이 우리 몸에서 벌어진다. 바로 경찰들이 외부 침입자와 싸우며 혈관을 공격할 때, 구급차 역할을 하는 콜레스테롤이 그 현장 주변에 있다가 목격되는 것이다.

콜레스테롤이 동맥 플라그에 쌓이는 것은 이 때문이다. 즉 콜레스테롤이 플라그를 쌓이게 만드는 원인이어서가 아니라, 경찰들이 침입자를 공격해 교통이 마비되면서 크고 작은 트럭이 모두 이 현장에 갇혔기 때문이다. 현명하게도 1950년대부터 이 사실을 알았던 드베이키 박사는 그래서 콜레스테롤이 심장질환을 일으키는 원인이 아니며, 우연히 범죄 현장에 있다가 목격된 죄밖에 없다고 설명했다.

내 동료 중 많은 이들은 콜레스테롤이 심장질환을 일으킨다는 증거로 콜레스테롤 생성 억제제인 스타틴statin을 복용할 때 콜레스테

수치가 낮아지고 동맥 플라그가 약간 줄기도 한다는 점을 지적한다. 하지만 나는 오히려 그래서 콜레스테롤이 심장질환과 관계가 없다고 믿는다. 우리는 과거에 콜레스테롤 수치가 낮아지면 심근경색 발병률도 낮아진다고 생각해서 스타틴을 복용하면 콜레스테롤 수치가 낮아지므로 심장질환이 치료된다고 생각했다. 하지만 앞서 말했듯이 연상작용과 인과관계는 의미가 다르다. 사실 스타틴의 효과는 염증을 낮추는 데 있다. 염증이 적어지면 전투 현장에서 목격되는 콜레스테롤도 적어진다.

스타틴이 효과가 있는 것은 그것이 톨유사수용체를 발현하지 못하게 차단하기 때문이다.[11] 기억하겠지만 톨유사수용체는 면역계가 우리 몸에 들어온 방문객이 아군인지 적인지 구별하는 데 사용되는 스캐너이며, 패턴을 사용해서 아군과 적을 구별한다. 특히 지질다당류 및 지질다당류와 비슷해 보이는 것들을 찾아다니다가 그것들을 보게 되면 즉시 비상경보를 울린다. 사실 스타틴은 톨유사수용체가 경찰을 부르지 못하게 막는 역할을 한다. 그래서 결과적으로 염증이 적어지고, 플라그가 적게 쌓여서 콜레스테롤도 적게 발견된다. 하지만 LDL 콜레스테롤이 감소하는 것은 스타틴의 부작용일 뿐이며 심장질환 치료에 효과적인 방법이 아니다.

아, 그리고 아커만시아 뮤시니필라 박테리아에도 다시 한 번 고마움을 전하자. 점액질을 좋아하는 이 박테리아는 동맥경화가 있는 쥐를 대상으로 이뤄진 연구에서 동물성 지방 함량이 높은 서구식 식단으로 먹이를 먹은 경우에도 심장질환을 예방하는 것으로 밝혀졌다.[12] 이 얼마나 고마운 일인가!

이제 나를 포함한 많은 과학자가 자가면역의 공격으로 혈관 벽이 손상될 때 콜레스테롤이 손상된 혈관 벽을 보수하는 패치로 사용된다고 믿고 있다. 혈액 속에 지질다당류가 많을수록 콜레스테롤도 많아져서 지질다당류와 결합해 위험을 예방한다는 사실을 입증한 연구 자료도 있다.[13] 특히 몸속에 염증이 아주 심해지는 패혈증 환자들의 경우 콜레스테롤 수치가 순식간에 급증한다는 사실도 매우 흥미롭다. 어쩌면 콜레스테롤은 우리 몸에 침입한 나쁜 균을 흡수해주는 몸 자체의 방어 시스템이 아닐까?

내가 지지하는 가설은 콜레스테롤 수치가 높은 것이 장 누수 증후군 때문이라고 설명한다. 우리 몸은 나쁜 침입자들이 창자벽을 빠져나갈 때 그것을 흡수하기 위해 콜레스테롤을 더 많이 생성한다는 것이다. 그도 그럴 것이 장내 유익균이 좋아하는 음식을 많이 먹는 사회는 장 누수 증후군을 앓는 사람들이 없고 콜레스테롤 수치도 낮은 경향이 있다.

그렇다면 장내 유익균과 창자벽의 상태가 콜레스테롤 수치를 결정한다는 말일까? 지금은 이 말이 터무니없이 들릴지 모르지만, 장수인들이 많기로 유명한 키타반 지역 사람들을 살펴보면 답을 알 수 있을 것 같다. 이들은 장에 좋은 토란을 많이 먹고 코코넛 오일을 엄청나게 많이 먹는다. 예상대로라면 이들의 콜레스테롤 수치가 아주 높아야 하지만, 실제로는 전혀 그렇지 않다.[14]

중성지방이 진짜 적이다

나는 환자들에게 콜레스테롤 수치는 걱정하지 않지만, 중성지방은 신경을 많이 쓴다고 말한다. 모든 당분과 단순 탄수화물을 먹으면 우리 몸에서는 중성지방이 증가한다. 그리고 이런 음식 중에는 당연히 과일도 포함된다! 사실상 과일에 들어 있는 주요 당분인 과당은 세포를 직접 손상시키고 미토콘드리아의 기능을 방해하는 독소다.[15, 16] 몸속에 들어온 과당은 대부분 곧장 간으로 보내져서 중성지방과 요산으로 전환된다. 약 30%에 해당하는 나머지 과당은 신장으로 향해서 우리 몸의 여과 시스템에 직접적인 독소가 된다.[17] 그러면 왜 우리는 아직도 과일이 건강에 좋은 음식이라고 알고 있을까? 과일은 과거에 먹던 방식, 즉 신선한 제철 과일로 자연의 성장 주기인 여름에만 먹는다면 건강에 좋은 음식이 맞다. 여름에만 과일을 먹으면 다음 성장 주기가 오기 전 아홉 달 동안 우리 몸이 그 독소를 해독할 수 있다. 하지만 사계절 내내 과일을 먹는 것은 끔찍하게 노화를 앞당기는 일이다!

곡물 또한 중성지방 수치를 올린다. 오리나 거위의 비대한 간으로 만드는 푸아그라 요리를 한 번쯤 들어 보았을 것이다. 푸아그라는 거위나 오리에 엄청난 양의 통곡물 사료를 강제로 먹여서 만들어진다. 이렇게 하면 오리와 거위 간에 중성지방이 너무 많이 쌓여서 LDL이 아무리 많아도 감당해 내지 못한다. 그렇게 중성지방이 계속 쌓이다 보면 결국 비대한 간인 푸아그라가 만들어진다! 지방간이나 비알코올성 지방간으로 진단을 받은 사람이라면, 아마도 통곡물과 과당이 가득한 주스와 과일을 섭취해서 생겼을 가능성이 크다.

당신은 아마도 이런 말을 하고 싶을 것이다. "좋아요. 그러면 설탕과 탄수화물은 끊고 고단백 위주로 먹으면 되죠." 잠깐. 결론을 내리기는 아직 이르다. 너무 많은 단백질은 오히려 해가 된다. 사실 단백질도 먹으면 중성지방 수치가 올라간다. 믿기 힘들겠지만 정확히 말해서 우리 몸에는 단백질을 저장하는 시스템이 없다. 우리 몸은 세포막과 세포 구조를 유지하고 적극적으로 근육을 만들 때 단백질이 필요하지만, 필요 이상 과도한 단백질은 모두 당분으로 전환된다. 당분을 저장하는 시스템은 있기 때문이다. 단백질이 당분으로 전화되는 과정을 일컬어 포도당신합성^{gluconeogenesis}이라고 한다. 그렇다면 몸속에 당분이 너무 많아지면 어떻게 될까? 빙고! 바로 지방 혹은 중성지방으로 바뀐다. 그래서 고단백 식단으로 바꾼 많은 사람이 중성지방 수치 증가와 인슐린 저항 문제를 겪는다. 따라서 진짜 요령은 과도한 동물 단백질과 단순 탄수화물 섭취를 제한해서 중성지방 수치가 올라가지 않도록 하는 것이다.

드베이키 박사가 이미 오래전에 밝혔듯이 심장질환은 내가 의대에서 배웠던 것들과 달리 콜레스테롤 수치가 높아서 생기는 것이 아니다. 본질적으로 장에 문제가 생겨서 자가면역이 혈관을 공격해서 생긴 결과다.

모든 문제는 장에서 시작된다.

장내 유익균은 심장뿐 아니라 우리 몸의 모든 장기와 그 기능을 조절한다. 가령 대부분 사람은 알코올 섭취가 간 경변을 일으키는 원인이라고 생각한다. 하지만 사실 간을 알코올에 온종일 담가놔도 간 경변이 생기지는 않는다. 과도한 알코올 섭취가 초래하는 진짜 문제는 창자벽을 손상해서 장 누수 증후군을 일으킨다는 점이다. 장 누수 증후군이 생기면 나쁜 세균과 지질다당류가 문맥을 통과해 간으로 직접 전달된다. 쿠퍼 세포Kupffer cell라는 지킴이들은 간에 있는 간세동이portal triad(쓸개관과 간문맥 및 간동맥의 가지-역주)에서 이 골칫거리 녀석들이 오기를 기다리고 있다가 전투를 시작한다. 환자의 혈액 검사에서 간 효소가 상승한다면 간을 지키는 지킴이들이 전투에서 죽거나 상처를 입었다는 증거다.[18] 마찬가지로 간 경변을 의미하는 반흔 조직(염증이 생긴 다음 조직이 정상적으로 재생되지 않아서 생긴 섬유성 흔적-역주)도 염증의 최종 흔적이다.

지방간이 있는 비만 환자들도 혈중 조눌린 수치가 증가한다.[19] 앞서 설명했듯이 조눌린은 장 세포 사이의 결합을 깨뜨린다. 따라서 지방간은 장에 뚫린 구멍으로 침입자들이 몸에 들어와서 생기는 질병이다. 지방간과 장내 미생물 사이에 뚜렷한 관계가 있음을 보여 주는 새로운 연구 결과도 있다. 특정 유해균은 염증을 일으켜서 지방간이 잘 생기게 하고, 간 경변과 심지어 간암으로도 발전하게 한다. 하지만 우리 몸에 필요한 유익균은 염증을 막아 주고 심각한 질병에 걸릴 위험을 줄여 준다.[20]

창자벽에 구멍이 뚫리면 혈관 어느 곳에서도 심각한 염증을 일으킬수 있다. 나는 치료 방법이 없는 것으로 알려진 폐섬유증pulmonary fibrosis

질환 환자들을 가끔 만난다. 폐섬유증은 염증이 폐혈관을 공격해서 생기는 병이다. 이런 환자들도 장을 치료하면 병세가 크게 호전된다. 한 여인은 나를 처음 만나러 왔을 때 산소탱크를 달고 있는 정도였지만, 나중에는 보조기구 없이도 유럽으로 여행을 떠날 수 있었다!

유쾌하지 않은 또 다른 노화 현상인 청력 감퇴 문제도 장 건강을 개선하면 좋아질 수 있다. 브리검 여성병원Brigham and Women's Hospital 연구진이 청력 손실에 식단이 미치는 영향을 조사한 결과, 장내 유익균에 좋은 올리브유와 채소, 견과류, 생선을 많이 먹는 여성들은 청력 손실 발생 위험이 30%까지 낮아졌다.[21]

모든 문제는 장에서 시작된다. 따라서 당신을 구성하는 1%를 위해 먹을 것이 아니라, 장내 유익균을 위해 먹을 때 그들도 당신을 돌볼 것이다!

암은 어떤 속성이 있을까?

이제 당신은 노화와 관련된 모든 질병이 근본적으로 같은 이유, 즉 창자벽이 손상되고 나쁜 세균이 우리 몸을 차지해서 생긴다는 사실을 이해할 것이다. 그래도 이 규칙에 한 가지 예외가 있다고 생각할지 모른다. 바로 암.

결론부터 말하자면 이 규칙에는 예외가 없다. 실제로 미생물군유전체는 우리가 암에 걸릴지 아닐지, 그리고 암에 걸렸다면 치료에 우리 몸이 어떻게 반응할지를 결정하는 데 아주 중요한 역할을 한다는 것이 새로운 연구 결과를 통해 밝혀졌다. 펜실베이니아대학교 연구진은 특정한 암 치료 방법이 효과적이지 않다는 것을 확인한 뒤 광범위항생제가 아닌, 환자의 장내에 있는 특정 유해 세균만 골라 없애는 표적 치료제를 투여하고 암 치료를 다시 시작했다. 장내 유해균이 제거된 후로는 암세포를 훨씬 효율적으로 죽일 수 있었다는 결론이 이제는 그다지 놀랍지 않을 것이다.[22] 동물 연구에서도 비슷한 결과가 나왔다. 암에 걸린 쥐에게 항생제를 투여해 유해균을 없애면 종양이 점점 줄어들고 간으로 전이되는 현상도 줄어들었다.[23]

췌장암 환자는 놀라울 정도로 미생물군유전체가 비슷하게 구성된다. 얼마나 비슷했으면 '췌장암 미생물군유전체pancreatic cancer microbiome'라는 말도 있다.[24] 더 흥미로운 사실은 암세포가 퍼진 췌장에는 특정 유형의 박테리아가 아주 많이 분포한다는 점이다. 심지어 장에 있는 것보다 췌장에 더 많다. 따라서 그 박테리아를 죽이고 나면 표적 면역치료가 암세포를 더 효과적으로 치료한다. 그렇다면 이런 궁금증이 든다. 그 박테리아들은 어쩌다가 췌장까지 가게 됐을까? 혹시 췌장암은 나쁜 세균이 구멍 난 장에서 빠져나와 면역계가 췌장을 공격해서 나타나는 증상이 아닐까? 의대에서 이렇게 배우지는 않았지만, 가능성이 전혀 없어 보이지 않는다.

이것은 다시 우리가 365일 성장 주기에 살고 있다는 문제와 관련된다. 현재 우리는 암세포가 성장하기 너무 좋은 시대에 살고 있다.

미생물군유전체와 세포의 에너지 수준을 감지하는 mTOR가 우리 몸에 음식이 충분하다고 신호를 보내면 세포는 성장을 우선시하므로 우리 몸은 주위를 살펴보며 이상하거나 이상해 보이는 세포를 제거할 기회가 없다. 우리 몸에는 늘 이상하고 비정상적인 세포가 있기 마련이라서 이것은 말 그대로 아주 치명적인 문제가 된다. 비정상 세포가 있는 것이 정상이다. 정상적이지 '않은' 것은 음식이라는 에너지를 끝없이 공급해서 비정상 세포의 성장을 부추기는 것이다. 우리는 규칙적이고 일시적으로 에너지 섭취를 제한함으로써 비정상 세포를 제거하고 우리 몸이 리셋할 기회를 꼭 제공해야 한다.

아이러니하게도 에너지를 '제한'하는 것이 미토콘드리아가 건강하고 암이 없는 세포를 위해 더 효과적으로 에너지를 생산하게 만드는 길이다. 지금도 미토콘드리아는 그들의 자매인 장내 유익균이 우리가 먹은 음식을 분해해서 보내는 분자로부터 에너지를 생산하기 위해 끊임없이 일한다. 하지만 보내지는 음식 분자가 너무 많으면 속도를 따라잡기가 힘들다. 기억하고 있겠지만 우리가 당분이나 단백질을 먹으면 췌장에서 분비된 인슐린이 그 당분을 세포로 유도해 미토콘드리아가 그것을 처리할 수 있게 한다. 하지만 세포마다 접속 장치가 가득 차면 인슐린은 남은 당분을 어딘가에는 두어야 하므로 결국 나중을 대비해 지방으로 저장한다.

이것은 인체가 지닌 훌륭한 시스템이기는 하다. 하지만 계속해서 당분과 단백질 혹은 WGA를 많이 먹으면, 당분을 지방으로 전환하기 위해 췌장에서는 점점 더 많은 인슐린이 분비된다. 이것이 바로 인슐린 저항성이 생기는 근본 원인이며 포도당 분자가 과다해지는 결과를 만든다. 그렇다면 남는 당분을 가져가서 자신의 성장에 이용하고 싶어 하는 것이 무엇일까? 그렇다. 바로 암세포다. 그렇다면 암세포가 자라도록 자극하는 것은 무엇일까? 정답은 바로 인슐린! 그래서 이 인슐린은 다른 말로 또 다른 성장 호르몬이라 할 수 있다. 암세포에는 인슐린이 훌륭한 영양제인 셈이다.

건강 관리에 열정적인 많은 사람이 이 시스템을 '속이려고' 당분 섭취를 줄인다. 그래서 미토콘드리아가 몸에 저장된 지방을 대신 활용하게 하려는 것이다. 앞에서도 밝혔지만, 케토시스라는 이 과정은 실제로 미토콘드리아가 더 효율적으로 에너지를 생산하게 하는 방법이다. 따라서 기본적으로 이 방법도 괜찮은 생각이다. 나도 좋은 속임수는 언제나 찬성한다. 하지만 문제가 있다. 미토콘드리아는 지방세포에서 지방을 직접 처리하지 못한다. 우리 몸은 몸에 저장된 지방을 쓸 수 있는 지방 형태인 케톤으로 바꿔야 하는데, 그러려면 호르몬민감성 지질분해효소hormone-sensitive lipase, HSL라는 물질이 필요하다.

이 효소는 '호르몬민감성'이라는 이름처럼 인슐린이라는 호르몬에 민감하게 반응한다. 따라서 인슐린 수치가 낮을 때만 작용한다. 인슐린 수치가 만성적으로 높으면 인슐린이 이 효소를 차단해서 지방 저장고에서 지방을 꺼내지 못한다. 이런 문제도 있다. 인슐린 저항성이 생겼을 때 단식을 하거나 탄수화물 섭취를 줄이면 미토콘드리아가 아주 많이 불편해한다! 목이 몹시 마를 때 마실 물이 한 방울도 없는 상황과 같은 것이다! 그래서 저탄수화물 다이어트를 시도하는 많은 사람이 저탄수화물 '플루^{flu}' 현상을 겪는다.

그렇다면 인슐린 수치가 낮을 때가 언제인가? 바로 당분이나 단백질을 먹지 않을 때다! 이때가 되어야 우리 몸은 마침내 지방 저장고 깊숙이 들어가 미토콘드리아에 '먹일' 케톤을 생성한다. 하지만 고단백 다이어트를 하게 되면 당분과 단백질이 인슐린 수치를 올리기 때문에 우리 몸에서 케톤이 잘 생성되지 않는다. 그래서 현재 유행하는 '케토제닉' 다이어트가 알고 보면 케톤체를 형성하게 해 주는 제대로 된 케토제닉 식단이 아닌 경우가 많다. 많은 경우 과도하게 단백질 섭취를 권장하고, 특히 그 단백질을 동물 단백질 형태로 섭취하라고 권장한다. 안타깝지만 이 방법은 암세포의 성장에도 도움을 주는 길이다.

암과 면역력의 관계

나는 이 장 앞에서 우리 몸속의 혈관과 창자벽에는 Neu5Ac라는 과당 분자가 있지만, 우리가 식용으로 먹는 많은 동물에는 Neu5Ac와 분자구조가 거의 같은 Neu5Gc가 있어서 그것을 먹게 되면 우리의 심장에 있는 혈관을 포함해 혈관 벽에 자가면역 공격을 유도한다고 설명했다. 심장질환을 일으키는 이 면역반응이 한편으로 암세포의 성장도 돕는다. 자가면역이 공격을 일으키는 동안 혈관내피성장인자vascular endothelial growth factor, VGEF라는 호르몬이 생성되는데, 바로 이 호르몬이 암세포에 혈관성장을 유도한다. 또한 그 종양세포는 Neu5Gc를 이용해서 경찰의 눈에 띄지 않도록 몸을 숨기는 은신처로 삼기도 한다.

여러 연구 결과에 따르면 인간의 종양에는 몸에서 만들지 못하는 Neu5Gc가 많이 포함되어 있다. 이는 암세포 성장이 동물 단백질 섭취와 분명히 관련 있음을 의미한다. 또한 리즈대학교University of Leeds 연구진은 이에 대한 더 확실한 증거로서 17년간 32,000명의 여성을 추적한 결과 붉은 고기를 섭취한 여성들은 대장암 발병률이 상당히 증가한다는 결과를 제시했다.[25]

암세포에 있는 미토콘드리아는 건강 세포들이 하듯이 케톤을 활용하여 에너지를 생산하지 못한다.[26] 알다시피 우리 몸은 인슐린 수치가 낮고 당분과 단백질이 부족할 때, 즉 우리 몸이 휴식기에 있을 때 케톤을 만들어 낸다. 암세포는 당분을 먹고 산다. 또한 암세포는 인슐린 수치가 높을 때 일반 세포들이 하듯이 에너지 생산을 위해 과당 분자를 잘 이용하지 못한다. 이상하게도 암세포의 미토콘드리아는 당을 발효시키는 아주 비효율적인 시스템을 통해서만 에너지를 만든다. 결과적으로 암세포는 일반 세포보다 성장하고 분열하는 데 최대 평균 18배나 많은 당분이 필요하다.[27] 따라서 암세포를 굶겨 죽이기는 아주 쉽다. 암세포는 아주아주 많은 양의 당분 없이는 성장하고 살아남을 수 없다.

암세포가 당분을 먹고 산다는 것은 1920년대 이후에 알려진 사실이다. 당시 오토 바르부르크$^{Otto\ Warburg}$라는 독일인 의사는 암세포가 이렇게 독특하고 취약한 형태로 에너지 대사를 일으킨다는 사실을 발견하고 노벨상을 받았다. 하지만 암세포와 같은 방식으로 대사를 일으키는 또 다른 세포가 있다는 사실이 최근 처음으로 밝혀졌다. 그것은 다름 아닌 면역 세포, 즉 우리 몸을 돌며 침입자를 찾아다니다가 종종 용의자를 잘못 공격하는 경찰관들이다. 암세포처럼 면역 세포도 인슐린 수치가 낮을 때인 휴식기 동안에는 에너지를 만들 수 없고 365일 성장 주기일 때 살아남는다. [28]

그렇다면 이것은 암과 자가면역질환이 서로 관련된다는 증거일까? 아니면 단지 두 질병이 현재 우리의 건강 수명이 내리막길을 걷는 365일 성장 주기를 살기 때문임을 입증하는 것일까? 이 질문에 대한 답은 정확히 내릴 수 없지만, 정확히 말할 수 있는 한 가지는 롱제비티 패러독스 프로그램과 함께하는 동안 당분과 동물 단백질 섭취를 줄이고 휴식기에 있다고 몸을 속이면 암과 자가면역질환의 위험을 모두 낮출 수 있다는 것이다.

한편 일반적인 서구식 식단은 언제나 암세포 성장을 촉진한다. 암세포는 과일에 들어 있는 과당을 아주 좋아한다. 앞에서 살펴보았듯이 과거 우리는 일 년 중 특정 시기에만 소량으로 과일을 섭취했다. 듀크대학교 연구진은 간의 과당 수치가 높을 때 대장암 세포가 이를 이용해 간으로 전이된다는 사실을 입증했다. [29] 그리고 동물성 지방이 많은 식단은 암세포에 대항하는 자연스러운 방어 기제가 활동하지 못하도록 방해한다. 가령 장기를 덮고 있는 상피 세포는 악성 세포가 될 가능성이 있는 세포를 감지해서 확산을 막는 능력이 있다. 하지만 한 연구에서 쥐에게 고지방으로 된 먹이를 주어 비만이 되게 하자 이 방어 기제가 억제되고 암 발생률이 증가했다.[30]

다시 강조하지만, 암과 심장질환을 예방하고 지금보다 젊어지려면 이제라도 우리 몸을 구성하는 99%의 유전자를 돌보기 시작해야 한다. 이제부터 그 방법을 소개하겠다.

항암 효과가 뛰어난 음식

암세포만 굶어 죽게 하려면 무엇을 먹어야 할까? 이 책 뒤에서 자세히 소개할 롱제비티 패러독스 프로그램 외에도 특히 항암 효과가 뛰어난 음식이 있다. 그 음식들을 먼저 소개하자면 다음과 같다.

외인성 케톤

알다시피 우리 몸은 당분과 단백질 섭취가 적고 인슐린 수치가 낮을 때 세포 속에 저장된 지방을 케톤으로 전환한다. 하지만 케톤을 생성해 주는 음식을 직접 먹을 수도 있다. 몇몇 식물성 지방에는 케톤을 생성하는 지방이 포함된다. 가령 MCT 오일에 들어 있는 중간사슬지방medium-chain triglyceride, MCT은 미토콘드리아에 이상적인 연료 공급원인 케톤으로 거의 완전히 전환된다. 또한 고형 코코넛 오일에는 MCT가 약 65% 함유되어 있어서 케톤 생성에 좋다. 대추야자 열매에서 나오는 레드팜오일에도 비타민E 토코페롤과 토코트리에놀이 많고, 약 50%가 MCT로 되어 있다. 하지만 팜오일(야자유)은 레드팜오일과 다르고 산림 파괴의 주범으로 지목되고 있으니 혼동하지 않도록 주의를 당부한다.

앞에서 언급했듯이 장내 유익균이 보살핌을 잘 받으면 부티레이트를 생성한다는 것을 기억할 것이다. 부티레이트도 버터에 소량으로 존재하는 짧은사슬지방산이자 케톤을 만드는 공급원이다. 하지만 대부분 미국산 유제품에는 카세인 A1이 들어 있어서 소젖으로 만든 일반 버터 혹은 목초 버터보다는 염소나 물소 버터 혹은 단백질이 함유되지 않은 정제 버터인 기 버터^{ghee butter}가 케톤 전구체로는 좋은 공급원이다. 그리고 안타깝지만 버터에는 부티레이트가 많지 않다는 사실도 잊지 말자.

하지만 외인성 케톤은 케톤체를 생성해 주는 지방을 아무리 많이 먹더라도 당분, 단백질, 지방 함량이 높은 서구식 식단을 먹던 습관에서 롱제비티 패러독스 프로그램의 식단으로 전환하지 않으면 아무 소용이 없다. 햄버거와 베이글을 계속 먹으면서 지방 형태의 케톤을 더 먹어 봐야 별로 도움이 되지 않는다. 현대인은 대부분 인슐린 수치가 언제라도 높아서 '옆구리살'과 복부지방을 케톤으로 전환하는 능력이 막혀 있다. 케톤 생성을 돕는 지방은 식단을 바꾸는 초기에는 에너지가 고갈되지 않도록 도와줄 수 있지만, 장기간 필요한 것은 아니다.

견과류

견과류는, 특히 나무에서 나는 견과류는 항암 효과가 뛰어나다. 예일대학교 연구진이 최근 실시한 연구에서 대장암 3기 환자들의 사망률과 암 재발률을 조사한 결과, 일주일에 두 번 이상 견과류를 먹은 환자들은 암 재발률이 42% 감소했고 사망률은 57% 감소했다.[31] 그렇다. 일주일에 견과류를 두 번 먹었을 뿐인데 사망률이 절반 이상 줄었다. 가장 일반적인 항암 화학치료보다 더 효과적인 결과다! 하지만 땅콩을 먹은 환자들은 암 재발률이나 사망률 감소가 없었다. 그도 그럴 것이 땅콩은 렉틴이 가득한 콩류의 일종이지 절대 견과류가 아니다. 실제로 동물 실험 결과들을 보면 땅콩에 들어 있는 렉틴이 대장암을 촉진한다.[32]

또 다른 연구에서 호두를 먹인 쥐는 다른 쥐보다 대장암 발병이 절반 미만으로 나타났다.[33] 연구진이 그 이유를 알아내고자 쥐의 배설물을 가져와 소화기관에 사는 박테리아를 조사했더니 호두를 먹은 쥐들은 장내 미생물군이 서로 비슷했고, 암세포를 예방해 주는 박테리아군도 비슷했다. 즉 쥐들의 장내 유익균은 호두를 먹고 성장하고 증식해서 그 대가로 그들의 숙주인 쥐들을 잘 보살펴 준 것이다.

이러한 결과는 대장암에만 국한되지 않는다. 내가 2년간 연구원으로 일했던 메릴랜드주 베서스다의 미국국립보건원에서 실시한 연구에 따르면, 견과류를 많이 먹은 사람들은 거의 견과류를 섭취하지 않은 사람들보다 폐암에 걸릴 확률이 26% 낮았다. 견과류 섭취의 장점은 놀랍게도 흡연자에게 더 효과적인 것으로 나타났다! 견과류를 많이 먹는 흡연자는 견과류를 거의 먹지 않는 흡연자보다 폐암 발병률이 39%나 줄었다.[34] 이것을 보면 견과류가 실제로 흡연의 부정적인 효과를 막아 준다는 것을 알 수 있다. 한 보고서에서는 견과류 섭취가 암뿐 아니라 다른 질병에 따른 사망률도 낮춰 주는 것으로 나타났다.[35] 그것도 적지 않은 비율로 말이다. 한 연구 결과를 보면 견과류를 많이 먹은 여성은 모든 원인에 의한 사망률이 '절반'이나 감소했다.[36]

왜 견과류는 암 예방 효과가 그렇게 뛰어날까? 견과류에는 mTOR가 우리 몸에 에너지가 얼마나 있는지 감지할 때 찾아보는 아미노산의 일종인 메티오닌이 극히 적다. 몸에 메티오닌이 많으면 우리가 성장 주기에 있다는 의미가 된다. 따라서 메티오닌 함량이 낮은 견과류를 먹으면 몸이 휴식기라는 신호를 보내게 되므로 지금까지 살펴본 것처럼 암과 싸울 때 모든 면에서 도움이 된다. 그뿐만 아니라 부티레이트를 생성하는 장내 유익균도 견과류를 아주 좋아한다. 더군다나 미토콘드리아는 케톤을 생성하는 지방 공급원으로 부티레이트를 이용하지 않는가! 따라서 견과류는 암세포를 굶겨 죽이고 장내 유익균과 미토콘드리아에 더 많은 에너지를 제공해 주므로 항암 효과가 뛰어난 훌륭한 음식이다.

롱제비티 패러독스 프로그램에서는 항암 효과가 뛰어난 다음 견과류를 많이 먹도록 권한다.

• 호두

- 마카다미아
- 피스타치오
- 잣
- 헤이즐넛
- 밤

　심장질환, 폐섬유증, 청력 감퇴, 암 등 어느 질병을 막론하고 우리가 건강에 관해 논할 때 가장 중요하게 살펴볼 것은 장 건강이다. 즉 장 건강이 우리 몸 전체의 건강을 좌우한다. 흔히 '노화'에 따른 질병의 원인이 인지력 감퇴, 근력 감소, 관절 통증, 피부 노화 등 우리가 '정상'이라고 여기는 노화 현상을 일으킨다. 나는 심장 전문의로서 심장질환과 관절염 사이에 분명한 상관관계가 있다는 것을 알게 되었고, 그 덕분에 근육, 관절, 골격 등의 부위에도 관심을 두게 되었다. 다음 장에서는 나이가 들어서도 즐겁고 활기차게 살아가는 데 꼭 필요한 이런 부위의 건강을 어떻게 지킬 수 있는지 알아보겠다.

관절이 튼튼해야 행복하다

Dance Your Way into Old Age

나는 로마린다대학교에서 심장 수술을 시행하면서 관절염과 심장 질환의 연관성을 처음 생각했다. 심장 스텐트 삽입술이나 관상동맥 우회술을 받은 환자 중 절반은 5년 안에 인공관절이나 고관절 수술을 받기 위해 수술실로 돌아왔다. 놀랍게도 반대의 경우도 마찬가지였다. 즉 인공관절 수술을 받은 환자 중 절반이 5년 안에 스텐트 시술이나 관상동맥 우회술을 받기 위해 병원을 다시 찾았다! 그때부터 관절염을 일으키는 원인이 관상동맥 심장질환도 일으키는 것이 아닐까 하는 의심이 들었다.

다른 증거도 있었다. 심장은 척추 바로 앞에 위치해서 환자들의 관상동맥을 조영 촬영한 영상을 보면 심장 뒤에 있는 척추체가 잘 보였다. 나는 의사 시절 초기에 관상동맥 질환 환자는 나이에 상관없이 척추관절염도 꽤 심각해 보인다는 것을 알게 되었다. 그 부분이 흥미로웠지만, 동료 의사들은 환자들이 대부분 나이가 많은 탓이라고만 생각했다. 심장질환과 척추관절염이 같이 나타나는 것은 그저 우연일 뿐이라는 것이다.

하지만 나는 심지어 30~40대 환자들이 심장질환과 척추관절염을 동시에 앓는 경우를 접하면서 두 질병 사이에 뭔가가 있다는 것을 깨달았다. 특히 한 환자는 절대 잊을 수 없다. 안젤라라는 이름의 그녀는 40대 초반이었지만 관상동맥 질환이 매우 심각했다. 혈관의 석회화가 너무 심해서 우회술을 시행하기도 힘들 정도였다. 게다가 척추관절염도 매우 심각했다. 하지만 안젤라는 심장 수술을 받은 후로 롱제비티 패러독스 프로그램을 철저히 따랐고 건강한 몸을 되찾기 위해 열심히 노력했다.

10년 뒤 안젤라는 식중독에 심하게 걸려서 복부와 가슴에 통증을 호소하며 다시 병원을 찾았다. 그녀를 담당한 심장 전문의는 그녀의 심장질환 이력 때문에 심장 상태가 괜찮은지 보려고 혈관 조영술을 시행했다. 결과는 괜찮은 정도가 아니었다. 석회화가 너무 심해서 수술을 할 수도 없을 정도로 꽉 막혀 있던 혈관이 완전히 뚫려서 아무 문제 없이 혈액이 잘 흘러 다니고 있었다! 더 놀라운 것은 심각하게 퍼져 있던 척추관절염도 완전히 사라지고 없었다.

믿을 수 없다고? 이런 현상은 롱제비티 패러독스 프로그램을 철저히 따르는 환자들에게서 내가 늘 목격하는 것이다. 나 역시 당사자가 아닌가! 앞에서 말했듯이 나는 관절염이 너무 심해서 조깅할 때 무릎 보호대를 꼭 착용해야 했다. 하지만 내 프로그램을 직접 실천한 후로 관절염은 옛말이 되었다. 이렇듯 장내 유익균을 행복하게 해 주기만 하면, 그들도 그들이 살아가는 보금자리를 구석구석 고치고 다듬어서 새것처럼 만든다.

관절염은 많이 써서 생긴다?

그동안 우리는 관절염이 단지 관절을 '많이 써서' 생기는 병이라고 생각했다. 나이가 많아질수록 관절을 더 많이 사용했을 것이므로 관절이 닳아서 아픈 것으로 판단한 것이다. 하지만 관절은 '사용 기한'이 정해져 있지 않다. 최근 연구 결과에 따르면 관절염은 관절을 많이 사용해서 생기는 것이 아니라 장에서 염증을 일으키는 유해균 때문에 생긴다. 다시 말해 관절을 닳게 하는 것은 염증 탓이지 노화 때문이 아니라는 것이다. 예를 들어 관절염이 있는 쥐에게 유익균을 보충해 주면 전신성 염증과 연골파열 현상이 점차 줄어드는 결과가 나타난다.[1]

알고 보면 관절염이 생기는 원리는 아주 간단하다. 장내 유해균과 장 누수 증상이 만나서 렉틴과 지질다당류를 몸속으로 내보내기 때문이다. 렉틴은 관절 표면에 있는 시알산scialic acid이라는 과당 분자와 결합하여 일종의 가시처럼 작용하고, 그것이 자가면역 공격과 염증을 일으켜서 결국 관절염이나 노화 현상으로 여겨지는 여러 문제로 나타난다.[2] 손가락에 가시가 박히면 피부가 빨갛게 부어오르는 것을 본 적이 있을 것이다. 이런 가시들이 관절 사이에 돌아다닌다고 생각해 보라. 이해되는가? 지질다당류는 이렇게 관절을 비집고 다니며 염증을 일으킨다.[3] 앞에서 밝혔듯이 우리의 면역체계는 지질다당류를 나쁜 박테리아로 여겨 공격한다. 그래서 관절염이 있는 부위에서 체액을 뽑아내면 놀랍게도 지질다당류가 발견된다!

그렇다면 많이 써서 닳는다는 원리는 어떻게 이해해야 할까? 어떤 면에서는 그것도 사실이다. 따분하겠지만 과학적 원리를 잠시 설명하자면, 관절을 덮고 있는 연골은 연골세포와 연골 모세포라는 세포군에 의해 계속 새로 만들어진다. 뼈에도 이런 역할을 하는 세포가 있다. 관절에서 전쟁이 벌어지면, 즉 염증이 생기면 연골이 손상되었다가 다시 자란다. 하지만 손상되는 속도와 재생되는 속도가 달라서 연골에 울퉁불퉁한 굴곡이 생긴다. 즉 사포처럼 표면이 거칠거칠해진다. 그래서 의사들이 '뼈 위에 뼈가 놓인 상태'라고 설명하는 것이다.

과연 이 시점이 되면 관절의 상태를 되돌릴 수 없을까? 아니다. 그렇지 않다. 장내 유익균은 언제든지 우리를 구해 줄 수 있다. 장 내벽을 다시 튼튼하게 만들고 렉틴과 지질다당류가 침입하지 못하게 막아 주면 다시 건강해지고 좋아질 수 있다. '뼈 위에 뼈'가 놓였더라도 연골세포가 아직 남아 있으므로 관절면은 새로 자랄 수 있다. 이것은 최근에 제리라는 67세 환자에게도 실제로 일어났던 일이다. 그는 오른쪽 무릎에 인공관절 수술을 받을 예정이었지만 당뇨, 고혈압, 심장질환까지 있어서 수술을 받아도 심장에 무리가 없을지 확인이 필요했다. 제리는 내가 실시한 심장 검사를 통과했으나 혈액 검사 결과에 호기심을 느끼고 무릎 수술 전까지 남은 6개월 동안 롱제비티 패러독스 프로그램을 따르기로 했다.

내가 마지막으로 제리를 만났을 때, 그는 9kg이 빠진 상태였고, 당뇨도 없어지고 고혈압약도 먹지 않았다. 놀랍지 않은가? 나는 그의 건강 상태가 좋아진 것을 보고 인사를 건네며 무릎 수술은 어떻게 진행되는지 물었다. "아, 그거요?" 제리가 말했다. "취소했습니다. 아프지도 않은데 수술을 뭐하러 받겠습니까?" 제리는 그렇게 말한 뒤 진료 테이블에서 살짝 뛰어내려 내게 보란 듯 내 앞에서 폴짝폴짝 뛰어다녔다.

제리처럼 나를 보러 오는 관절염 환자들은 한 가지 병만 앓고 있는 경우가 극히 드물다. 노화와 관련된 질병은 근본적으로 원인이 같기 때문이다. 사실 나를 보러 오는 환자들은 제일 '건강하다는' 환자조차 평균 일곱 가지 약을 먹는다. 하지만 그 약들은 근본적인 원인을 더 악화시킬 뿐이다! 많은 관절염 환자들이 통증과 염증을 완화할 목적으로 처방전 없이 살 수 있는 비스테로이드성 항염증제를 복용한다. 알다시피 문제는 이런 약들이 창자벽에 구멍을 뚫어서 침입자의 공격에 훨씬 더 취약하게 만든다는 사실이다. 따라서 대부분 사람은 염증이나 통증을 낮게 하려고 약을 먹지만, 사실은 그 약들이 장 내벽을 손상해서 염증과 통증을 더 악화시키는 악순환을 낳는다.

이 악순환의 고리를 끊으려면 장 내벽을 치유하고 장내 유익균에 필요한 영양분을 공급해야 한다. 그래서 염증이 가라앉으면 비스테로이드성 항염증제나 다른 진통제를 먹지 않아도 된다. 이 과정에서 중요한 단계 중 하나는 WGA를 포함한 음식을 식단에서 빼는 것이다. 기억하고 있겠지만 WGA는 크기가 너무 작아서 창자벽을 그대로 빠져나갈 수 있다. 밀기울(밀에서 가루를 빼고 남은 찌꺼기-역주)에 들어 있는 WGA는 파스타, 빵, 과자는 물론이고 밀을 빻아서 만든 벌거 bulgur, 호밀, 보리, 현미 등 모든 통밀가루와 통곡물에 존재한다. [4]

우리는 지금까지 이런 음식들이 몸에 좋다고 들어 왔지만, 건강하게 장수하는 삶을 꿈꾼다면 이제부터라도 다른 각도에서 생각해 보기를 바란다. 나는 '건강한' 음식을 먹을수록 점점 더 많은 질병으로 고통받는 환자를 수없이 보았다. 하지만 그런 사람들도 롱제비티 패러독스 프로그램을 시작하고 다시 활기를 찾았다. 물론 내가 외과적 수술로 많은 환자의 심장을 다시 뛰게 했던 것은 다행이라고 생각한다. 마찬가지로 관절에 문제가 생겼을 때 우리가 의지할 수 있는 인공관절 기술이 이만큼 발전한 것에도 감사한다. 하지만 우리에게는 또 다른 방법이 있다. 그것은 이런 수술을 받지 않고도 건강하게 장수하는 삶을 살게 해 준다.

뼈와 근육은 배가 고파야 튼튼해진다

노인들의 활동성에 제약을 가하거나 고통을 주는 것에는 관절염만 있는 것이 아니다. 만성 염증이 수년간 지속되면 뼈가 서서히 약해져서 결과적으로 골감소증과 골다공증으로 이어진다. 골감소증과 골다공증은 노인의 삶을 위협하는 아주 위험한 질병이다. 미국골다공증재단National Osteoporosis Foundation은 미국인 5,400만 명이 골다공증을 앓고 있으며, 50세 이상 여성의 약 50%와 남성의 25%가 골다공증으로 골절을 겪을 것으로 예상한다.

하지만 인간은 급증하는 골다공증으로 고통받는 유일한 동물이 아니다. 안타깝게도 인간만 좋은 세균을 죽이고 나쁜 세균을 풍부하게 하는, 따라서 심각한 염증을 일으키는 식단을 먹는 것이 아니다.[5] 여러 연구를 보면 쥐도 지질다당류 때문에 골다공증이 나타난다. 공장식 농장에서 유전자 조작 사료를 먹으며 자라는 닭도 놀라운 속도로 골다공증이 증가하고 있다. 상업용으로 길러지는 가금류의 90%에서 뼈 결손으로 인한 보행 이상 형태가 발견되고, 10% 이상은 제대로 걷지도 못하다가 원래 수명보다 빨리 죽고 있다. 다음에 닭가슴살을 먹는다면 다음 사실을 꼭 기억하기 바란다. 그 닭은 먹이로 인해 뼈 결손이 있었을 가능성이 크고,[6] 따라서 그런 닭을 먹으면 염증을 일으키는 음식을 먹은 것과 같아서 결국 내 뼈도 약해질 거라는 사실.[7] 한편 폐경기 이후 여성 중 장내 유익균에 좋은 영양분을 제공하는 견과류와 채소, 올리브유를 많이 먹은 사람들은 골밀도가 높고, 심장질환과 당뇨, 암 발병률이 낮았다.[8]

하지만 나이가 들수록 근골격계에 가장 큰 위협이 되는 것은 눈에 보이지 않는 근육 감소일 것이다. 근육 감소는 보통 우리가 의식하지는 못하지만 오랜 시간에 걸쳐 서서히 일어난다. 이 현상은 환자들의 넓적다리를 CT 촬영한 사진을 나이별로 비교해 보면 잘 알 수 있다. 처음 이 사진을 보면 커다란 소고기 스테이크의 단면과 비슷해 보일 것이다. 스테이크로 쓰이는 부위가 바로 소의 넓적다리니까 말이다. 10대 때의 CT 사진을 보면 가운데 있는 흰색 뼈 주위로 근육이 많이 보일 것이다. 하지만 같은 사람이 40대가 되었을 때 CT 사진을 보면, 전체적으로 크기는 같아도 그 안을 이루는 구성이 달라져 있다. 평균적으로 40대는 10대보다 근육량이 '절반'은 적다. 그렇다면 전체적인 크기가 어떻게 같을 수 있을까? 나머지 절반이 지방으로 채워졌기 때문이다. 바로 1^{++} 등급 소고기에서 우리가 마블링이라고 하는 지방이다. 내가 누군가를 위한 맛있는 고기가 되려는 것이 아니라면 마블링은 바람직한 식재료가 아니다. 소의 마블링이 어떻게 만들어지는가? 바로 옥수수와 밀, 콩 위주로 된 먹이에서 나온다. 그렇다면 인간의 몸에 있는 지방은 어떻게 만들어질까? 역시 같은 재료에서 나온다.

이 말은 곧 당신이 나이가 들어서 정확히 같은 사이즈를 유지하고 있는 행운아라 해도 상당량의 근육을 잃고 그 대신 지방을 얻었을 가능성이 충분하다는 뜻이다. 이것이 바로 노화에 관한 또 다른 역설이다. 그리고 나는 그 현상을 늘 목격하고 있다. 체중을 잃은 대신 탄력 없는 몸을 얻게 된 환자들을 통해서! 그들은 예전과 '사이즈'가 같으므로 몸을 이루는 구성도 같을 거라고 착각한다.

그렇다면 근육은 어떻게 만들어질까? 근육은 인슐린의 고객이라고 생각하면 좋겠다. 그리고 인슐린은 모두가 좋아하는 '당분'을 집마다 팔러 다니는 방문 판매원이라 할 수 있다. 우리가 당분이나 단백질(단백질도 남으면 당분이 되니까)을 먹으면 인슐린은 근육 주위를 돌아다니며 문을 두드리고 이렇게 물어 본다. "저기요, 혹시 배고프신분?" 배가 고픈 근육들은 "네. 저요" 하면서 그 당분을 '먹는다'. 이렇게만 되면 인슐린에는 일하기 좋은 하루다. 하지만 이 방문 판매원들이 일하기 힘들어지는 몇 가지 상황이 있다. 우선 근육은 배가 고프지 않으면 판매원이 와도 문을 열어 주지 않는다. 한편 인슐린을 흉내 내는 WGA가 우리 몸을 돌아다닌다는 문제도 있다. 장 누수 증후군이 없어도 WGA는 창자벽을 통과할 수 있다는 것을 기억할 것이다.

이런 일이 생기면 인슐린은 판매원을 늘려 달라고 본사에 도움을 요청한다. 그러면 우리 몸은 그들을 도와주기 위해 재빨리 인슐린을 더 많이 만든다. 하지만 근육이 여전히 배가 고프지 않거나 WGA가 근육 세포에 있는 인슐린 수용체를 막고 있다면, 아무리 많은 판매원이 와서 문을 두드려도 근육은 당분을 사지 않는다. 더 심각한 문제는 WGA가 판매원을 막고 있어서 당분이 필요한 상황이 되어도 근육이 당분을 먹지 못하고 점점 약해진다. 이렇게 되면 인슐린은 어쩔 수 없이 판매를 포기하고 하루를 마감한다. 하지만 판매원들로서는 남은 제품을 어떻게든 처리해야 한다. 따라서 근육이 언젠가 배가 고플 때를 대비해 지질단백 지질분해효소로 남은 당분을 지방으로 전환한다.

이러한 과정이 몇 달, 몇 년, 혹은 몇 십 년에 걸쳐 계속되면 결과적으로 지방이 더 늘고 근육은 준다. 그래서 같은 사람의 넓적다리 사진이라도 나중에 찍은 사진에서 지방이 많아지고 근육은 줄어든 결과를 보게 된다. 40대의 사진이 이 정도라면 다른 노력을 하지 않았을 때 20년 뒤의 결과는 어떻게 달라질지 상상해 보라. 나는 나이 많은 환자를 많이 접하다 보니 그런 사진을 늘 보게 된다. 실제로 고령 환자들은 근육량이 심각하게 줄어드는 근감소증이 정말 많이 나타난다. 그렇게 되면 인슐린 저항성과 장 건강이 심각해진다.

나는 앞서 우리 몸속에 단백질을 흡수하는 테니스 코트 면적의 창자 표면이 있다고 말했다. 하지만 렉틴을 비롯해 비스테로이드성 항염증제와 유해균들로부터 수십 년간 공격을 받고 나면 테니스 코트 면적의 창자 표면이 탁구대 크기가 된다. 게다가 오랫동안 위산 억제제를 복용하면 위산도 제대로 분비되지 않는다. 위산도 부족해서 단백질이 분해되지 못하므로 탁구대 크기의 창자 표면으로는 아무것도 흡수할 수가 없다. 그래서 점점 근육이 사라지는 것이다.

그렇다면 어떻게 근육이 배고픔을 느끼게 할 수 있을까? 짐작하다시피 바로 운동이다. 특히 근육량을 늘리는 근력 강화 운동이 필요하다. 근력 운동을 하면 근육이 배고픔을 느껴서 음식을 달라고 아우성치기 시작한다. 이때부터 인슐린은 당분을 지방으로 저장할 필요가 없어지고 판매가 쉬워진다. 인슐린을 보충해야 할 필요가 없어지면 인슐린 수치가 떨어지고 지방도 줄어든다. 근육량이 많아질수록 인슐린에는 당분을 판매할 고객이 더 많아진다는 의미다. 이제 인슐린은 모든 일을 알아서 처리할 수 있다고 본사에 알린다. 결과적으로 우리 몸은 인슐린민감성이 높아지고 근육량이 많아지고 지방은 적어지는 보상을 받는다. 하지만 렉틴과 WGA, 위산 차단제를 먹으면 근력 운동으로 얻은 효과의 상당 부분이 상쇄된다.

이것은 노화와 관련된 또 다른 신화와도 일맥상통한다. 즉 노화가 일어나는 이유는 나이가 들수록 세포에 필요한 에너지를 생성하는 미토콘드리아가 줄어들기 때문이라는 것이다. 많은 의사가 노인에게는 미토콘드리아 수가 적다는 이유로 이 주장을 지지한다. 하지만 근육량 감소와 마찬가지로 미토콘드리아가 감소하는 현상은 노화를 일으키는 원인이지 결과가 아니다.

미토콘드리아는 자체적으로 DNA를 보유하고 있어서 세포핵에 있는 우리의 DNA 영역과는 별개로 스스로 분열해서 수를 불린다. 앞에서 살펴보았듯이 장내 유익균이 그들의 자매인 미토콘드리아에 신호를 보내면 미토콘드리아는 그들을 감싸고 있는 세포가 분열하지 않아도 독자적으로 분열한다. 결과적으로 우리 몸에서 미토콘드리아가 늘어나게 되고 몸으로 들어오는 음식이 점점 부족해진다고 예상되면 에너지를 더 많이 뽑아낸다. 또한 미토콘드리아는 우리가 근육을 단련하면 그 근육이 힘을 내기 위해 에너지가 필요할 때도 분열한다.

따라서 두 가지 스트레스 요인, 즉 칼로리 제한과 운동은 미토콘드리아가 더욱 많아질 수 있게 세포에 터보차저를 달아 주는 역할을 한다. 하지만 사람들은 보통 나이가 들수록 칼로리 섭취를 제한하지 않고 간헐적 단식이나 근력 운동도 하지 않는다. 그래서 대부분 노인에게서 근육량이 줄고 미토콘드리아가 줄어드는 현상이 나타난다. 하지만 이것은 얼마든지 피할 수 있는 일이다. 세포에 가벼운 스트레스를 주고 근육을 배고프게 하면 미토콘드리아가 많아지고, 인슐린 수치가 떨어지고, 근육량이 늘어서 남은 삶을 전반적으로 건강하게 살 수 있다.

운동은 언제 시작하더라도 효과를 볼 수 있다. 하지만 빨리 시작할수록 유리한 출발선에 설 수 있다. 가령 10대부터 일주일에 3회 이상 규칙적으로 운동한 여성은 운동하지 않은 여성과 비교해 폐경기 이후 키가 줄어드는 현상이 훨씬 적다는 연구 결과도 있다.[9]

뼈를 붙들고 있는 것이 무엇인가? 바로 근육이다! 근육이 튼튼해야 뼈도 튼튼하다. 확실한 것은 나이가 많든 적든 지금이라도 당장 운동을 시작해야 한다는 것이다.

쓰지 않으면 못 쓰게 된다

우리는 나이가 들수록 운동을 덜 하고 주로 앉아서 생활해도 괜찮을 거라고 너무 쉽게 생각한다. 어쨌든 우리 사회가 그것을 정상으로 여기지만, 진실은 정반대다. 오히려 앉아서 생활하는 방식이 나이 들게 한다! 나이가 들어서도 계속 운동하는 사람은 운동하지 않아 근육이 약해진 사람보다 더 오래 살고 더 건강하다.[10]

나의 증조할머니는 100세 생일을 맞기 한 달 전까지 활동적으로 생활했고, 돌아가시기 전까지도 3층 침실에서 생활했다. 할머니는 3층 계단을 하루에도 몇 번씩 오르락내리락 걸어 다녔다. 어렸을 때는 그런 할머니가 이상해 보였지만, 지금 생각해 보면 할머니는 정말 현명한 분이었다. 할머니가 생활했던 방식을 떠올리면 블루존 사람들이 생각난다. 그들이 사는 곳도 대개 높은 지대에 있다. 블루존 사람들은 나이가 들어도 늘 언덕을 오르내리며 대부분의 미국인보다 많은 근육량을 유지하고 수십 년 더 오래 민첩함을 유지한다.

증조할머니가 생활하신 방식과 주로 높은 지대에서 생활하는 블루존 사람들의 사례를 보면 중력을 이용하는 운동이 중요하다는 사실을 알 수 있다. 중력에 반하는 운동은 근육에 스트레스를 주므로 근육을 강화해서 크기를 늘린다. 걷기, 언덕이나 계단 오르내리기, 스쿼트, 팔굽혀펴기 등은 모두 중력을 이용해 우리 몸을 단련하는 운동이다.

언덕을 오를 만큼 몸이 좋지 않더라도 크게 걱정할 필요가 없다. 나는 몇 년 전 학회 참석차 프랑스에 갔을 때 재미난 실험 결과를 보았다. 스위스에서 이뤄졌던 이 실험은 운동 생리학자들이 산에 오르는 행위가 근육 발달에 어떤 영향을 미치는지 알아보기 위한 연구였다. 실험 참가자들은 두 그룹으로 나뉘어 한 그룹은 가파른 산꼭대기까지 걸어서 올라가고 내려올 때는 케이블카를 타고 내려왔다. 다른 그룹은 반대로 산에 오를 때 케이블카를 타고 내려올 때는 걸어서 내려왔다. 아마도 참가자들은 모두 두 번째 그룹에 들고 싶었을 것 같다. 어쨌든 이 실험을 계획한 사람들은 산을 걸어서 올라가는 사람들이 운동 효과를 더 많이 볼 거라고 예상했다. 하지만 결과는 예상과 달리 운동 효과 면에서만 보면 두 그룹 모두 같았다. 즉 산을 걸어서 내려올 때도 계속해서 속도에 제동을 걸어야 하므로 중력에 반한 운동인 것이다. 따라서 걸어서 내려올 때도 근육은 스트레스를 받는다.

우리 증조할머니가 그랬던 것처럼 블루존 사람들은 대개 현대적 편의시설이 부족한 곳에 산다. 그래서 나이가 들어도 활동적으로 생활할 수밖에 없다. 나도 나이가 꽤 있는 사람인지라 어렸을 때는 전자식 차고나 제설기, TV 리모컨도 없었다. 나는 내가 설파하는 건강법을 직접 실천하고 있으니 그 정도로 나이가 많아 보이지는 않을 거라고 믿고 싶지만, 아무튼 그때는 차고 문을 열려면 차에서 내려야 했고, 눈을 치우려면 제설기가 아닌 몸을 써야 했고, 채널을 바꾸려면 앉은 자리에서 일어나 방을 걸어가야 했다! 당연히 학교까지도 비가 오나 눈이 오나 하루에도 몇 킬로미터씩 걸어서 오갔다. 하나씩 놓고 보면 사소해 보일지 모르지만, 그런 것들이 쌓여 우리가 살아가는 방식과 나이 드는 방식에 큰 차이를 만든다. 세계에서 가장 오래 사는 사람들이 사는 곳은 현대적 편의시설이 대부분 부족하다. 그들은 나이가 들어도 근육을 계속 쓸 수밖에 없는 환경에서 살기 때문에 노화도 더 천천히 일어난다.

그러나 서구 사회에서는 나이가 들면 으레 기력이 약해진다고 생각해서 충분히 힘을 쓸 수 있는 나이에도 근육을 쓰지 않도록 생활환경을 바꾼다. 나는 나중에 계단을 못 올라갈 때를 대비해 현재 잘 다닐 수 있음에도 단층집을 사거나 침실을 1층으로 옮기는 사람들을 정말 많이 보았다. 계단을 오르내리는 환경에서 벗어나면 어떻게 될까? 결국 그들의 예상대로 기력이 약해진다!

나는 기력이 없어지는 시기가 정해져 있다는 것은 말이 안 된다고 생각한다. 그리고 그것은 전혀 사실이 아니다. 호주의 노인들을 보라. 그들은 '시니어 발레' 수업을 들으며 유연성과 자세가 더 좋아지고 활기차게 생활해서 대체로 노후 생활에 만족하며 산다.[11] 사이클선수로 활동하는 107세 프랑스인 로베르 마샹Robert Marchand 씨만 봐도 그의 생리 기능을 조사한 연구진의 말에 따르면 나이가 들수록 정말로 몸이 더 좋아지고 있다.[12]

마샹 씨에 관한 글을 처음 읽었을 때 내 관심을 끈 것이 또 있다. 그는 150cm 남짓한 작은 키에 마르고 단단한 체구를 지녔다. 앞에서 설명했듯이 365일 성장 주기는 장수에 치명적이고 키가 작은 사람이 오래 산다고 설명한 것과 모든 면에서 일치하지 않는가? 또 한 가지 주목할 점은 그는 평생 규칙적인 운동을 거의 해 본 적이 없다는 것이다. 사이클은 은퇴 후부터 시작한 운동이다. 하지만 대부분 사람은 그와 반대로 은퇴 시점이 지나면 활동을 점차 줄인다. 내가 사는 이곳 팜스프링스도 '천국 대기실(은퇴 후 노후를 즐기기 위한 고령 인구가 많이 이주해서 붙여졌다 -역주)'이라는 별명이 괜히 붙은 것이 아니다! 하지만 마샹 씨는 107세의 고령에도 불구하고 복용하는 약도 없을뿐더러 건강한 50세와 같은 유산소 능력을 지녔다.

건강하고 오래 살기 위해 근육을 단련하는 데 절대 늦은 시기는 없다. 그렇다고 몇 시간씩 헬스장에서 운동을 해야 한다는 뜻이 아니다. 10장에서 현재 자신의 운동 수준에 상관없이 어떤 연령대도 따라 할 수 있는 쉽고 간편한 운동을 소개할 것이다. 하지만 먼저 운동이 근육에 배고픔을 느끼게 하는 일 외에 우리 몸에 어떤 영향을 주는지 살펴보자.

운동은 적절한 스트레스로 몸이 더 강해지는 호르메시스 효과를 일으키는 또 하나의 완벽한 사례다. 칼로리 제한 같은 다른 호르메시스 자극 요인처럼 운동은 병들고 오래된 세포 성분을 재활용하는 자가포식 현상과 그와 유사한 비접힘단백질반응 unfolded protein response, UPR 작용을 유도한다. 비접힘단백질반응이 일어나면 세포는 잘못 접힌, 즉 기능 장애가 있는 단백질 세포를 분해하여 세포의 건강을 회복시킨다.

운동은 자가포식 현상과 비접힘단백질반응을 모두 자극하지만, 운동을 일찍 시작할수록 자가포식으로 인한 이득을 더 많이 본다는 증거가 있다. 한 실험에서 운동하지 않은 남성들을 대상으로 20대 후반 그룹과 60대 그룹으로 나누어 저항력 운동 프로그램을 시행했더니 두 그룹 모두 저항력 운동 후 48시간 동안 비접힘단백질반응이 증가했지만, 자가포식 현상은 젊은 남성 그룹에서만 운동 후 48시간 동안 증가했다.[13] 운동은 언제 시작해도 효과를 볼 수 있다. 그래도 일찍 시작할수록 좋다. 모델 겸 배우인 아기네스 딘 Agyness Deyn의 말처럼 "젊음을 지키고 싶다면, 빨리 시작할수록 좋다!"

자가포식 작용과 비접힘단백질반응에서 나타나는 효과를 보면,

운동이 암 발생률을 최소화해 주는 이유를 알 수 있다. 우리 몸에 이런 장치가 없다면 오래된 세포 요소들과 잘못 접힌 단백질 세포들이 다른 세포에 잘못된 정보를 전달해서 암세포를 만들 수 있다. 자가포식 작용이나 비접힘단백질반응을 통해 세포가 어려지면 젊음을 유지하고 암을 예방하는 데 도움을 주며, 심장마비 같은 심각한 질병이 생긴 경우에도 세포가 회복되도록 돕는다. 쥐를 대상으로 한 연구 결과에서는 운동이 실제로 새로운 심장근육 세포를 만드는 것으로 나타났다. 건강한 쥐뿐 아니라 심장에 손상을 입은 쥐에게도 마찬가지였다. 운동이 주는 장점 중 한 가지는 실제로 심장 기능을 회복시켜 주는 것이다.[14]

또한 규칙적인 운동은 알츠하이머에 걸릴 위험을 크게 낮춘다. 2018년의 한 연구 결과에 따르면[15] 중년기에 건강한 체격을 유지한 여성은 수십 년이 지나도 알츠하이머에 걸릴 확률이 무려 90%나 낮았다. 운동하지 않은 여성이 평균 79세에 알츠하이머병에 걸렸다면, 건강한 체격을 유지했으나 나중에 알츠하이머에 걸린 몇몇 여성은 그보다 11년 후인 평균 90세에 알츠하이머가 시작되었다.

여성 독자들에게 당부한다. 아널드 슈워제네거의 전 부인이자 여성 운동가인 내 친구 마리아 슈라이버Maria Shriver가 말했듯이 알츠하이머는 모든 여성에게 똑같은 비율로 찾아가지 않는다. 따라서 알츠하이머는 예방이 최선이다. 현재까지 알츠하이머를 치료해 준다고 알려진 약은 없다. 만일 방송에서 알츠하이머를 예방해 주는 '약'이 개발됐고 어릴 때부터 먹으면 90%까지 예방해 준다는 뉴스가 나온다고 상상해 보라. 얼마가 들더라도 그 약을 사서 먹지 않을까? 그 약은 바로 적절한 운동과 단순한 식사, 그 두 가지를 병행하는 것이다.

알츠하이머 초기 환자에게 운동이 미치는 효과를 알아본 또 다른 연구에서는 운동이 기억력을 향상시키고, 심지어 기억 중추인 해마가 위축되는 현상을 줄이는 것으로 나타났다.[16] 특히 다리를 사용하는 운동은 뇌세포를 자극해 주의력을 높이고 건강한 삶을 유지하는 데 도움을 준다.[17]

서문에서 내가 언급한 '이디스'를 기억하는가? 나는 그녀가 하루에도 몇 번씩 포메라니안과 함께 산책하러 나간 덕분에 (그것도 하이힐을 신고!) 고령에도 맑은 정신을 유지할 수 있었다고 믿어 의심치 않는다. 뇌 기능을 향상해 준다고 주장하는 '두뇌 훈련' 앱들은 실제로 작업 기억이나 IQ 향상에 아무런 도움이 되지 않는다.[18] 앉아서 게임할 시간이 있다면 대신 산책을 나가자.

운동은 면역체계에도 강력한 효과를 미친다. 격렬한 운동을 하고 나면 우리 몸의 항산화 방어기전antioxidant defense system이 전반적으로 강화된다.[19] 즉 운동을 하면 몸에서 세포와 미토콘드리아 기능을 돕는 효소가 더 많이 생성된다. 운동은 심장병 예방에도 도움이 되는데, 내 동료 중 많은 이들이 운동이 염증을 감소시키는 효과가 있어서라고 설명한다.[20] 하지만 독자 여러분도 짐작하다시피 나는 운동이 장내 미생물에게 영향을 미친다고 생각한다.

그렇다. 운동은 미생물군유전체를 변화시킨다. 장내 유익균은 우리가 운동하는 것을 좋아한다. 그래서 운동을 하면 우리를 위해 그들의 집을 새로 단장한다.[21] 운동하는 쥐는 같은 먹이를 먹어도 운동하지 않는 쥐보다 퍼미큐티스^{Firmicute}라는 특정 장내 유익균이 많은 것으로 나타났고,[22] 인간을 대상으로 한 연구에서도 운동은 장내 박테리아를 더 풍부하고 다양하게 해 주는 결과를 보였다.[23] 그중에서도 가장 흥미로운 연구 결과는 다른 조건이 같을 때 운동하는 쥐가 운동하지 않는 쥐보다 부티레이트를 더 많이 생성한다는 결과일 것이다.[24]

부티레이트는 장 내벽을 보호해 주므로 미토콘드리아에는 그들이 좋아하는 식량원을 제공함과 동시에 침입자들이 몸속으로 들어오지 못하게 막는다. 그렇다면 정말로 운동이 창자벽과 미토콘드리아를 튼튼하게 하여 암, 관절염, 심장질환 등의 질병에 걸릴 위험을 낮춘다는 말일까? 나는 그렇다고 생각한다. 한 번쯤 들어 봤겠지만, 운동을 하면 기분을 좋게 하는 엔도르핀이라는 호르몬이 나와서 행복감도 증가한다.[25] 물론 장내 유익균은 우리가 그들을 잘 보살필 때 우리를 위해 그런 호르몬을 내보내라고 신호를 만든다는 것을 잊지 말자! 하버드대학교 의과대학도 최근 보고서에서 우울증에는 항우울 치료제와 함께 규칙적인 운동이 도움이 된다고 발표했다.[26]

(설마 감자칩까지 먹지는 않겠지만) 당신이 소파에 앉아 TV 보는 것만 즐기는 사람이라 해도 절망할 필요는 없다. 하버드대학교 연구 결과를 보면 운동은 장수에 필수 요소지만 적절한 운동을 짧게 하는 정도만으로도 크게 도움이 된다. 10장에서 소개할 운동 처방은 몇 시간씩 헬스장에서 운동하는 것보다 훨씬 간단한 운동들이다. 이것 또한

노화에 관한 또 다른 역설로서 적절한 운동은 건강한 삶에 꼭 필요하지만, 너무 심한 운동은 오히려 역효과를 낳는다.

지나친 운동은 만성 스트레스를 유발한다

인생의 모든 것이 그렇듯 운동도 지나치면 문제가 된다. 특히 달리기 같은 심혈관계 운동이 그렇다. 우리 조상들은 다른 동물의 먹이가 되고 싶지 않을 때만 달렸다. 하지만 우리는 언젠가부터 칼로리 계산에 집착하고 신진대사가 실제로 어떻게 이뤄지는지 제대로 알지 못한 채 건강해진다는 명목으로 몇 시간씩 조깅하거나, 스피닝을 타거나, 계단을 오르내리거나, 에어로빅을 해야 한다고 믿는다. 하지만 미생물군유전체가 발견되고 그것이 칼로리를 소비한다는 개념이 알려지면서 칼로리를 따지는 이론은 쓸모없는 것으로 오래전 밝혀졌다. 그런데도 인터넷과 소셜 미디어 때문에 칼로리 개념은 절대 사라지지 않고 있다. 결과적으로 사람들은 쓰지 않은 헬스클럽 이용권을 보며 자신의 의지만 탓한다.[27]

　블루존 사람들이 그런 말을 듣는다면 비웃을지 모른다. 조깅 열풍이 시작되던 1970년대 몇몇 연구원은 걷기의 달인으로 알려진 아프리카 칼라하리 지역의 부시먼을 대상으로 인터뷰를 했다. 부시먼들은 사냥 시즌이 되면 하루 30~50㎞를 걸어 다닌다. 그들에게 하루 동안 40km를 달릴 수 있는지 질문하자 말도 안 된다는 식의 반응을 보였다. 사냥감을 쫓아서 40km를 뛰고 나면 얻는 칼로리보다 쓰는 칼로리가 더 많을 텐데 그럴 필요가 있겠냐는 것이다. 그리고 만약 어떤 동물이 자신을 쫓아온다면 40km는커녕 그보다 훨씬 전에 잡힐 거라고 했다. 사실 진화생물학에서도 운동 정도에 상관없이 우리 몸이 칼로리 소비를 조절한다는 것이 밝혀졌다.[28]

전력 질주는 원시 인류가 상처 입은 동물을 쫓거나 성난 멧돼지를 피해 가까운 나무 위로 잽싸게 도망갈 때나 유용했다. 가끔 있는 경우를 제외하면 느려도 꾸준히 가는 방식이 언제나 옳다. 가령 100m 달리기 선수들의 체성분을 보라. 그들은 장수에 적합한 체형과 아주 유사하며 단단한 근육질 몸매를 자랑한다. 하지만 마라톤 선수들은 암에 걸린 것처럼 보이는 경우가 종종 있고 면역계도 좋지 않다.

우리 조상들은 가끔 있는 짧은 전력 질주를 빼면 먹을거리를 찾아 주로 걸었다. 이런 운동이 장수에는 가장 좋다. 블루존 사람들도 먼 거리를 뛰어다니기보다 낮은 산을 오르내리거나 평지를 걸으며 활동한다. 2007년 《스포츠 의학Sports Medicine》에 소개된 논문에 따르면 장거리 달리기는 안타깝게도 면역계에 손상을 준다.[29] 나는 전처럼 10km 이상 뛰거나 하프마라톤 코스를 달리는 대신 하루 5km 정도만 걷거나 가볍게 뛰는 운동을 고수할 생각이다.

마라톤처럼 근육 손실이 많은 지구력 운동이 장수에 치명적인 영향을 준다는 증거는 얼마든지 있다. 장거리 달리기와 관련된 거의 모든 연구 논문이 심장근육에 계속 손상을 주는 심근섬유증을 일으킨다고 보고한다.[30] 실제로 장거리 달리기는 심장 세포, 특히 우심실 세포를 파괴해서 심장에 손상을 준다. 과거에 장거리 달리기 선수였거나 현재 선수인 환자들을 통해 내가 늘 접하는 현상이기도 하다. 많이 달릴수록 심장에는 더 많은 손상이 간다. 그래서 부정맥이나 울혈성 심부전증까지 이어질 수 있다. 일시적인 스트레스는 우리 몸에 긍정적인 효과를 주지만 장거리 달리기는 심장에 너무 오래 많은 스트레스를 준다.

사실 격렬한 운동은 적당한 운동으로 얻은 좋은 효과를 '상쇄'한다. 에너지가 고갈될 정도로 심한 운동은 활성산소를 만들어서 산화 스트레스를 일으킨다. 앞에서 언급했듯이 활성산소는 노화의 주범으로 반응성이 매우 높은 분자다. 적당한 운동은 항산화 효과를 일으켜서 활성산소를 없애고 산화 스트레스를 막아 주지만,[31, 32] 장거리 달리기 같은 지구력 운동은 결정적으로 장 투과성을 증가시킨다.[33]

잠깐 다른 얘기지만, 나는 어렸을 때 식사 후 한 시간은 수영이 허락되지 않았다. 위경련이 생겨서 익사할 수 있다는 이유였다. 어머니는 실제로 한 시간을 쟀다. 그런 어머니 옆에 앉아 시곗바늘만 쳐다보며 물에 들어갈 시간이 오기만 기다렸다. 음식을 소화하기 위해서는 엄청난 양의 혈액이 필요하다. 따라서 음식을 먹으면 혈액은 근육이나 뇌로 가지 않고 위로 몰린다. 그래서 식사 후 바로 수영을 하면 혈류가 부족해서 젖산이 쌓이므로 위경련이 일어날 수 있다는 것이었다. 사람들은 이 말을 오랫동안 가벼운 속설 정도로 치부했으나 어느 정도는 사실이다. 음식을 먹고 나면 정말로 혈액이 위로 공급된다. 하지만 장거리 달리기를 하면 정반대 현상이 일어난다. 즉 혈액이 전부 근육으로 몰려서 위장에 혈액이 부족해지는 장내 허혈이 생긴다. 장내 허혈은 장 누수를 일으키고, 결과적으로 렉틴과 지질다당류, 박테리아를 몸속으로 흘려보낸다. 그래서 마라톤을 하고 나면 2주 동안 면역계가 완전히 망가진다. 장거리 달리기를 해 본 사람들은 알 것이다. 마라톤을 하고 나면 소화 기능이 엉망이 된다. 위장이 행복하지 않다는 확실한 신호인 것이다!

달리기를 정말 좋아하는 사람들은 자신들의 오랜 취미 생활을 버리기가 쉽지 않다. 나도 그런 사람이었지만, 내 아내 페니는 보스턴 마라톤 100주년 대회에 정식 선수로 출전할 정도로 애호가였다. 마라톤에 관한 데이터를 오랜 시간 열심히 들여다보기 전까지는 그랬다. 데이터를 모두 본 뒤로 아내는 마라톤의 부정적인 면을 인정하지 않을 수 없었다. 그래서 러닝슈즈와 영영 작별을 고했다. 아내는 마라톤 경력을 줄여서 수명을 늘릴 수 있다면 당연히 그만한 가치가 있다고 생각했다. 한 가지 더 밝히자면, 아내는 마라톤을 하는 동안 골감소증을 얻고 감기는 늘 달고 지냈다. 이제 그런 증상들은 사라진 지 오래다.

하지만 좋은 과거를 기억하지 못한다면 오래 사는 것이 무슨 의미가 있을까? 그런 의미에서 이제 뇌 건강을 지키고 은퇴 후에도 오랫동안 맑은 정신을 유지할 수 있는 몇 가지 간단한 방법을 알아볼 것이다. 심지어 뇌 건강도 장내 유익균이 좌우한다. 다음 장도 기대하시길.

CHAPTER

6

똑똑하게 나이 들기

Remember Your Old Age

우리는 나이가 들면서 무언가 하나둘 잃거나 잊는다. 자동차 열쇠를 잃어버리고, 하고 싶은 말의 단어를 잊어버리고, 오랫동안 알고 지낸 사람들의 이름을 잊어버린다. 머릿속은 안개가 낀 것처럼 언제나 멍하다. 예전처럼 정신이 맑지도 않다. 인생은 원래 그렇게 흘러가는 것이다. 그렇지 않은가?

아니다. 그렇지 않다. 우리는 이러한 증상들이 정상적인 노화 과정이라고 생각하지만, 그 어느 것도 정상이라 할 수는 없다. 단순한 '건망증'에서 파킨슨병, 치매, 알츠하이머 같은 심각한 신경질환에 이르기까지 모든 인지감퇴 현상은 신경계 염증에서 기인한다. 그러면 그 염증은 어디서 시작되는가? 그렇다. 바로 장에서 시작된다.

염증이 시작된 곳이 장이므로 염증을 막을 수 있는 곳도 장이다. 그래서 여생에 맑은 정신을 유지하고 집중력을 잃지 않을 수 있다.

최근 연구 결과에 따르면 나이가 든다고 인지력이 반드시 감퇴하지는 않는다. 우리는 신경생성neurogenesis이라는 과정을 통해 언제든 새 뉴런을 만들 수 있는 능력이 있다. 즉 새로운 기술을 익히거나 인지능력을 향상하는 데 정해진 나이는 없다.

컬럼비아대학교Columbia University와 뉴욕주립정신의학연구소New York State Psychiatric Institute는 14세에서 79세에 이르는 건강한 남녀의 뇌 사진을 조사했다. 대부분 79세 정도면 학습할 수 있는 시기가 한참 지났다고 생각한다. 하지만 연구진은 가장 나이 많은 참가자도 가장 어린 참가자만큼 새로운 뇌세포를 만드는 데 필요한 재료를 가지고 있다는 것을 발견했다.[1] 즉 우리는 아무리 나이가 많아도 10대만큼 새로운 뇌세포를 만들 수 있다! 게다가 노인들은 신체를 단련함으로써 새로운 기술을 배울 수 있고, 기억력과 특히 언어능력은 젊을 때와 같은 수준으로 유지할 수 있다.[2] 다시 말해 신체가 건강하다면 나이가 들어도 대화할 때 단어나 이름이 떠오르지 않아서 '혀끝에 맴도는 현상'을 더 적게 경험한다는 뜻이다.

이러한 연구 결과들을 보면 나이가 들어도 변함없이 맑은 정신을 유지할 수 있다는 희망이 생긴다. 그 모든 것은 장내 유익균 덕분이다.

제2의 뇌
....

장내 미생물과 뇌가 직접 관련된다는 증거는 아주 많다. 많은 동료가 이제 장을 '제2의 뇌'라고 부른다. 하지만 나는 동의하지 않는다. 직접 관련된다는 것 때문이 아니라 장이 2위로 밀려나서 그렇다. 장이 머릿속 뇌를 통제하고 조절한다. 그래서 나는 머릿속 뇌가 오히려 '제2의 뇌'라고 생각한다.

우리는 장내 유익균이 그들의 자매인 미토콘드리아에 호르몬 신호와 메시지를 보낸다는 사실을 알고 있다. 물론 여기서 말하는 미토콘드리아에는 뇌세포에 있는 미토콘드리아도 포함된다. 메시지는 혈류와 림프계를 통해 일종의 '무선' 방식으로 전달된다. 하지만 장에는 유선 방식으로 머릿속 '제2의 뇌'에 메시지를 보내는 다른 방법이 있다. 장과 뇌는 미주신경vagus nerve으로도 메시지를 주고받는다. 미주신경은 자율신경계 중 가장 긴 신경이다. 가정에서 볼 수 있는 통신 설비나 케이블 시스템에 해당한다고 볼 수 있다. 미주신경은 심박수, 호흡, 소화 등 무의식적으로 일어나는 자율기능을 대부분 관할하고, 장과 대뇌를 이으며 그 사이에 있는 각종 장기를 연결한다.

미주신경은 신체 일부가 다른 일부에 메시지를 보낼 때도 이용된다. 우리는 오랫동안 미주신경이 존재하는 이유로 대뇌가 장을 포함한 나머지 신체 기관에 명령을 내리고 메시지를 전하기 위해서라고 믿었다. 내가 의대를 다닐 때도 그렇게 배웠고 의사로 일하는 동안에도 꽤 오랫동안 그렇게 믿었다. 하지만 사실은 정반대다. 심장, 폐,

장에서 대뇌로 이어지는 신경섬유는 대뇌에서 심장, 폐, 장으로 이어지는 신경섬유보다 아홉 배 많다. 따라서 장에서 대뇌로 보내지는 메시지도 그 반대 방향보다 아홉 배 많다.

간단히 말해서 메시지를 보내는 것은 장내 유익균이다! 사실 메시지를 받아서 처리하는 뉴런은 척수 전체보다 장내에 더 많다. 엄밀히 말하면 우리가 말하고 생각하고 느끼는 방식을 진짜로 책임지는 것은 장내 유익균이다. 여성 독자들은 '직감$^{gut \ sense}$'이라는 단어가 익숙할 것이다. 직감 혹은 육감$^{six \ sense}$은 내면에서 일어나는 일들을 이해하고 통합하는 감각 혹은 또 다른 내가 느끼는 감각이다. 잠깐 기억을 되살리자면 앞서 뉴런에 에너지를 제공하는 장내 유익균과 미토콘드리아는 모두 어머니로부터 물려받으며 그들끼리 늘 대화를 나눈다고 설명했다.

직감도 여느 다른 감각처럼 작동한다. 예를 들어 우리의 눈은 빛의 자극을 받으면 그 빛이 전기 신호로 전환되고 시신경을 통해 뇌로 전달된다. 뇌에서는 그 신호를 전달받아 우리가 '보는' 장면으로 다시 짜맞춘다. 마찬가지로 음파도 귓속에 있는 미세한 털을 진동시켜 뇌로 전달된다. 하지만 물리적인 신경회로를 사용하는 다른 감각들과 달리 육감은 메시지를 전달할 때 미주신경뿐 아니라 호르몬이라는 무선 시스템도 사용한다.

장내 유익균은 뇌에 계속 메시지를 보내므로 장 내벽에 구멍이 뚫리거나 침입자들이 장 내벽을 뚫고 몸속으로 들어올 때마다 다양한 화학적 신호가 혈류와 림프계로 보내진다. 앞서 살펴봤듯이 장내 유익균이 보내는 메시지를 사이토카인이라 하고, 실제 위험한 상황이 닥쳤을 때 면역계와 최고 지휘부에 알리는 것들을 염증성 사이토카인이라 한다. 나는 지난 10년 동안 정밀 혈액 테스트를 시행하여 3개월 단위로 환자의 혈액에서 사이토카인의 양을 측정했다. 미국심장협회American Heart Association에도 보고했듯이[3] 이것은 렉틴과 지질다당류가 얼마나 자주 장내 방어막을 뚫고 장에서 국소 염증을 일으키며 심장, 관절, 뇌 등 다른 기관에도 염증을 일으킬 수 있는지를 알아보는 연구의 포문을 열었다.

뇌에 생기는 일명 신경염증neuroinflammation은 우리 몸에 엄청난 손상을 준다. 이 내용을 보고한 최근 연구에 따르면 장내 미생물이 일으킨 신경염증이 뇌 면역계가 보호해야 할 뉴런에 부차적인 손상을 가해서 우리가 노화의 일부로 여기는 인지력 감퇴를 일으킨다. 이제 신경염증이 파킨슨병, 알츠하이머, 치매 같은 심각한 퇴행성 질환을 일으키는 진짜 원인으로 여겨지는 것이다.

신경염증이 인지력 감퇴에 이어 퇴행성 질환까지 관련된다는 증거가 매우 강력하기 때문에 내 동료 패트릭 맥기어Patrick McGeer는 알츠하이머 발병 위험이 큰 사람들에게 비스테로이드성 항염증제를 소량 투여하는 실험을 시작했다. 사람들은 이 연구에 많은 기대를 걸고 있지만, 나는 비스테로이드성 항염증제가 장기적으로 장 내벽에 어떤 영향을 미칠지 우려스럽다. 근본적으로 장을 치유하여 염증을 줄이는 방법이 제일 바람직하다고 생각한다.

신경 세포를 지켜라

쥐 실험 연구들을 보면 미생물군유전체에 생긴 특정 변화가 신경염증을 일으켜서 인지력 감퇴가 일어난다는 것을 분명히 알 수 있다. 한 실험 결과를 보면 늙은 쥐에게 포르피로모나다시에과 Porphyromonadaceae에 속하는 유해균을 다량 투여하자 장 누수와 염증이 생겨서 공간 기억에 문제가 생겼고 우울증 유사 행동이 증가했다. [4]

우리는 이제 인간에게 알츠하이머병을 일으키는 박테리아군도 알수 있다. 인지장애 환자들의 장내 미생물을 조사해서 인지장애가 없는 환자들의 박테리아와 비교한 결과를 보면 인지장애 환자는 전염증성 대장균과 이질균인 에세리키아 Escherichia와 시겔라 Shigella가 많고, 항염증성 유익균인 유박테리움 렉테일 Eubacterium rectale은 부족했다. [5]

다시 강조하지만, 장내 유해균은 시간이 지남에 따라 우리가 먹는 렉틴과 장 누수 현상으로 빠져나오는 지질다당류와 결합해 장 내벽을 무너뜨리고 전신성 염증의 원인이 되는 면역반응을 일으킨다. [6] 장내 유해균과 렉틴, 지질다당류 같은 침입자들은 신경염증이나 신경질환을 일으키는 원인과 직접적인 관련이 있다. 뇌 속의 뉴런은 뉴런을 자극하는 도파민과 뉴런을 진정시키는 감마아미노뷰티르산 GABA 등 필수 신경전달물질을 생성한다. 그리고 도파민은 즐거움이나 고통 같은 감정을 조절하고 근육의 움직임을 통제하는 등 많은 일을 담당한다. 이렇게 중요한 신경전달물질이 제대로 기능하지 못하면 특히 파킨슨병 같은 많은 질병의 원인이 된다.

신경세포인 뉴런은 세포체에서 나오는 가늘고 길게 뻗은 축삭돌기와 수상돌기가 이어진 형태다. 축삭돌기는 다른 신경 세포에 메시지를 보내는 역할을 하고 수상돌기는 다른 신경 세포로부터 메시지를 받는다. 신경세포는 이 구조를 이용해 신경망을 만들고 이 신경망 사이에서 이뤄지는 정보 교환이 우리의 생각과 행동, 움직임까지 대부분 조절하고 통제한다.

이것이 염증과 무슨 관계가 있을까? 설명하려면 신경세포의 보디가드라 할 수 있는 신경아교세포^{glial cell} 혹은 미세아교세포^{microglial cell}라는 특수 세포를 언급할 필요가 있다. 신경세포는 아주 특별한 존재라서 매니저가 필요하다. 신경세포가 유명연예인이라면 신경아교세포는 유명인사를 지키는 보디가드인 셈이다. 신경아교세포는 몸속 보초병들이 보내는 염증성 사이토카인을 통해 장 내벽이나 뇌혈관 장벽을 뚫고 침입자가 나타난 것을 알게 되면 실제로 수상돌기를 없애서 침입자로부터 신경세포를 지킨다. 이런 일이 반복되면 신경세포는 세포의 몸체만 남아서 다른 신경 세포와 정보를 주고받을 수 없게 된다. 이처럼 신경세포가 서로 정보를 주고받지 못할 때 기억력과 인지력에 문제가 생긴다!

일부 의사들은 신경아교세포가 제대로 기능을 하지 못해서 치매가 생긴다고 보고 신경아교세포가 수상돌기를 없애지 못하게 막는 약물을 개발 중이다. 하지만 나를 포함한 몇몇 동료들은 신경아교세포가 침입자로 추정되는 모든 것을 막으려 하기 때문이라고 생각한다. 다시 말해 신경아교세포가 보디가드 역할을 너무 '잘' 수행해서 문제가 되는 것이다. 이렇게 상상해 보자. 한 왕국에 중앙 요새가 있고 외곽으로 여러 전초기지가 있다. 이때 중앙 요새가 신경세포이고, 외곽의 여러 전초기지는 수상돌기에 해당한다. 신경아교세포는 적군인 지질다당류나 렉틴이 쳐들어왔다는 정보를 입수하면 중앙에 알린다. 정보를 받은 중앙 요새의 지휘관은 부대원에게 퇴각을 명령한다. 이때 신경아교세포는 모든 전초기지를 폭파해서 요새를 지킨다. 즉 수상돌기를 없애서 신경세포를 지키는 것이다. 지켜야 할 전초기지가 모두 없어질 때까지.

따라서 근본적으로 신경아교세포가 과하게 작동하는 것이 문제라기보다 애초에 자극을 받는다는 것이 문제다. 더 심각한 것은 일단 신경세포가 수상돌기 없이 세포체만 남게 되면 보디가드들이 원래 그렇듯이 신경아교세포가 세포체 주위로 몰려든다. 안타깝게도 신경세포는 신경아교세포로부터 보호를 너무 잘 받아서 영양분을 공급받지 못해 죽음을 맞이한다.[7] 파킨슨병에서 주로 발견되는 루이소체Lewy body는 신경아교세포로 둘러싸인 죽은 신경세포다. 다시 말해 신경아교세포는 의욕이 너무 과해서 자신들이 애써 지키려 했던 대상까지 해치고 만다.

렉틴과 지질다당류가 창자벽을 통과하면 혈류를 타고 이동할 뿐 아니라 미주신경을 타고 장에서 뇌까지도 이동한다.[8] 그렇게 뇌에 도달한 렉틴과 지질다당류는 운동신경을 담당하는 중뇌의 주요 부위인 흑질에 쌓인다.[9] 흑질의 신경세포는 도파민을 생성하는데, 이 부위에서 염증으로 세포가 파괴되면 파킨슨병이 나타난다. 《플랜트 패러독스》에서도 밝혔듯이 궤양을 치료할 때 사용하던 예전 방법인 미주신경 차단술을 받은 사람들은 실제로 파킨슨병 발병률이 절반 밖에 되지 않는다.[10] 물론 신경망이 없으면 렉틴이 침투할 수 없다. 그러나 더 중요한 문제는 몸속에 어떤 이상이 생겨도 뇌가 그것을 알 아채지 못하게 된다는 점이다.

게다가 렉틴과 지질다당류가 몸속으로 침입하면 먼저 신경세포 와 그 신경세포를 보호하는 신경아교세포와 맞닥뜨린다. 이제부터 가 흥미롭다. 보통 파킨슨병 환자들은 변비가 심하다. 그래서 신경 소화기학neurogastroenterology을 전공한 동료들은 파킨슨병 환자들의 경 우 장운동에 영향을 주는 장내 신경세포에 문제가 있는지 의심했다. 먼저 동물 실험 결과로 밝혀진 사실은 장 누수증이 있을 때 루이소 체, 즉 신경아교세포로 둘러싸인 죽은 신경세포가 장에서 발견되었 다! 이후 파킨슨병 환자를 대상으로 한 결장 조직검사에서도 동물 실험 때와 같은 결과가 확인되었다.[11]

세계에서 두 번째로 흔하며 미국에서 새로운 환자가 매년 20만 명 이상 발생하는 신경계 질환이 뇌가 아닌 장에서 생긴 변화 때문 인 것이다. 더 나쁜 소식을 알고 싶은가? 장내 박테리아가 글루타민 glutamine을 분해할 때 나오는 아미노산계열의 글루타메이트glutamate는 도파민을 생성하는 신경세포를 죽인다.[12] 그렇다면 글루타민은 어디 서 나오는가? 바로 많은 가공식품에서 화학조미료로 쓰이는 MSG에 서 나온다. 식품 라벨에서 글루타민이 쓰여 있는 것을 본 적 있는가? 글루타민은 FDA가 '일반적으로 안전한GRAS, generally regarded as safe' 식품으로 보기 때문에 식품 표시 라벨에 반드시 표기할 필요가 없다. 하지만 앞으로 식품성분표에서 '천연향'이라는 단어가 보인다면 절대 사지 말기 바란다! 또한 아스파탐이 장 속에서 글루타메이트로 바뀐다면 믿을 수 있겠는가? 분홍색 포장지에 든 뉴트라스위트[NutraSweet]가 바로 아스파탐이다. 그러니 다음번에 혹시 커피에 감미료를 넣고 싶다면 한 번 더 생각해 보라. 아스파탐은 아주 최근까지도 다이어트 음료에서 가장 많이 쓰이는 감미료였다.

무섭지 않은가?

하지만 희망적인 소식도 많다. UCLA 장수연구소 연구진은 최근 항염증성 폴리페놀 성분인 커큐민[curcumin]의 효과에 관한 오랜 이중맹검(약의 효과를 판정할 때 피시험자에게 노출된 독립 변인의 수준을 피시험자와 연구자가 모르게 진행하는 연구 방법-역주) 연구를 끝냈다. 그들은 40명으로 구성된 사람들을 두 그룹으로 나누어 한 그룹은 커큐민을 매일 복용하게 하고, 다른 그룹은 가짜 커큐민을 복용하게 해서 18개월 뒤에 조사했다. 결과적으로 커큐민을 복용한 그룹에서 언어 기억력과 시각 기억력, 주의 집중 시간이 상당히 좋아졌다.[13] 커큐민은 뇌혈관 장벽을 통과해 신경염증을 가라앉히는 몇 안 되는 물질 중 하나다.

하지만 이것은 빙산의 일각일 뿐이다. 이 책 뒷부분에서 장내 유익균에 영양분을 주고 인지력 감소와 질병을 피할 수 있는 더 많은 식품과 보충제에 관해 알아볼 것이다. 하지만 그보다 먼저 알아야 몇 가지 사항이 있다.

다발성경화증multiple sclerosis

다발성경화증은 면역계가 수초myelin라는 신경세포의 피막을 먹어 치워서 신체에 여러 증상이 나타나는 심각한 질병이다. 이 신경 피막이 손상되면 뇌와 다른 신체 간의 소통을 방해하거나 뇌 자체에 문제가 생긴다. 면역계와 체내 정보 교환망에 관해 지금까지 알게 된 사실로 보건대 다발성경화증도 장에서 원인이 시작된다고 하면 새삼 놀랄 일도 아닐 것이다.

우리는 이제 다당류를 생성하는 특정 장내 유익균이 있다는 것을 안다. 바로 그 장내 유익균이 수초의 형성과 파괴를 조절한다. 장내 유익균이 부족하면 다당류를 충분히 만들지 못하게 되므로 면역계가 수초를 공격해서 다발성경화증이 나타나는 것이다.[14] 한 실험 결과를 보면 다당류를 생성하는 박테리아를 쥐에게 투여했더니 수초가 잘 보호되었고 결과적으로 다발성경화증도 적게 나타났다.[15]

그렇다면 인간에게도 이것을 적용해서 장내 유익균에 풍부한 영양을 제공함으로써 다발성경화증을 예방하거나 치료할 수 있다는 말일까? 나는 그럴 것으로 생각한다. 이것은 다발성경화증으로 고통받는 수백만 명 환자에게 매우 반가운 소식일 것이다. 안타깝지만 지금까지 다발성경화증은 주로 면역을 억제하는 약물 치료제만 쓰였다. 하지만 내 친구인 테리 월스Terry Wahls 박사가 말했듯이 다발성경화증은 식이요법으로 확실히 치료할 수 있다. 자신조차 다발성경화증으로 휠체어 신세를 져야 했던 그녀는 식단에서 렉틴을 함유한 식품을 대부분 빼고 하루 아홉 컵에 달하는 채소를 먹으며 건강을 회복하여 그 사실을 몸소 증명했다.

나는 최근 미국심장협회의 역학, 생활양식 과학 세션^{EPI/Lifestyle}

Scientific Sessions에서 6개월간 플랜트 패러독스 프로그램에 참여한 다발성

경화증 환자 몇 명을 포함하여 바이오마커로 입증된 자가면역질환 환자

102명을 대상으로 이뤄진 연구 결과를 보고했다. 그 환자 중 95명은 이

제 바이오마커에서 음성으로 표시되고, 특별한 증상이 없으며, 면역억

제제도 먹지 않는다.[16] 나는 히포크라테스가 지적했듯이 가까운 미래에

는 다발성경화증을 포함한 모든 퇴행성 질환은 장을 치유함으로써 극복

하는 날이 올 것이라 굳게 믿는다.

매일 밤 뇌를 씻자

신경염증을 일으키는 장 침입자들에 관한 무서운 이야기는 아직 끝

나지 않았다. 10년 넘게 알츠하이머를 연구하고 있는 내 동료들은

알츠하이머 환자의 뇌에서 베타아밀로이드^{beta-amyloid}가 쌓인 모습을

관찰한 후로 세포 주위에 섬유질 플라그를 형성하는 변성變性 단백질

응집체인 아밀로이드^{amyloid}에 주목하고 있다.[17] 간단히 설명하자면

뇌에서 아밀로이드라는 물질이 생성되는데, 이 물질이 신경세포를

죽여 알츠하이머를 일으킨다는 것이다. 이제 제약회사들은 수백억

달러를 들여서 알츠하이머를 치료하고 예방한다는 항아밀로이드 약

품을 개발 중이다. 기대되는가? 하지만 실상은 그렇지 않다. 지금까지 개발된 약들은 모두 형편없는 실패작들이다. 왜일까? 아밀로이드가 뇌에서 만들어지는 것이 아니라 장에서 시작되기 때문이다.

장내 박테리아가 분열되거나 죽을 때 지질다당류가 만들어지듯이 그 박테리아가 가진 단백질이 없어지거나 손상을 입을 때 아밀로이드가 생성된다. 그것은 건강한 박테리아로부터 떨어져 나온 것이므로 말 그대로 '분리 분자shed molecule'라고 불리며, 몸속을 돌아다니다가 창자벽의 약한 부분을 뚫고 나가거나 미주신경을 타고 뇌까지 올라간다.[18] 아밀로이드는 일단 뇌에 도착하면 뇌를 자극해서 아밀로이드를 더 많이 생성하게 하므로 자생적이라고도 할 수 있다. 문제는 아밀로이드 단백질이 정상적인 세포 기능에 손상을 줄 뿐 아니라 세포끼리의 정보 교환도 방해한다는 것이다.

여기서 알아야 할 두 가지 사실이 있다. 첫째, 건강한 장내 유익균은 아밀로이드 단백질을 만들지 않는다. 혹시 만들어졌다 하더라도 장에서 빠져나오지 못하면 뇌혈관 장벽을 절대 통과하지 못한다. 우리 몸은 지질다당류와 아밀로이드를 다루는 데 익숙하다. 이 '분리 분자'는 존재만으로 문제가 되지는 않는다. 노화 과정에서 저절로 문제를 일으키는 것도 아니다. 하지만 장 투과성이 증가하면 시간이 지남에 따라 문제를 일으킨다.

둘째, 설사 아밀로이드 단백질이 뇌에 도착했다 해도 곧바로 문제를 일으키지는 않는다. 알츠하이머 증상이 없는 많은 환자의 뇌 사진에서도 아밀로이드 단백질이 보인다. 따라서 중요한 점은 아밀로이드 플라그가 뇌에서 씻겨 나가느냐 남느냐의 차이다. 플라그가 씻겨 나가지 않고 뇌에 계속 남아 있으면 아밀로이드가 점점 더 많이 생성되고 자생력을 갖게 되어 결국 알츠하이머나 다른 신경퇴화 질환을 일으킨다.

뇌의 청소 시스템

몸의 모든 부분은 세포 사이사이에 쌓인 이물질이나 찌꺼기를 제거하기 위해 정기적으로 깨끗이 청소되어야 한다. 이처럼 중요한 정화 작업을 담당하는 기관은 림프계로 알려진다. 단백질과 백혈구를 포함한 림프액이 몸 구석구석을 따라 흐르며 불필요한 찌꺼기를 씻어 낸다. 하지만 유사한 과정이 뇌에서도 일어난다는 사실은 최근에서야 밝혀졌다. 그동안 뇌는 뇌혈관 장벽이 막고 있어서 림프액이 뇌 안으로 닿지 않는 것으로 알려졌다.

몇 년 전 연구원들은 림프액이 하는 역할처럼 뇌척수액(척수에 주사기를 꽂으면 흘러나오는 맑은 액체)이 뇌 안을 돌아다니며 세포에 쌓인 노폐물을 씻어 낸다는 사실을 처음 발견했다. 글림프 시스템glymphatic system이라는 이 과정이 일어나는 동안 뇌척수액이 뇌 안을 잘 돌아다닐 수 있도록 깊은 잠을 잘 때 뇌세포 크기가 실제로 줄어든다. 깊은 잠을 자면 '뇌 청소brain wash' 과정이 깨어 있을 때보다 20배 빨라진다. 잠을 잘 자고 나면 다음 날 몸이 좋게 느껴지는 이유가 여기에 있다.[19] 충분한 숙면을 취하고 나면 밤사이 머릿속에 쌓인 노폐물이 씻겨 나가서 말 그대로 맑고 상쾌한 상태로 깨어나는 것이다.

따라서 우리가 적당한 시간에 잠을 자기만 하면 뇌는 매일 밤 깨끗이 청소될 것이다. 정말 그럴까? 불행히도 현실은 그렇지 않다. 나는 어렸을 때 식사 후 한 시간은 수영이 허락되지 않았다고 앞에서 말했다. 어머니는 밥을 먹고 나면 음식이 소화되느라 피가 모두 위로 몰려서 근육으로 갈 피가 부족해지고 따라서 수영할 힘이 생기지 않는다고 생각했다. 믿기 어렵겠지만 잠을 잘 때도 똑같은 원리가 적용된다.

글림프 시스템은 잠을 깊이 잘 때 수면 사이클 초반에 일어나는 특정 단계에서 가장 활발하게 일어난다. 이 과정은 소화가 일어날 때와 마찬가지로 많은 양의 혈액 공급이 필요하다. 따라서 잠들기 직전에 무언가를 먹으면 소화하느라 혈액이 모두 위로 가게 되므로 뇌로 갈 혈액이 충분하지 않고 뇌 청소 작업이 제대로 이뤄지지 않는다. 이번에는 근육이 아니라 뇌가 혈액 부족에 시달리는 것이다. 그것은 익사에 비교할 수 있을 정도로 심각한 상태다. 글림프 시스템이 효과적으로 뇌를 청소하지 못하면 렉틴과 지질다당류 등 여러 가지 독소와 아밀로이드가 뇌에 쌓여서 우리가 익히 알고 있는 결과들을 초래한다. 유감스럽지만 '뇌 청소' 과정은 신경퇴행성 질환과 관련해서 가장 간과되고 오해받는 부분일 것이다.

다행히 간단한 해결책이 있다. 마지막 식사 시간과 취침 시간 사이의 간격을 최대한 늘리는 것이다. 내 친구이자 동료인 《알츠하이머의 종말The End of Alzheimer's》의 저자 데일 브레드슨 박사가 설명했듯이 마지막 식사와 잠들기 전 시간 간격은 최소 네 시간은 되어야 한다. 다른 활동을 하기 위해 식사 후 한 시간이 지나야 한다는 규칙은 완전히 속설만은 아니다. 하지만 저녁 식사를 완전히 소화해 자는 동안 뇌가 충분히 청소되려면 한 시간만으로는 부족하다. 가령 밤 11시에 잠든다고 가정하면 저녁 7시 이후로는 아무것도 먹지 말아야 한다. '아침은 왕처럼 먹고, 점심은 여왕처럼 먹고, 저녁은 거지처럼 먹어라'라는 옛말은 알고 보면 정말 지혜로운 말이다. 하지만 안타깝게도 우리 문화는 이와 반대로 가고 있다. 늦은 시간에 거한 저녁을 먹고, 심지어 잠들기 전에도 야식을 먹는다. 우리 몸은 밤새 그 음식들을 소화하느라 뇌 속에 쌓인 노폐물을 청소할 시간이 없다.

네 시간 간격을 지키기가 쉽지 않다는 것은 이해한다. 내 환자들도 대부분 늦게까지 일하거나 친구, 동료, 고객과 늦은 시간에 저녁 모임이 있다. 그렇다고 소화가 다 되기를 기다리며 네 시간 동안 깨어 있을 수도 없다. 나는 일과나 정신적 에너지를 희생하지 않고 뇌청소 효과를 충분히 누리기 위해 롱제비티 패러독스 프로그램에 '뇌청소'의 날을 포함했다. 매일 청소하기 어려울 때 일주일에 한 번 날을 정해서 대청소를 하듯이, 편한 날을 정해서 일주일에 하루 혹은 그 이상 저녁을 걸러서 잠들자마자 뇌로 피가 충분히 공급될 수 있게 하는 방법이다. 이런 간헐적 단식으로도 세포가 일시적 스트레스를 받을 때 얻을 수 있는 모든 이점을 누릴 수 있다.

비만과 뇌

비만은 전신 염증에 미치는 영향이 크기 때문에 치매를 일으키는 주된 위험 요소다. 유니버시티 칼리지 런던University College London은 38년 동안 미국과 유럽에 사는 백만 명 이상의 사람들을 조사해서 체질량지수BMI가 높은 사람들은 그렇지 않은 사람들보다 치매에 걸릴 가능성이 훨씬 크다는 사실을 알아냈다.[20] 사실 내장비만인 사람들이 가장 문제다. 내가 예전부터 강조했듯이 "배에 지방이 많으면 운도 없다!"라는 말을 꼭 기억해 두기 바란다. 특히 우리는 365일 성장 주기에 살고 있어서 비만이 더 위험하다.

다음 장에서는 실제로 체중 증가를 일으키는 원인에 대해 더 자세히 알아볼 것이다. 미리 내용을 살짝 공개하자면 그것도 장내 박테리아와 관련이 있다. 하지만 롱제비티 패러독스 프로그램은 건강한 몸과 마음을 갖기 위한 안전한 체중 감량법을 안내하고 있으니 일단 안심해도 좋다.

뇌를 위한 식사
....

놀랍게도 지금까지 우리가 살펴본 거의 모든 위험을 없애고 치매나 다른 신경질환 발병률을 극적으로 낮추는 한 가지 음식이 있다. 바로 많은 사람에게 지금도 사랑받는 엑스트라 버진 올리브유extra-virgin olive oil이다.[21] 나는 종종 어떤 음식이든 그것을 먹는 유일한 목적은 올리브유를 더 많이 먹기 위해서라고 말한다. 지중해식 식단과 세계 3대 장수촌에서 가장 많이 애용되는 올리브유는 오래전부터 건강과 장수를 위한 최고의 치유 식품으로 알려져 왔다. 올리브유와 뇌 건강에 관한 새로운 연구들을 살펴보면 치매 발병을 피하거나 늦추는 치료제로 사용해야 할 정도로 상당히 눈길을 끈다.[22]

올리브유가 들어가는 처방전이라면 기꺼이 써 줄 수 있지만 다행히 필요가 없을 것이다. 그저 가까운 대형할인점이나 식료품 가게에 가서 퍼스트 콜드 프레스first cold press(처음 수확한 올리브를 저온 압착식으로 짜낸 올리브유－역주)라고 써진 제품을 사면 된다. 이탈리아산처럼 고급 제품이 아니어도 좋다. 캘리포니아 올리브 랜치California Olive Ranch나 바리아니Bariani처럼 품질도 좋고 가격도 괜찮은 미국산 제품도 많다.

그렇다면 올리브유는 왜 그렇게 몸에 좋을까? 그리고 구체적으로 뇌에 어떤 영향을 줄까? 사실 올리브유에는 폴리페놀 성분이 많아서 항염증 효과가 크다고 오랫동안 알려져 왔다.[23] 폴리페놀을 항염증 물질로 전환하는 것이 장내 유익균임을 기억하자. 또한 폴리페놀은 장내 미생물이 혈관을 손상하는 물질, 즉 앞에서 언급한 동물 단백질에서 만들어지는 트리메틸아민 N－옥사이드를 만들지 못하게 막는다.[24] 그것만으로도 올리브유 섭취가 왜 알츠하이머 예방에 도움이 되는지 이해할 수 있다. 게다가 올리브유는 세포 자정 작용인 자가포식 현상을 촉진하는 효과도 있다. 실제로 올리브유가 풍부한 식단을 먹인 쥐들에서는 일반적인 식단을 먹인 쥐들보다 자가포식 현상이 더 많이 나타난다. 또 올리브유를 먹은 쥐들은 기억력과 학습 테스트에서 먹지 않은 쥐들보다 수행능력이 더 뛰어나다.[25]

자가포식뿐만이 아니다. 올리브유를 먹은 쥐들에서는 뇌에 쌓인 아밀로이드 플라그 수치도 낮게 나타났다. 어떻게 그런 일이 일어날까? 올리브유가 다량 함유된 식단은 뇌줄기 안에 있는 신경세포를 자극해 글루카곤-유사펩티드-1[glucagon-like peptide-1, GLP-1]이라는 호르몬을 분비시키는데, 그 GLP-1은 혈당수치를 낮추고 체중 감소나 저혈당 위험을 낮추는 등 장점이 많다.[26] 사실 GLP-1의 혈당 조절 효과 때문에 2형 당뇨병 치료 옵션 중 하나로서 GLP-1 보충제에 대한 전망 또한 밝다.

또한 GLP-1은 시냅스 축삭돌기와 수상돌기를 연결하는 시냅스 활동을 아밀로이드 독성으로부터 보호한다.[27] 이것은 수상돌기와 축삭돌기의 성장과 연결을 돕는 매우 유익한 단백질인 뇌유래신경영양인자[brain-derived neurotrophic factor, BDNF]의 생성을 촉진함으로써 이뤄진다.[28] 이 말은 곧 신경아교세포가 수상돌기를 물어 없애도 올리브유가 실제로 신경세포의 자가치유를 돕는다는 뜻이다! 심지어 신경세포가 염증으로 손상되지 않아도 뇌유래신경영양인자가 새로운 신경세포가 자라는 데 도움을 주기 때문에 장기 기억력과 인지력이 향상된다.

그렇다. 올리브유를 먹는 것만으로도 염증이 감소하고, 자가포식 현상이 증가하며, 새로운 신경세포가 더 잘 성장하고, 신경망을 형성하는 수상돌기가 재생된다. 그리고 밤사이 씻겨 나가지 않은 아밀로 이드의 부정적 효과로부터 뇌를 보호한다. 그러니 내가 앞에서도 말했듯이 과연 올리브유가 들지 않은 음식을 먹을 필요가 있을까?

최근 스페인에서 발표한 연구는 67세 이상 성인 447명을 세 그룹으로 나누고 4년간 실험을 진행했다. 첫 번째 그룹은 일주일에 1L씩 (하루 9~10T) 올리브유를 먹게 하고, 두 번째 그룹은 하루 30g씩 호두를 먹게 했으며, 세 번째 그룹은 비슷한 열량으로 먹되 저지방식을 따르게 했다. 실험 시작 전과 종료 후 각각 뇌 기능 테스트를 비교해본 결과, 저지방 식단으로 먹은 그룹은 기억력과 인지력이 많이 감소한 반면, 견과류를 먹은 그룹은 기억력이 현저히 증가했고, 올리브유를 먹은 그룹은 인지기능이 전반적으로 크게 향상되었다.[29] 자, 주목하자. 견과류와 올리브유는 우리를 실제로 더 똑똑하게 해 준다! 지금까지 살펴본 내용을 종합해 보면 결론은 명확하다. 바로 견과류와 올리브유, 이 두 가지 음식이 장내 유익균을 더 좋게 변화시킨다.

올리브유가 가진 장점을 알면 지중해식 식단에 곡물이 많이 들어 있음에도 장수에 관한 논의에서 왜 계속 거론되는지 알 수 있다. 지중해식 식단에 들어 있는 올리브유는 곡물에 들어 있는 렉틴의 부정적인 효과를 상쇄시키며 우리의 뇌를 건강하게 지키는 데 도움을 준다. 이것은 지중해식 식단이 장 건강에 어떤 영향을 미치는지 살펴본 여러 연구를 통해 입증되고 있다. 가령 원숭이를 대상으로 한 실험에서 한 그룹은 2년간 지중해식 식단을 먹이고, 다른 그룹은 서양식 식단으로 먹였을 때, 지중해식 식단을 먹은 원숭이들이 미생물군유전체가 훨씬 더 다양하게 나타나고, 유익균의 비율이 유해균보다 높게 나타났다.[30] 비법은 간단하다. 건강한 미생물군유전체를 원한다면 그리고 건강한 뇌와 건강한 몸을 원한다면, 올리브유를 많이 먹어라!

또 다른 실험도 있다. 스코틀랜드 연구진은 식습관이 뇌 건강에 미치는 영향을 알아보려고 73~76세 노인 400명 이상을 대상으로 식단을 조사하여 3년간 정기적으로 뇌 사진을 찍어서 분석했다. 그 결과 올리브유를 많이 먹고 튀긴 음식이나 붉은 고기를 적게 먹은 사람은 그 나이대에 정상으로 여겨지는 뇌 수축 현상이 약 50% 적게 나타났다. 연구진은 그들의 식습관이 장기적으로 뇌를 보호한다고 결론을 내렸다.[31]

이런 연구 결과들은 놀라운 면도 있지만, 지금까지 살펴본 내용을 종합해 보면 올리브유가 많이 함유된 식단이 염증을 일으키는 튀긴 음식이나 동물 단백질이 많이 함유된 식단보다 신경세포가 죽는 비율이 더 낮을 뿐 아니라 실제로 뇌세포 성장을 돕는다는 정도는 충분히 예상할 수 있다. 이는 네브래스카 출신인 나로서는 나쁜 소식이 하나 더 추가되는 것을 의미하지만, 건강한 뇌를 지키고 싶은 모든 사람에게는 유익한 정보가 될 것이다.

머리에 좋은 생선
....

나는 오메가-3 지표를 연구하는 동안, 특히 세계에서 100세 이상 인구가 가장 많다는 아치아롤리를 다녀온 뒤로 지중해식 식단에 더 관심을 두게 되었다. 생선, 특히 작은 크기의 생선 때문이다. 최근 발표된 연구 결과에 따르면 16년간 약 40만 명을 조사한 결과, 생선과 긴 사슬 오메가-3 지방산을 많이 섭취하는 사람은 전체 사망률과 심혈관 및 호흡기 관련 사망률이 상당히 낮았다. 더욱 놀라운 것은 오메가-3를 많이 섭취한 여성의 경우 알츠하이머로 인한 사망률이 거의 40%나 낮았다! 참고로 생선튀김은 같은 결과를 보이지 않았다.[32] 그러니 피시앤칩스fish-and-chips에는 손을 떼시길!

최근 다니엘 에이먼Daniel Amen 박사가 뇌 단일광자단층촬영SPECT으로 찾은 결과도 놀랍다. 그의 설명에 따르면 오메가-3 지표가 높은 환자들은 학습, 암기, 우울증 회피와 관련된 뇌의 영역에서 관류, 즉 혈류가 증가했다. 오메가-3 지표가 가장 낮은 환자들은 같은 부위 관류도 가장 약했다.[33] 《신경과학Neurology》저널은 여성건강증진연구Women's Health Initiative Study 목적으로 여성 1,000명 이상을 추적 관찰했다. 오메가-3 섭취가 가장 많은 여성은 가장 적은 여성과 비교해 전체 뇌 크기 및 기억력을 담당하는 해마 크기가 가장 컸다.[34] 역시 생선이 머리에 좋다는 어머니 말씀은 옳았다!

그렇다면 오메가-3를 얻기에 가장 좋은 음식은 무엇일까? 내 환자 중에서 보충제를 먹지 않고도 오메가-3 지표가 가장 높게 나오는 사람들은 정어리나 청어를 매일 먹는 사람들이다. 특이하게도 거의 자연산 연어를 매일 먹는 시애틀이나 밴쿠버 출신 사람들은 보충제 없이는 가장 높은 지표에 도달하지 못했다. 그러고 보니 아치아롤리나 키타반 지역의 장수촌 사람들이 생각난다. 그들도 주로 멸치류와 크기가 작은 물고기를 먹는다. 정어리나 청어를 좋아하지 않는다고? 괜찮다. 그래도 긴사슬 오메가-3를 얻을 방법은 많다. 그리고 비건이라면 아마씨유 말고도 다른 음식도 많다.

푸른 채소를 먹어라!

우리는 이미 알고 있다. 우리가 푸른 잎 채소를 먹을 때 장내 유익균이 좋아한다는 것을. 그들은 우리가 푸른 잎 채소를 먹을 때 우리의 뇌를 튼튼하게 해 줌으로써 은혜를 갚는다. 터프츠대학교 Tufts University는 58~99세 1,000명에 달하는 참가자를 대상으로 약 5년 동안 대규모 연구를 시행했고 푸른 잎 채소를 하루 딱 한 접시만 먹어도 뇌에서 일어나는 노화 과정을 늦춘다는 것을 증명했다. 특히 나이, 성별, 교육, 인지적 활동 참여도, 신체 활동, 흡연, 해산물 및 알코올 섭취 정도를 조정한 결과, 푸른 잎 채소를 규칙적으로 섭취한 사람은 인지력 감소율이 11년까지 늦춰졌다.[35] 푸른 채소를 매일 먹는 것만으로 뇌가 11년 젊어진다니! 그것이 바로 롱제비티 패러독스 프로그램이 이루고자 하는 목표다.

장내 유익균은 요가를 좋아한다

명상과 요가가 뇌에 긍정적인 영향을 준다는 것은 특별히 놀라운 사실이 아니다. 하지만 나는 그런 변화들이 뇌에서 직접 일어난다고 생각하지 않는다. 정확히 말하면 장내 유익균이 그것을 좋아한다. 그래서 그들은 우리가 명상이나 요가를 할 때 우리의 뇌를 더 좋은 상태로 만들어 줌으로써 감사를 표한다.[36] 내 환자 중에는 단세포에 불과한 미생물이 '고등' 생명체인 인간의 기분과 감정, 의지를 조절할 수 있다는 생각을 탐탁지 않게 여기는 사람들도 있다. 그들은 자신의 뇌는 자신이 스스로 조절할 수 있다고 믿고 싶어 한다. 미안하지만 그 생각은 버려야 한다. 인간은 다양한 미생물군유전체가 머무는 숙소 혹은 이동 수단에 지나지 않는다. 따라서 그들이 원하는 것을 제공해 주는 것이 현명한 길이다.

요가와 명상, 그리고 장 건강 사이의 관계는 모두 스트레스와 관련된다. 호르메시스 효과가 아닌, 건강에 도움 되지 않는 스트레스는 장 건강에 영향을 주어 유익균보다 유해균이 많아지게 하고 장 투과성을 높인다.[37] 사실 극심한 스트레스로 나타나는 결과가 바로 유해균과 장 누수 문제다.[38, 39]

쥐 실험 연구를 보면 쥐는 스트레스를 받을 때 유익균이 감소하고 유해균이 증가해서 결과적으로 장내에 염증성 사이토카인이 증가하는 것으로 나타난다.[40] 인간을 대상으로 한 연구에서도 우울증 환자 46명과 우울증이 없는 건강한 대조군 30명의 대변 미생물군을 조사한 결과, 우울증 환자의 경우 전염증성 유해균이 증가하고 유익균이 감소하는 등 두 그룹 사이에 상당한 차이가 있었다.[41] 장내 유익균은 우리의 건강을 책임진다. 물론 정신 건강도 예외는 아니다.

이렇게 생각해 보자. 우리 몸에 긴장이 심하거나 장내 유익균에 필요한 음식이 부족하면, 좋은 균은 살기 좋은 곳을 찾아 떠날 것이고 대신 나쁜 균이 차지할 가능성이 커진다. 그때부터 상태가 급속도로 나빠진다. 나쁜 세균은 좋은 세균처럼 우리 몸에 유익한 짧은 사슬지방산과 호르몬을 많이 만들지 않는다. 가령 좋은 세균은 노르에피네프린norepinephrine이라는 호르몬을 만들어 각성도, 집중력, 주의력을 높이고, 기분을 좋게 해 주는 신경전달물질인 세로토닌 분비를 자극해서 행복감을 높인다. 어떤 세균은 앞에서 설명했듯이 감마아미노뷰티르산을 생성해 신경세포를 진정시켜서 마음을 편안하게 해 준다.

스트레스를 받으면 장내 미생물에 변화가 생긴다. 그리고 그 변화는 다시 스트레스 감정을 유발한다. 그러고 보면 나를 처음 만나러 오는 많은 환자가 항우울제나 항불안제에 의존하는 이유를 알 만하다. 안타깝게도 좋은 균들이 모두 떠나 버렸기 때문이다.

물론 명상과 요가의 최고 장점은 스트레스를 줄인다는 것이다. 스트레스 감소는 그 자체만으로도 미생물군유전체에 긍정적인 변화를 제공하고 실제로 그것이 인지적 측면에서 긍정적인 결과로 이어진다. 즉 알츠하이머병도 예방할 수 있고 수명을 크게 늘릴 수도 있다. 가령 여러 쥐 실험을 보면 장내 유익균은 스트레스 상황에 대처

하는 능력을 발달시키는 데 필수적인 역할을 한다.[42] 실제로 불안감이 없는 쥐에게 불안감이 많은 쥐의 장내 미생물군을 옮기면 예상대로 불안감이 커진다![43] 그렇다면 장내 박테리아가 환자들이 겪는 불안장애를 실제로 일으키는 원인이라는 말인가? 나와 내 동료 중 많은 이들이 그렇게 믿는다. 다시 말해서 뇌에서 어떻게 '느끼는가'보다 장내 미생물군이 어떻게 구성되느냐가 불안 수치와 더 관련 있다. 물론 외부 환경도 감정을 만드는 데 역할을 하겠지만, 아일랜드 코크대학교University College Cork의 동료들은 "환경적 스트레스에 대한 회복력은 미생물군 구성에 크게 영향을 받는 것 같다"라고 추정했다.[44]

캘리포니아대학교 데이비스캠퍼스University of California, Davis 연구진은 콜로라도 샴발라 마운틴 센터Shambhala Mountain Center에서 운영하는 명상 수련 참가자 30명과 수련 대기자 명단에 있는 사람들을 대상으로 비교 연구를 시행했다. 나이와 일반 건강 문제를 조정한 후 살펴본 결과, 3개월 동안 하루 여섯 시간씩 명상에 참여한 수련생들은 대조군 대상자보다 텔로머라아제telomerase 효소의 활동성이 평균 30% 많았다.[45] 텔로머라아제는 말단소체를 활성화하는 효소로, 앞에서 설명했듯이 말단소체 길이가 수명 연장에 관여하는 표지 인자가 될 수 있다. 그렇다면 텔로머라아제의 활동성을 높여 주는 것이 무엇인가? 바로 줄기세포이며, 그 줄기세포를 활성화하는 것이 장내 유익균이다. 수련에 참여했던 사람들은 명상 덕분에 장내 유익균이 행복해졌고, 행복해진 장내 유익균은 스트레스 없는 안락한 거처에서 오랫동안 머물 수 있도록 줄기세포에 텔로머라아제를 더 많이 만들게 한다. 믿기 어렵겠지만 사실이다.

인도 해군 소속의 건강한 남성 지원자를 대상으로 이뤄진 또 다른 연구가 있다. 참가자를 두 그룹으로 나누어 한 그룹은 6개월간 요가와 명상을 하게 하고, 다른 그룹은 일상적인 체력 훈련을 하게 했다. 6개월 뒤 확인된 결과는 요가와 명상을 했던 그룹에서 글루타티온 glutathione이 눈에 띄게 증가한 것으로 나타났다.[46] 글루타티온은 노화를 막는 세포 내 주요 항산화 물질이다. 그렇다면 글루타티온 생성을 도와 주는 것이 무엇일까? 바로 장내 유익균이 만드는 아미노산, 즉 부티레이트다![47] 이 경우 요가 덕분에 장내 유익균이 장 환경을 개선하여 부티레이트 생성을 촉진했고, 결과적으로 노화를 막는 글루타티온 수치가 증가했다.

그 외 여러 연구에서 요가와 명상은 뇌유래신경영양인자 수치를 증가시켜 노년기 변성을 예방하고, 따라서 세포를 염증으로부터 보호한다는 것을 보여 준다.[48] 뇌유래신경영양인자는 어디서 오는가? 그것도 장내 유익균이 만든다.[49] 다른 연구들을 보면 오랫동안 요가를 한 사람들은 전전두엽 피질과 해마에서 모두 회백질 농도가 더 높게 나타나고 인지력 감퇴 현상을 더 적게 경험하는 것으로 나타난다.[50] 대부분 사람은 나이가 들수록 뇌 질량이 줄어들지만, 오랫동안 명상을 실천한 사람들은 그렇지 않은데 이 뇌유래신경영양인자가 증가하기 때문이다.[51] 그래서 그들은 언어 및 시각 기능이 향상되고 전반적으로 인지력과 주의력이 강화된다.[52] 매사추세츠 종합병원에서 실시한 새로운 연구는 다른 형태의 운동도 뇌유래신경영양인자

생성을 촉진하고 뇌를 씻어 냄으로써 뇌 건강에 도움을 주고 새로운 신경세포가 자랄 수 있도록 더 나은 환경을 만든다고 설명했다.[53] 이 부분은 나중에 더 자세히 살펴보기로 하겠다.

현실을 직시하자. 우리 몸은 박테리아를 위한 집이다. 그들은 우리가 명상과 요가를 실천할 때 좋아하고, 우리가 나이 들어도 젊음을 유지하며 계속 명상과 요가를 실천하기를 원한다. 한번 실천해 보라! 그들이 얼마나 좋아하는지, 그래서 우리 몸이 얼마나 좋아지는지 직접 느껴 보라. 다만 한 가지 경고할 점은 명상이 모든 것을 치료할 수는 없다는 것이다. 우리 몸을 구성하는 99%를 위해 먹지 않으면, 즉 장 내벽을 보호하지 않으면, 명상으로 할 수 있는 일은 한계가 있다.

최근에 있었던 일을 하나 소개하자면, 일본에서 디팩 초프라Deepak Chopra의 명상법을 대표하는 명상 전문 강사인 아이코 와타나베Aiko Watanabe가 나를 찾아왔다. 그녀는 오랫동안 류머티즘성 관절염으로 고생하며 식이요법과 명상을 통해 극복하려고 노력했다. 하지만 안타깝게도 그녀의 노력은 별 효과가 없었다. 나를 찾아왔을 때는 이미 양쪽 무릎에 인공관절 수술을 받고도 두 가지 면역억제제를 복용했고, 심지어 통증이 너무 심해서 거의 누워 지내는 상태였다. 그녀는 현미가 많이 포함된 아유르베다 식단과 자연식 식단을 따르고 있었는데, 알다시피 현미는 장 내벽에 구멍을 뚫고 염증을 일으키는 렉틴의 주공급원이다. 하지만 그녀는 내 프로그램을 시작한 뒤로 지금까지 수개월째 모든 약을 끊었고 통증도 사라졌다. 최근에는 내 진료실로 걸어와 눈에 띄게 변화한 자신의 모습을 보여 주었다. 놀랍지 않은가? 당신도 경험할 수 있다. 장 기능을 회복하기만 하면 이와 같은 놀라운 결과를 누구나 경험할 수 있다.

명상과 요가가 염증을 이겨내는 데 도움이 되지 않는다는 말이 아니다. 하지만 그와 함께 렉틴을 제한하는 식단으로 장 내벽을 보호하고 장내 유익균에 좋은 영양분을 제공하지 않는다면 완전히 만족스러운 결과를 경험하기는 힘들다. 이 모든 방법을 하나씩 실천하다 보면 장담하건대 그들은 감사해하며 우리의 몸을 속부터 겉까지 더 젊게 만들어 줄 것이다.

7

나이 들수록
젊어 보이기

Look Younger As You Age

노화와 관련해 환자들이 보이는 주된 관심사는 대개 질병과 기억력 저하, 피로, 활동 제약과 관련된 문제들이다. 하지만 솔직히 우리 모두에게는 또 다른 관심사가 있다. 바로 거울 속에서 매일 만나는 자신의 외모!

어떤 사람들은 나이 들어서 외모에 투자하는 것이 쓸데없는 짓이라고 생각하지만, 나는 그렇지 않다. 어쨌든 외모는 자존감에 영향을 주고, 나아가 건강 문제에 큰 변수로 작용하는 정신 건강에도 영향을 준다. 게다가 1980년대 이후로 전체 인구의 80%가 평균 10kg 이상 체중이 늘어서 지금까지 이 책에서 언급한 모든 질병에 걸릴 위험이 더 커진 것을 고려하면 체중 문제는 단순히 외모 차원의 문제를 넘어서 훨씬 중요한 의미를 지닌다.

외모에 관심을 두는 또 다른 이유는 몸 밖으로 드러난 것들이 몸속의 상태를 정확히 반영하기 때문이다. 따라서 최근 몇 년간 체중이 늘고, 피부가 점점 얇아지고, 주름이 더 깊어졌다면, 또는 피부색이 갈수록 탁해진다면 몸속에 문제가 생긴 것이 틀림없다. 물론 어느 정도의 변화는 피할 수 없겠지만, 나이가 들어도 부드럽고 탄력 있는 피부를 유지하고, 손상된 피부를 회복하고, 체중을 줄일 수 있으며, 심지어 몸이 더 좋아질 수 있다.

앞에서 살펴보았듯이 장의 표면적은 테니스장 크기와 맞먹기 때문에 신체 밖으로 드러난 피부보다 훨씬 면적이 넓다. 하지만 유해물질을 막아 주고, 감각을 느끼며, 우리가 먹는 것들과 장내 미생물 군유전체를 신체 내 다른 공간과 분리하는 등 밖으로 드러나 있는 피부와 기능 면에서 여러모로 같은 일을 한다. 나이 든 사람들이 대부분 피부가 왜 그렇게 얇은지 생각해 본 적 있는가? 그것은 장 내벽이 얇아져서 원치 않은 지질다당류와 나쁜 세균이 점점 더 많이 혈액 속으로 흘러 들어가는 문제와 직접 관련된다. 몸속의 피부 조직이 약해지고 얇아지면 거울 속에 비치는 피부에도 그대로 드러난다.[1]

이렇게 생각해 보자. 우리는 집을 살 때 제일 먼저 집의 외관을 확인한다. 외관만 보고도 우리는 많은 것을 알 수 있다. 조경이 깔끔한가? 페인트칠은 벗겨지지 않았는가? 물이 샌 흔적은 없는가? 이런 것들을 보면 얼마나 잘 관리된 집인지 알 수 있다. 외관이 괜찮으면 내부 상태도 괜찮다고 짐작할 수 있다. 하지만 잡초가 무성하게 자라 있고, 유리창이 깨져 있고, 곰팡이가 끼어 있고, 페인트가 벗겨지고, 벽이 갈라져 있다면 집 안 상태도 그만큼 엉망일 가능성이 크다.

부동산 중개인이라면 누구라도 이 말에 동의할 것이다. 즉 우리는 겉모습만으로 어느 정도 속을 판단할 수 있다.

내가 바로 그 말의 산증인이다. 그리고 이디스도 그랬다. 그녀는 90세의 나이에도 65세로 보이지 않았던가! 나도 내 나이가 68세라고 말하면 놀라는 사람들이 자주 있다. 사실 나는 피부과나 성형외과에 한 번도 가 본 적이 없다! 나 같은 사람만 있으면 피부과 의사나 성형외과 의사들은 망할지 모른다. 나는 단지 식습관을 바꾸고 장을 치유했더니 이렇게 피부가 좋아졌고 어느새 체중도 몰라보게 줄었다.

우리 유전자의 99%는 '인간'의 유전자가 아니라 장내 유익균의 유전자임을 명심하라. 그리고 우리의 아름다움은 처음부터 끝까지 장내 유익균이 책임진다.

장내 유익균과 체중

앞에서도 말했듯이 우리는 우리가 먹는 것으로 이뤄지는 것이 아니라, 우리 몸속의 장내 유익균이 소화하는 것으로 이뤄진다. 이것은 특히 체중과 관련하여 대단히 중요한 문제지만, 자주 간과되는 부분이기도 하다. 시카고대학교 메디컬 센터University of Chicago Medical Center 연구진은 최근 발표한 연구에서 체중을 관리할 때 장내 유익균의 역할이 얼마나 중요한지 확실히 증명했다.[2] 그들은 다른 소화기관 연구가 대부분 중요하게 여기는 대장 대신 상부 소화관에 사는 장내 유익균을 분석하여 나이가 들수록 체중이 증가하는 이유와 관련해 중요한 원인을 발견했다. 즉 상부 소화관에 사는 박테리아군이 고지방 식품을 빠르게 소화해 흡수를 돕기 때문이라는 것이다. 더 무서운 사실은 그 소화 흡수되는 속도를 맞추기 위해 세균 수도 같이 늘린다는 점이다. 그러니까 소화할 지방이 많을수록 세균도 더 많아진다는 의미다. 일반적인 서구식 식단으로 오랫동안 먹으면 이런 박테리아가 점점 많아진다. 결과적으로 그 세균들은 신속하고 효율적으로 그 모든 지방을 분해하여 몸속으로 보내 버린다. 다시 강조하지만 중요한 것은 우리가 칼로리를 얼마나 섭취하는가가 아니라, '장내 유익균'이 얼마나 그것을 활용하는가이다.

자, 이 말을 따라 해 보자. 우리는 우리가 먹는 것으로 이뤄지는 것이 아니라, 우리 몸속의 장내 유익균이 소화하는 것으로 이뤄진다. 이 메커니즘을 증명하기 위해 시카고대학교 연구팀이 지방 소화에 관여하는 특정 세균을 보유하지 않은 무균쥐들에게 고지방 음식을 먹여서 관찰했다. 그랬더니 쥐들의 체중이 증가하지 않았다. 그렇다면 그 지방은 다 어디로 갔을까? 말 그대로 배설물과 함께 몸 밖으로 배출되어 나갔다. 그것은 대변 검사에서 지질 수치가 오른 것을 통해 확인할 수 있었다. 더 놀라운 것은 이후 이 무균쥐들에게 지방을 먹는 세균을 주입하고 고지방식을 먹였더니 이번에는 그 세균들이 지방을 소화해서 쥐의 몸으로 전달했고 쥐들의 체중이 증가했다.

이것은 무엇을 의미할까? 우리는 우리가 먹는 것으로 이뤄지는 것이 아니라, 우리 몸속의 장내 유익균이 소화하는 것으로 이뤄진다. 아니, 그것 말고 또 다른 것. 우리가 장내 유익균을 잘 돌보면, 그들도 우리를 잘 돌봐 줄 것이다. 그렇다. 바로 그거다! 고지방식 식단을 먹는 것은 우리의 몸을 차지해서 서서히 못 쓰게 만드는 나쁜 세균에게 영양분을 주고, 대신 우리의 몸을 젊고 날씬하게 해 주는 좋은 세균은 서서히 굶겨 죽이는 행위다. 우리는 장내 유익균이 자신이 사는 곳을 최대한 아름답게 만들고 싶은 생각이 들도록 좋은 음식을 꾸준히 제공해야 한다. 그리고 그것이 바로 롱제비티 패러독스 프로그램에서 선보일 식단이다.

환경호르몬이 우리를 살찌운다

우리는 앞에서 호르몬 교란 물질의 위험성에 관해 살펴보았다. 이러한 물질은 아이들의 성장과 사춘기를 앞당길 뿐 아니라 성인의 경우 나이 들수록 체중이 계속 늘게 하는 원인이 된다. 지금처럼 비만이 전염병처럼 번지는 주된 원인 중 하나가 이러한 호르몬 교란 물질이지만, 많은 의사가 그 부분을 잘 모르고 있다.

그중에서도 가장 문제가 되는 호르몬은 에스트로겐이다. 에스트로겐은 일반적으로 여성 호르몬으로 알고 있지만, 양이 다를 뿐 남성과 여성에 모두 존재한다. 가임기 여성의 몸에서 에스트로겐이 하는 주된 임무는 임신에 대비해 지방을 저장하라는 메시지를 세포에 알리는 것이다. 우리가 일 년 단위로 성장하고 퇴보하는 주기로 살 때는 이것이 대단히 중요한 역할을 했다. 여성은 성장 주기일 때 체중이 늘었다가 먹을 것이 부족해지는 시기가 오면 몸속에 저장해 둔 지방으로 자신도 살고 아기도 살릴 수 있었다. 그래서 매우 마른 여자 운동선수들은 종종 생리를 하지 않는다. 몸속에 저장된 지방이 없어서 아기에게 줄 영양분이 없으므로 소중한 난자를 함부로 낭비하지 않는 것이다.

하지만 이제 우리는 365일 성장 주기에 살고 있다. 그리고 솔직히 말해서 여성은 임신을 계획 중이든 아니든 지방을 저장해 둘 필요가 전혀 없다. 엄마도 아기도 언제든 음식을 먹을 수 있기 때문이다. 하지만 일상생활에서 나오는 독소들이 남성이나 여성의 몸에서 에스트로겐을 흉내 내면, 세포들은 우리가 생물학적으로 임신을 할 수 있는가에 상관없이 지방을 저장하라는 메시지를 받는다. 그래서 어떤 여자아이들은 8세에 생리를 시작하고, 나를 찾아오는 많은 남성 환자가 커다란 '젖가슴'을 달고 임신한 여성처럼 배가 커다랗게 불러 있다.

심지어 미국 환경보호국과 FDA 사람들은 에스트로겐을 흉내 내는 미세한 양의 물질이 문제를 일으킨다는 생각은 터무니없다고 말해 왔다. 그들이 맡은 임무가 이런 일에 무지한 우리 같은 소비자를 보호하는 일임에도 말이다. 환경에서 흡수되는 미세한 에스트로겐 유사 물질이 몸속에 조금씩 쌓이다 보면 나중에는 호르몬 자체보다 더 강력한 효과를 일으킨다.[3] 에스트로겐 유사 물질은 정상적인 에스트로겐 호르몬이 하듯이 지방세포에 있는 에스트로겐 수용체에 연결돼 메시지를 전달하고 떠나는 것이 아니라 그 수용체에 붙어서 지방세포가 영구적으로 지방을 저장하게 한다. 이렇게 되면 정상적인 세포도 메시지 교환에 문제가 생긴다. 바로 이러한 이유로 여성은 물론이고 임신할 가능성이 전혀 없는 남성과 어린아이까지도 끊임없이 지방을 저장하는 것이다!

불필요한 체중 증가와 그에 따른 건강 문제를 겪지 않으려면 이와 같은 호르몬 교란 물질을 반드시 피해야 한다. 그렇다면 우리 주변에서 흔히 접할 수 있는 유해 물질에는 어떤 것들이 있을까?

비스페놀 A^{BPA}

BPA는 플라스틱 제조 원료로 1957년부터 사용되었으며, 파이프 내부나 식음료 캔 내부를 코팅할 때 쓰인다. 지난 10여 년간 과학자들이 에스트로겐을 흉내 내는 BPA의 효과에 주목했고 FDA는 아기 젖병과 유아용 유동식 캔에 BPA를 사용하지 못하도록 규제했다. 캐나다와 유럽에서는 BPA 사용이 완전히 금지되었지만, 2015년 미국 화학협회^{American Chemistry Council}가 이 법안에 반대하는 의회 캠페인에 돈을 엄청나게 기부했다. 그래서 미국에서는 FDA에 BPA 금지를 강요하려는 소송이 실패로 돌아갔다.[4] 그로부터 2년 뒤 유럽화학물질청^{European Chemicals Agency}은 BPA에 내분비교란물질이 있으므로 '고위험성 우려 물질^{substance of very high concern}'로 분류해야 한다고 발표했다.

BPA에 대한 부정적 인식이 퍼지면서 많은 기업에서 BPA 사용을 중단했지만, 일부 기업에서는 여전히 BPA를 사용하고 있다. BPA의 '안전한' 대체물로 알려진 비스페놀 S^{BPS}도 내분비 교란 성분이 있는 것으로 최근 밝혀졌다.[5] 따라서 이러한 물질에는 가능한 노출되지 않기를 권한다.

BPA를 피하는 방법

- 'BPA 미검출BPA free' 표시가 없는 통조림 제품은 피하라. 신선한 재료를 구할 수 없다면 차라리 냉동식품이 낫다.
- 음식을 보관할 때는 플라스틱 용기 대신 유리 제품을 사용하라.
- 플라스틱 용기에 든 음식은 절대 전자레인지에 넣고 돌리면 안 된다. BPA가 음식에 녹아들 수 있다.
- 물병은 플라스틱 용기 대신 유리나 스테인리스 제품을 사용하라.
- 특히 어린아이들은 장난감을 입에 대는 경우가 많으므로 플라스틱 장난감은 반드시 'BPA free' 제품인지 확인하라.
- 물건을 구매할 때 받는 영수증에는 BPA가 포함되어 있다. 따라서 영수증을 받을 때는 가방에 바로 넣어 달라고 하거나 버려 달라고 부탁하라.

프탈레이트Phthalate

프탈레이트는 플라스틱을 부드럽게 해 주는 화학 첨가제로 20세기 초에 등장해 지금은 벽지, 비닐장판, 고무장갑, 일회용 용기, 비닐 랩, 심지어 아이들이 가지고 노는 장난감 등에 널리 사용된다. 우리가 흔히 사용하는 음식 포장지와 플라스틱 용기에도 프탈레이트가 들어 있어서 음식에서 프탈레이트가 검출되고 있으며, 향이 첨가된 제품에 용제로 쓰이기 때문에 헤어스프레이, 윤활유, 방충제 등 가정에서 쓰이는 수많은 생활용품에서도 검출된다.

동물은 물론 인간을 대상으로 한 많은 연구에서 프탈레이트는 내분비계를 교란하는 물질과 관련이 있다고 밝혀졌다. 가령 한 연구에서는 일반적인 크기보다 작은 고환을 가진 쥐와 관련 있는 것으로 나타났고,[6] 사람의 경우 남성의 소변에서 검출되는 고농축 프탈레이트 대사물은 정자 내 DNA 손상과도 관련 있는 것으로 밝혀졌다.[7] 어릴 때부터 이러한 화학물질에 노출되면 여자아이의 경우 가슴이 일찍 커지는 성조숙증이 나타날 수 있다.[8] 또한 탯줄이 프탈레이트에 정상 수준보다 많이 노출된 태아의 경우 조산 가능성이 크다.[9]

프탈레이트 같은 화학물질은 뇌에 있는 에스트로겐 수용체를 따라다니고 세포 속 갑상샘 호르몬 수용체에 영구적으로 달라붙어서 진짜 갑상샘 호르몬이 메시지를 전달하지 못하게 차단한다. 이것은 내가 만나는 많은 환자를 통해 늘 목격하는 현상이다. 그런 환자들은 대부분 갑상샘 호르몬이 충분히 분비되고 있음에도 체중 증가 문제를 포함해 갑상샘저하증을 앓는다. 유럽 국가들과 캐나다, 중국에서는 일반 식품에 이런 화학물질이 얼마나 들었는지를 밝히려는 연구가 오래전부터 꾸준히 진행되어 왔다. 하지만 2013년에서야 처음으로 이와 관련된 연구가 이뤄진 미국의 경우를 보자면,[10] 비교적 환경이 깨끗한 뉴욕 북부 주민을 대상으로 조사한 결과, 프탈레이트가 주로 곡물, 소고기, 돼지고기, 닭고기, 유제품을 통해 섭취되는 것으로 밝혀졌다.

이상하지 않는가? 나를 찾아오는 많은 환자가 통곡물 식품과 아마도 프탈레이트로 가득한 용기에 담겼을 닭가슴살을 꾸준히 먹고도 머리숱이 적어지고, 늘 피곤하며, 살이 쪄서 다른 의사들을 찾아가면 갑상샘 수치가 정상이라는 말만 듣는다. 물론 갑상샘 호르몬 분비량에는 문제가 없다. 문제는 프탈레이트가 막고 있어서 갑상샘 호르몬이 다른 세포들과 정보 교환을 못 한다는 점이다. 놀랍게도 이런 환자들은 식단에서 프탈레이트를 제거해 주면 체중이 줄고 활기를 되찾아서 적어도 십 년 이상 젊어진 것 같은 기분을 느끼고, 실제로도 그렇게 보인다!

프탈레이트를 피하는 방법

- 기존 육류 및 유제품, 곡물을 되도록 멀리하라.
- 플라스틱 물병 대신 유리나 스테인리스 물병을 사용하라.
- 플라스틱에 든 음식은 절대 전자레인지에서 데우면 안 된다.
- 일반 생활용품은 '프탈레이트 프리' 제품을 선택하라.

먹는 선크림

대개 일반적인 자외선 차단제에는 프탈레이트 같은 내분비교란물질이 들어 있다. 따라서 자외선 차단제를 고를 때는 파라벤 같은 방부제가 없는 티타늄옥사이드titanium oxide나 징크옥사이드zinc oxide 성분으로 된 것을 선택해야 한다. 하지만 더 좋은 방법은 비타민C로 자외선 차단제를 대신하는 것이다.

우리 몸에 비타민C가 충분하면 햇빛으로 인한 피부 손상을 막는다는 아주 좋은 증거가 있다. 나는 효과가 천천히 나타나는 지효성 비타민C 보충제를 하루 두 번 1,000mg씩 섭취한다. 그 덕분인지 남부 캘리포니아의 강한 햇빛도 내 피부에 별다른 영향을 주지 않는다. 사실 신세계원숭이와 기니피그를 제외하면 인간은 비타민C를 스스로 합성하지 못하는 유일한 동물이다. 그래서 충분한 양의 비타민C를 섭취하려면 음식이나 보충제에 의지해야 한다. 그러나 우리는 마지막 한 가지 효소만 빼고는 비타민C 생성에 필요한 모든 필수 효소를 지니고 있다. 그건 왜일까?

진화생물학자들은 인간이 진화하는 동안 음식으로부터 얻는 비타민C가 너무 많아서 비타민C 생성 과정이 인간 유전자에서 '사라졌다'고 생각한다. 비록 인간은 비타민C를 만드는 능력을 잃은 대신 그 에너지를 아껴서 지방을 저장하는 데 쓸 수 있게 되었지만, 비타민C를 충분히 먹지 않으면 문제가 생긴다. 노벨상 수상에 빛나는 라이너스 폴링Linus Pauling은 1966년에 인체가 비타민C를 사용해 콜라겐을 생성하는 것을 관찰했고 인간은 비타민C 합성 능력이 없다는 것을 알아냈다. 콜라겐은 우리 체내에 가장 풍부한 단백질로 결합조직이나 피부, 혈관 등을 만드는 데 사용된다. 건물을 지을 때 콘크리트 안에 들어가는 철근 정도로 생각하면 된다. 비타민C가 부족해서 손상된 콜라겐이 잘 복구되지 않으면 주름이 생긴다. 자외선에 따른 피부 손상도 마찬가지 원리다. 피부가 자외선에 노출되면 콜라겐이 파괴된다. 비타민C가 콜라겐 재생을 도와 줄 수 있지만, 그것은 비타민C가 충분히 있어야만 가능하다.

따라서 비타민C 보충제는 미용 식품이라 해도 좋을 것이다. 한 가지 문제점은 비타민C가 수용성이라 소변으로 금세 배출된다는 점이다. 또한 비타민C는 필요 이상 섭취하면 체내에 흡수되지 못하고 설사가 날 수 있다. 각종 동물 연구에 따르면 우리 몸은 활기 있고 건강한 피부와 혈관을 유지하기 위해 비타민C가 충분히 있어야 한다. 따라서 하루 두 번 지효성 비타민C 보충제를 먹으면 우리 몸이 필요로 하는 선크림을 충분히 대신할 수 있다.

비소

비소는 독성 물질로 잘 알려져 있다. 내분비계를 교란하는 물질이기도 하고, 장내 유익균을 죽이는 항생제로도 쓰인다. 이렇게 여러모로 위험한 물질인데도 비소는 병든 닭을 건강해 보이게 하는 사료 첨가물로 계속 쓰이고 있다.

비소는 적은 양으로도 건강에 치명적인 피해를 준다. 100㎎ 정도면 거의 치사량에 달한다. 하지만 그보다 적은 양으로도 충분히 수명을 단축하고 건강은커녕 삶을 불행하게 만들 수 있다.

비소를 피하는 방법

• 일반적으로 공장식 농장에서 사육되는 닭은 건강한 음식이 아니므로 먹지 않는다.

- 대부분의 곡식을 적게 먹고, 특히 쌀은 비소를 함유하고 있으므로 피해야 한다.

아조다이카본아마이드 Azodicarbonamide

발음하기도 힘든 이 물질은 또 다른 내분비교란물질 중 하나로[11, 12] 인조 가죽 제품, 카펫 바닥재, 요가 매트의 발포제로 쓰이며, 밀가루를 표백하고 반죽할 때도 쓰인다. 유럽연합과 호주에서는 이 물질을 빵에 쓰지 못하도록 하고 있지만,[13] 웬디스, 맥도날드, 버거킹, 아비스 같은 대부분의 패스트푸드점은 일부 빵 혹은 모든 빵에 이 물질을 사용하고 있다. 반면 서브웨이는 자발적으로 모든 제품에서 이 물질을 사용하지 않고 있다.[14]

아조다이카본아마이드는 특히 열을 가하면 천식과 알레르기를 일으킬 뿐 아니라[15, 16] 면역기능을 억제하는 것으로도 밝혀졌다.[17] 게다가 글루텐을 글리아딘 gliadin과 글루테닌 glutenin이라는 단백질로 분해하기 때문에 장 내벽을 더 쉽게 자극해서 염증을 일으킨다. 이것을 보면 효율이 장점이 되지 않을 때도 있는 것 같다.

아조다이카본아마이드를 피하는 방법

- 패스트푸드는 절대 먹지 않는다.
- 곡물은 되도록 피하라.
- 꼭 빵을 먹겠다면 유기농 밀가루로 발효해서 만든 빵을 선택하라. 미국산 밀가루는 라운드업 제초제를 사용했기 때문에

미국산 밀가루로 된 것은 안 된다. 하지만 문제는 유럽도 이제 라운드업 사용 승인을 받았다는 점이다. 앞으로는 어디에서도 안전한 밀가루를 찾기가 힘들 것이다.

블루라이트 Blue Light

지금까지 언급한 화학물질과 마찬가지로 우리가 지속해서 노출되고 있는 인공 블루라이트도 호르몬을 교란한다. 어떻게? 이것을 이해하려면 자연의 주기성을 다시 살펴봐야 한다. 우리 조상은 과거 수천 년 동안 태양의 변화에 따라, 특히 파란색 파장에 맞춰서 먹을거리를 찾아다녔다. 따라서 우리의 몸은 지금도 이와 같은 신호에 반응한다. 가령 몸은 낮이 길고 밤이 짧으면 여름이라고 인식해서 특히 과일에 든 당분 같은 음식을 많이 먹고 식량이 부족해질 겨울에 대비해 몸속에 지방을 저장한다. 반대로 낮이 짧고 밤이 길어지면 겨울이라고 인식해서 굳이 음식을 찾아다니지 않는다. 어차피 구할 수 있는 식량이 많지 않고, 식량을 찾아다니는 동안 칼로리가 더 많이 소비될 뿐이며, 여름 내내 몸속에 저장해 둔 지방으로 살 수 있기 때문이다.

식량이 부족한 시기에는 먹어서 얻는 칼로리보다 먹을 음식을 찾아다니느라 소비하는 칼로리가 더 많아지므로 사냥이나 채집 활동이 의미가 없다. 우리 몸은 쓸데없이 에너지를 낭비하고 싶어 하지 않는다. 따라서 겨울이 오면 식량을 찾아다니는 대신 그동안 저장해 둔 지방을 태우도록 설계되어 있다. 가령 포만감을 느끼게 해 주는 렙틴 호르몬은 음식을 그만 먹고 겨울 동안 몸속에 저장해 둔 지방을 태워야 한다는 신호를 보낸다. 이렇게 우리 몸이 계절에 따라 에너지원으로 포도당과 지방을 바꿔 가며 쓰는 것을 '대사 유연성metabolic flexibility'이라고 한다. 그리고 이 주기를 결정하는 것이 햇빛에서 나오는 푸른색 파장이다. 따라서 블루라이트가 많으면 우리 몸은 포도당을 더 많이 섭취해야 한다고 인식하고, 반대로 블루라이트가 적으면 지방을 태워야 한다고 인식한다.

간단하지 않은가? 하지만 문제는 우리의 생활이 이제 블루라이트로 완전히 점령되어 있다는 점이다. TV, 휴대전화, 태블릿 등 각종 전자기기와 심지어 에너지 절약형 전구가 대부분 블루라이트를 방출한다. 또한 블루라이트는 멜라토닌 호르몬 분비를 억제해 숙면을 방해한다. 그로 인한 수면 부족은 비만과도 관련된다.[18]

게다가 블루라이트는 식욕을 느끼게 하는 그렐린ghrelin 호르몬과 각성 역할을 하는 코르티솔cortisol 호르몬 분비를 자극하므로 이 역시 체중 증가를 유발한다. 그리고 우리의 유전자는 블루라이트가 곧 낮이라고 인식하게끔 프로그래밍 되어 있어서 블루라이트에 계속 노출되면 여름이 계속 이어진다고 인식하고 몸에 지방을 계속 쌓아 두려 한다. 우리 몸은 언젠가는 먹을거리가 부족해지는 겨울이 올 것으로 기대하지만 물론 그런 겨울은 절대 오지 않는다. 빛이 우리 몸에 이렇게 큰 피해를 줄지 누가 알았겠는가? 지금까지 언급한 모든 이유를 고려할 때 특히 저녁 시간 이후로는 블루라이트에 되도록 노출되지 않기를 권한다.

블루라이트를 피하는 방법

- 해가 지면 모든 전자기기는 꺼 둔다.
- 그것이 너무 힘들다면 해가 진 뒤부터 잠자러 가기 전까지 블루라이트 차단 안경을 착용하라.
- 밤중에는 붉은색 야간 조명을 사용하라.
- 컴퓨터에 f.lux 같은 프로그램을 설치해서 모니터에서 나오는 블루라이트를 가능한 줄이고 휴대전화, 태블릿, 컴퓨터는 야간 모드를 실행하라.

롱제비티 패러독스 프로그램에서는 내분비계 교란 물질을 피하는 방법 외에도 장내 유익균이 진화해 온 순환적 자연으로 돌아가 우리를 날씬하고 활기차고 젊게 만든다.

피부를 뒤집어 놓은 것이 장이다

지금까지 나는 장이 기본적으로 피부를 뒤집어 놓은 것과 같다고 말했다. 그 안에서 일어나는 일이 곧 피부 밖으로 드러나기 때문이다. 장 내벽이 수많은 장 속 미생물과 접촉하고 정보를 주고받는 것이 중요한 것처럼 특히 노화에 관한 주제를 다룬다면 피부에 사는 무수한 박테리아도 빼놓을 수 없는 중요한 대상이다. 이 세균을 우리는 일반적으로 '피부 상재균$^{skin\ flora}$'이라고 하는데, 1천 종 이상의 다양한 박테리아로 이루어진 피부 상재균이 미생물군유전체와 함께 우리 몸 전체의 홀로바이옴을 구성한다.

샤워하기 전, 이 세균들에 대해 잠시 생각해 보자. 장내 유익균과 마찬가지로 피부 유익균은 우리의 피부를 자신들의 집으로 생각하기 때문에 우리가 그들을 잘 돌봐 주기만 하면 그들도 우리를 훌륭하게 돌봐 준다. 여기서 훌륭하게 돌봐 준다는 말은 나이가 들어도 피부를 매끈하고 탄력 있게 지켜 준다는 뜻이다. 이 피부 세균들은 자신들의 집, 즉 우리의 피부를 지켜 주려고 나쁜 세균과 곰팡이 같은 침입자에 맞서 말 그대로 죽을힘을 다해 싸운다.[19]

피부 유익균은 종류마다 각기 다양한 방식으로 피부를 보호하기 위해 활동한다. 어떤 박테리아는 항균성 물질을 분비하여 병원균과 싸우고, 어떤 박테리아는 유해 미생물을 막기 위해 피부 지방질을 사용하여 짧은사슬지방산을 만든다. 물론 그 지방산이 너무 많이 분비되면 우리가 흔히 아는 지성 피부가 된다. 또 다른 종류는 리포테이코산 lipoteichoic acid을 분비해 피부에 염증이 생기지 않도록 사이토카인 분비를 막는다.[20] 따라서 피부를 보호하려면 피부 세균총 구성이 최대한 다양해야 한다. 엄밀히 말해서 장내 유익균보다 더 다양하면 좋다.

하지만 우리는 오랫동안 이 피부 유익균들에게 몹쓸 짓을 해 왔다. 이 세균들이 우리를 위해 어떤 일을 하는지 자세히 알아보지도 않고 무조건 나쁘다고 생각해 항균 비누와 세제로 마구 죽였다. 그래서 미국 사람들의 경우 이런 제품들을 사용하지 않는 나라 사람들보다 피부 세균 구성이 훨씬 적다.[21] 이것이 무엇을 의미할까? 유해 세균을 막고 감염을 예방하기 위해 과연 항균 세제가 필요할까? 사실 피부 세균은 그런 일을 하기 위해 존재한다. 우리 피부에 존재하는 어떤 박테리아는 항균성 펩타이드를 생성해 병원성 박테리아를 막지만 다른 피부 세균에는 해가 되지 않는다. 하지만 인공적인 항균 세제나 비누는 나쁜 세균은 물론 좋은 세균마저 모두 죽인다.

만약 우리가 나이 들면서 생기는 피부 문제가 그동안 들어왔던 것처럼 햇빛에 과도하게 노출되거나 유전 때문이 아니라, 이렇게 피부 유익균이 죽고 장 내벽이 손상되는 것이 주된 원인이라면 어떻겠는가? 그것이 사실인지 아닌지 다음 증거들을 살펴보자.

먼저 햇빛에 노출될 때의 문제를 살펴보면, 실제로 피부 세균은 우리가 햇빛에 얼마나 노출되는가에 상관없이 피부암을 막아 줄 수 있다. 일반적으로 건강한 피부에는 피부암을 예방해 주는 박테리아 군이 산다. 이 박테리아는 '6-HAP$^{6-N-hydroxyaminopurine}$'이라는 물질을 생성해서 여러 종류의 암세포를 죽이지만 건강한 세포에는 아무 문제가 되지 않는다. 가령 피부암에 걸린 쥐에 2주 동안 48시간마다 정맥 주사로 6-HAP을 투여하면, 종양 크기가 절반 이상 줄어든다.[22] 놀랍지 않은가? 미국에서만 매년 백만 명 이상 새로운 피부암 환자가 나타나는 등 최근 피부암 환자가 이렇게 증가하는 원인은 피부 세균이 죽어서 피부암을 예방해 주는 6-HAP이 부족해졌기 때문이 아닐까?

피부가 붉어지고 염증이 생기는 습진 환자들에게 피부에 존재하는 일반적인 박테리아로 치료한 결과, 증상이 상당히 줄어든 결과를 확인할 수 있었다.[23] 연구원들은 이런 치료 결과들을 보며 습진 환자들의 피부 상재균을 더 자세히 조사하여 그들의 유해균 수가 보통 사람들보다 많다는 사실을 알아냈다. 실제로 피부 세균총의 불균형은 곧 질병을 의미한다. 한 연구 결과를 보면 몇 가지 주요 면역결핍증이 있는 환자들은 실제로 피부 상재균의 구성이 달라졌다. 그들의 피부는 대개 더 수용적인 상태가 되므로 건강한 사람에게서 일반적으로 발견되지 않는 세균을 보유한다.

피부 세균도 장내 유익균이 하듯이 위협을 감지하면 면역반응을 일으킨다. 정상적인 상황에서는 세균이 위험을 알려 주는 능력은 유용하다. 칼에 베였을 때를 생각해 보라. 상처 부위가 금세 부어오르지 않는가? 그것은 나쁜 세균이 침입하지 못하도록 피부 세균이 면역계를 자극했기 때문이다. 이러한 면역계가 없으면 나쁜 세균은 언제든지 우리 피부를 점령할 수 있다. 하지만 장내 유익균과 마찬가지로 피부 세균이 때때로 과민하게 반응하면 습진 같은 만성 염증이 생긴다.

몸속의 피부와 몸 밖의 피부는 평생에 걸쳐 전쟁터의 최전방 역할을 한다. 몸 안팎의 유익균이 그곳에서 침입자들과 맞서 싸우기 때문이다. 장 속 박테리아군이 균형을 잃으면 창자벽이 공격을 당하고 결국 피부 유익균에게도 문제가 생겨서 유해균에 점령당한다. 몸 안팎의 유익균을 모두 잃었을 때, 우리가 거울 속에서 만나는 것이 바로 민감성 피부와 검버섯, 주름, 여드름, 습진이다. 거울을 통해 이런 문제성 피부를 보고 있다면, 최전방이 공격받고 있다는 뜻이다.

롱제비티 패러독스 프로그램에서는 몸 안팎에 거주하는 세균들이 좋아할 제품과 그들이 좋아할 음식을 통해 피부 유익균에 좋은 영양분을 제공한다. 우리 프로그램에 참여한 많은 환자가 별다른 피부 관리를 받지도 않고, 화장품을 바꾸지도 않았는데도 젊어 보였다. 피부 관리가 소용없다는 말이 아니다. 피부 유익균을 죽이고 호르몬을 흉내 내는 제품을 쓰는 대신 몇 가지 변화를 주는 것만으로도 몸 전체 미생물의 건강을 지킬 수 있다는 뜻이다.

지금부터 우리의 피부가 아닌 피부 유익균에 도움이 되는 성분 몇 가지를 소개한다.

보니셀Bonicel[BC30]

BC30은 대부분의 프로바이오틱스와 달리 위산에 분해되지 않는 포자형성균spore-forming bacterium이다. 다른 얘기지만, 그 말은 곧 우리가 지금까지 복용한 프로바이오틱스는 대부분 장까지 도달하지 못했을 거라는 얘기다. 아무튼 BC30으로 특허를 받은 가네덴Ganeden 사는 피부 세포를 배양접시에 두고 BC30을 발랐을 때 피부 세포가 갑자기 커지는 것을 발견했다. 그 박테리아가 실제로 피부 세포의 크기를 키웠기 때문이다. 이후 가네덴 사는 보니셀이라는 제품을 개발했다. 발효 과정을 통해 생산되는 이 제품은 BC30이라는 대사물을 담고 있지만, 상온에서 보관할 수 있고 화장품 원료로도 쓰인다. 이 제품은 임상 시험을 통해 칙칙하고 거친 피부를 개선하고 수분도와 탄력, 매끈함을 높이는 효과가 있다고 입증됐다.

개인적으로 나도 보니셀 제품을 아주 좋아해서 내 피부 관리를 위해 사용하고 있다. 보니셀은 안티에이징 크림, 젤, 마스크, 세럼, 보디로션, 모발관리용 등 다양한 제품으로 판매된다.

폴리페놀

폴리페놀은 과일, 채소, 곡물(특히 수수나 기장 같은 렉틴이 없는 곡물), 차, 커피, 와인 등 많은 자연식품에 들어 있는 식물 화합물이다. 과일과 채소에서 다양한 색깔과 맛, 향이 나는 것은 바로 이 폴리페놀 덕분이다. 폴리페놀은 분자당 페놀이 하나 이상 또는 블록을 형성해 존재하는 것이 특징이다. 그래서 많다는 의미의 '폴리^{poly}'와 페놀을 합쳐서 '폴리페놀'이라 한다. 하지만 폴리페놀은 단지 식물에서 나온 물질을 뭉쳐 놓은 것이 아니다. 폴리페놀에는 노화 예방에 좋은 항산화 성분이 많다.[24] 또한 자가포식을 촉진하고 인지 수행력을 높이며,[25] 대기오염과 담배 연기에 노출되거나 다량의 알코올 섭취 시 몸에 생길 수 있는 활성산소를 없앤다. 하지만 폴리페놀은 공복에 먹어서 미생물군유전체를 거쳐야 변형되지 않으므로 음식물로 섭취하면 흡수력이 대부분 떨어지며 생리활성물질로 만들어지지 않는다.

장내 유익균은 폴리페놀을 정말 좋아한다. 앞에서 말한 레스베라트롤도 강력한 폴리페놀 성분이며, 올리브유가 장 건강과 뇌 건강에 좋은 이유 중 한 가지가 폴리페놀 성분이 많기 때문이다. 피부 유익균도 똑같이 이런 성분을 좋아한다. 예를 들어 석류에 들어 있는 폴리페놀은 빛으로부터 피부 세포를 보호하는 효과가 있어서 햇빛으로 손상된 피부 세포 분자의 재생을 돕는다.[26] 한 연구 결과를 보면 석류 제품으로 관리한 피부는 콜라겐 손실 및 피부 단백질 파괴가 적고, 피부 탄력을 잘 유지해 젊어 보이는 효과 있었다.[27] 또한 산딸기와 블랙베리에 들어 있는 엘라그산ellagic acid이라는 폴리페놀 성분은 기미, 주근깨 같은 과다색소침착을 줄이는 데 효과가 있다고 밝혀졌다.[28]

피부에 좋은 폴리페놀을 섭취하기 좋은 음식 중 하나는 크랜베리씨오일이다. 크랜베리씨를 냉압착해 만든 오일에는 다양한 폴리페놀 성분이 들어 있고, 그 성분들이 각기 다른 방식으로 피부에 도움을 준다. 가령 크랜베리에 든 카테킨catechin 성분은 세포 스트레스와 세포사를 예방해 주름이나 피부 처짐 같은 피부 노화 방지에 효과적이고, 항염·항균 기능도 뛰어나다.[29] 그리고 프로안토시아니딘proanthocyanidins은 몸에 해로운 자외선인 UVA와 UVB로부터 피부를 보호하고,[30] 바이러스성 피부 감염을 예방한다.[31]

케르세틴quercetin과 미리세틴myricetin도 크랜베리에 들어 있는 폴리페놀 성분이다. 항염증 효능이 있는 것으로 알려진 케르세틴은 피부를 진정시키는 데 효과가 좋고,[32] 미리세틴은 피부 세포에 수분을 공급하고, 매끈하고 탄력 있는 피부로 만들며, 세포사를 예방하고, 햇빛에 손상된 피부 회복을 돕는다.[33]

물론 크랜베리에 들어 있는 항염 성분은 피부 세균뿐 아니라 장내 유익균에도 좋다. 크랜베리는 씨앗에서 주스에 이르기까지 우리 몸의 겉과 속을 동시에 건강하게 해 주는 성분이 가득하다. 크랜베리는 계절 과일이지만 시중에서 판매되는 많은 보충제와 냉압착 방식의 오일로도 언제든 효과를 즐길 수 있다. 베리 종류를 과일 자체로 섭취할 때는 제철일 때가 가장 좋고, 당분을 너무 많이 섭취하지 않도록 적당량만 먹는 것이 좋다.

폴리페놀 보충제는 여러 형태로 시중에서 쉽게 구할 수 있고, 폴리페놀 성분이 들어간 미용 제품도 다양하다. 내가 즐겨 먹는 음식 중에서 폴리페놀 성분이 많은 음식을 소개하자면 다음과 같다.

- **향신료**: 정향, 팔각, 케이퍼capers, 카레 가루, 생강, 커민cumin, 계피, 육두구
- **말린 허브**: 페퍼민트, 오레가노, 세이지sage, 로즈메리, 타임thyme, 바질, 레몬버베나lemon verbena 등
- **짙은 색 제철 과일**: 체리, 딸기, 크랜베리, 라즈베리, 블루베리, 블랙베리, 허클베리huckleberries, 석류
- **천연 음료**: 코코아, 녹차, 홍차, 레드와인
- **씨앗류**: 아마씨, 셀러리씨, 양귀비씨, 참깨, 흑종초블랙커민씨, 블랙캐러웨이black caraway씨
- **견과류**: 밤, 피스타치오, 호두
- 레드와인
- **오일**: 엑스트라 버진 올리브유, 참기름, 코코넛 오일
- 카카오 함량 70% 이상인 다크초콜릿과 카카오닙스

야생 참마 추출물

스킨케어 제품에서 '디오스코리아 빌로사$^{Dioscorea\ villosa}$'라는 단어를 보게 된다면 야생 참마라고 생각하면 된다. 야생 참마의 학명이 바로 그 이름이다. 감자나 고구마와 혼동하기 쉽지만, 그 둘과는 좀 다른 야생 참마는 피부 미용에 효과적인 기능을 발휘한다. 그리고 우리 몸 여러 곳에 도움을 줄 수 있는 다양한 성분도 들어 있다. 특히 야생 참마에 많이 들어 있는 사포닌 성분은 식물에서 자연적으로 만들어지는 분자로 항염·항균·항산화 특징이 있고,[34] 세포막도 쉽게 침투할 수 있어서 유익한 효과가 많다.[35]

야생 참마는 사포닌의 일종인 디오스게닌^{diosgenin}이 많이 함유된 것으로도 유명하다. 디오스게닌은 항염증제로도 사용되고,[36] DNA 합성을 강화해 피부 세포의 재생을 돕는다.[37] 또한 미백 효과가 뛰어나 검버섯 예방에 효과적이며,[38] 피부 속 콜라겐을 재생하는 능력이 뛰어나 화장품 원료로도 사용된다.[39] 피부의 철근 역할을 담당하는 콜라겐은 세포 크기를 키워서 피부 탄력을 높이고 젊고 탱탱해 보이는 피부를 만든다. 쉽게 자극받기 쉬운 민감성 피부도 디오스게닌의 콜라겐 재생 기능으로 효과를 볼 수 있다.[40] 이때도 항염·항산화 효과가 힘을 발휘하고, 더불어 피부에 필요한 영양분을 공급하며 피부를 진정시켜 준다.[41]

폴리페놀과 마찬가지로 야생 참마 추출물은 강력한 항염증 작용 덕분에 피부 세균과 장내 유익균에 유익하게 작용한다.[42, 43] 장내 유익균 측면에서 보자면 디오스게닌은 위액과 장액을 안정시키는 데 도움을 준다. 또한 세포막을 침투하듯이 창자벽을 침투할 수 있어서 염증으로 인한 위장의 불편감을 빠르게 완화할 수 있다.[44]

야생 참마는 건조 분말 캡슐이나 알약 형태의 보충제로 가장 많이 이용되고, 액상 추출물은 물에 타서 차처럼 마시기도 한다. 크림 타입 보습제나 스킨케어 제품에도 다양하게 활용되고 있다.

지금까지 우리는 우리의 홀로바이옴을 이루는 미생물군을 살펴보며 숨 가쁘게 달려왔다. 아마도 이 책을 읽는 독자들은 이제 그 미생물군을 잘 보살필 정확한 방법을 알고 싶을 것이다. 다음 장에서 그 이야기를 시작하겠다.

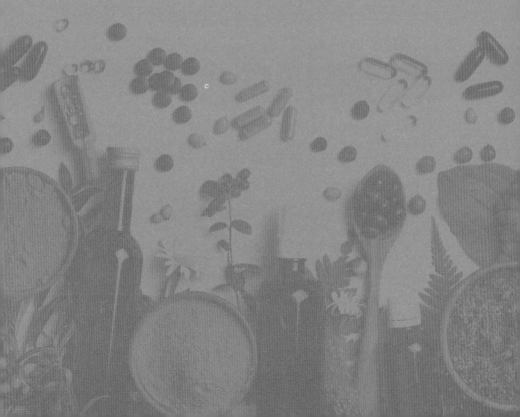

PART

롱제비티 패러독스
프로그램

The Longevity Paradox Program

3

우리 몸에서는 죽을 때까지 우리의 젊음을 지켜 주기 위해 헌신하는 좋은 세균과 몸을 망가뜨리려는 나쁜 세균 사이에 말 그대로 사활을 건 싸움이 끝없이 벌어진다. 따라서 문제는 우리가 어느 쪽에 영양분을 공급해 힘을 실어 주고 어느 쪽을 굶겨 죽일 것인가이다. 이처럼 노화에 관한 문제는 우리가 무엇을 선택하느냐에 따라 결과가 완전히 달라진다. 무엇을 언제 어떻게 먹을지, 어떤 운동을 어떻게 얼마나 할지, 샤워할 때 어떤 제품을 사용하고, 영양제는 어떤 것을 먹을지와 같은 작은 선택들이 모여 수명과 건강에 실질적인 영향을 미친다.

건강 관련 정보는 넘쳐나지만 상반된 이야기들이 많아서 사람들은 자주 혼란을 겪는다. 이렇게 먹어야 한다, 아니다, 저렇게 먹어야 한다, 운동은 이렇게 하라, 아니, 저렇게 하라, 등등. 그래서 많은 사람이 차라리 이렇게 말한다. "아, 됐습니다. 얼마나 살든지 상관없어요. 그냥 지금 먹고 싶은 걸 먹으면서 즐기고 싶어요." 하지만 그것은 절대 현명한 선택이 아니다.

최근 나는 오랜 친구로부터 전화 한 통을 받았다. 나는 오랫동안 주치의로서 그녀와 그녀 남편의 건강을 돌보았다. 편의상 남편의 이름을 프레드라고 하자. 프레드는 한때 훌륭한 사업가였고 체격도 좋고 사람들 사이에서 인기도 많았다. 그의 아내인 내 친구는 훌륭한 요리사였으나 내가 먹지 말라고 권고한 많은 음식을 남편과 즐겨 먹었다. 나는 수년간 프레드의 생활 방식을 옆에서 지켜보며 문제의 심각성을 경고했다. 프레드는 날렵한 몸을 유지했지만 인슐린 수치가 늘 높았다. 뇌가 거의 아사 상태를 겪고 있다는 뜻이었다. 혈관 질환을 암시하는 건강 지수도 높았지만, 내가 시행하는 심장 부하검사는 이상하게도 쉽게 통과했다.

프레드는 70대에 접어들면서 오랫동안 즐기던 테니스를 갑자기 중단했다. 경기 중 넘어지고 다치는 일이 잦아졌기 때문이다. 어쩌겠는가? 나이가 있으니 그럴 만도 했을 것이다. 하지만 지난 몇 달간 프레드의 아내인 내 친구가 말하기를 남편이 대화 중에 자주 말문이 막히고 온종일 소파에 앉아 TV만 본다는 것이다. 지난달 프레드가 방문했을 때 눈빛이 전과 다르게 '멍해' 보이는 것을 발견하고 치매 전문 신경과 의사를 만나 보라고 조언했다. 최근에 친구가 전화를 걸어서 프레드가 알츠하이머 진단을 받았다는 소식을 전했다. 안타깝지만 나로서는 아주 놀랄 만한 소식은 아니었다.

만약 프레드가 몇 년 전에만 생활 방식을 바꿨어도 현재 그에게 일어난 상황을 이 책에 싣는 일은 없었을 것이다. 당신이 여기까지 읽은 것은 프레드와 같은 운명을 원치 않기 때문일 것이다. 내가 확실히 말해줄 수 있는 것은 당신은 이 여정에서 혼자가 아니라는 점이다. 이제부터 장내 유익균을 위한, 당신을 위한 최고의 선택이 무엇인지 정확히 안내하겠다.

8

먹지 말아야 할 음식 vs.
먹어야 할 음식

The Longevity Paradox Foods

잔디 씨앗을 사서 앞마당에 뿌린다고 가정해 보자. 씨앗을 뿌려 두
기만 할 뿐 물이나 비료는 전혀 주지 않는다. 그러면 어떻게 될까?
당연히 잔디는 자라지 않는다. 바보 같은 일처럼 보이겠지만 나를
찾아오는 많은 환자가 이와 같은 실수를 저지른다. 잔디 대신 장내
미생물군유전체로 대상만 달라질 뿐이다. 사람들은 장내 유익균이
건강과 장수에 얼마나 중요한지 알게 되면, 값비싼 프로바이오틱스
제품만 사서 먹으며 장내 유익균이 저절로 풍부해지기를 기대한다.
장내 유익균이 좋아할 음식을 먹어서 좋은 영양분을 공급해 주지 않
으면 장내 유익균은 그 잔디 씨앗처럼 얼마 안 가 하나씩 죽는다.

건강하고 활기찬 장내 유익균이 많아지게 하려면 좋은 영양분을
공급해야 한다! 우리의 홀로바이옴이 가진 여러 훌륭한 장점 중 한
가지는 짧은 시간 안에 다시 번식할 수 있다는 것이다.《플랜트 패러

독스》를 읽은 독자라면 장내 유익균이 좋아하는 음식을 먹으면 며칠 만에도 장내 유익균 구성에 극적인 변화가 생길 수 있다는 것을 잘 알 것이다.[1] 따라서 8장에서는 우리 몸에 유익한 세균이 좋아하는 음식이 무엇인지, 혹은 유해한 균을 번식시키는 음식은 무엇인지 자세히 살펴보고자 한다. 권장 식품과 금지 식품에 관한 전체 리스트는 다음 장에서 자세히 살펴보고, 8장에서는 우선 장내 유익균과 유해균이 좋아하는 대표적인 식품들을 알아보겠다.

장내 유익균을 위한 최고의 음식

지금부터 소개하는 음식은 장내 유익균이 가장 좋아하는 음식들로, 그들이 우리 몸에서 앞으로도 계속 살게 하려면 꾸준히 신경 써서 먹어야 할 음식들이다.

프로바이오틱스

프로바이오틱스와 프리바이오틱스를 혼동하는 사람들이 많지만 구분하기는 아주 쉽다. 프로바이오틱스가 장내 유익균 자체라면, 프리바이오틱스는 장내 유익균이 좋아하는 긴 사슬 형태의 섬유질 당분이다. 앞에서 설명한 잔디 씨앗으로 보자면, 프로바이오틱스가 우리 몸속의 장이라는 정원에 심는 씨앗이고 프리바이오틱스는 그 씨앗에 제공하는 물과 비료인 셈이다. 프리바이오틱스가 장내 유익균에 좋은 먹이가 될 수 있는 것은 우리 몸에서 소화가 되지 않기 때문이다. 프리바이오틱스가 장에 머물면 장내 유익균은 그것으로 즐거운 식사를 한다. 앞에서 말한 벌거숭이두더지쥐가 덩이줄기와 뿌리, 토양 균류를 즐겨 먹는다고 했던 것을 기억하는가? 바로 그 음식들이 프리바이오틱스를 풍부하게 함유하고 있다. 그 수수께끼 같은 동물이 노화를 물리치는 장내 유익균을 그토록 풍부하고 다양하게 보유하는 이유다.

참마, 히카마jicama 같은 덩이줄기 외에도 기름골tiger nut, 루타베가rutabagas, 파스닙parsnip, 고구마, 버섯, 토란, 유카, 셀러리악celeriac, 돼지감자, 치커리, 라디치오radicchio, 아티초크artichoke, 벨지언 엔다이브Belgian endive는 모두 프리바이오틱스가 풍부한 음식이며, 특히 마지막에 언급한 네 가지는 아커만시아가 가장 좋아하는 '이눌린inulin'이 풍부하다. 잠시 기억을 떠올려 보자면 아카만시아 박테리아는 장 내벽을 보호해 주는 점액질을 먹고 살지만, 그 점액질이 더 많이 생성되도록 돕는다. 따라서 이 박테리아가 몸에 많을수록 우리는 더 젊어질 수 있다.

아마씨 가루

인간이 아마씨를 먹었다는 기록은 기원전 3000년까지 거슬러 올라간다. 즉 장내 유익균이 그만큼 오랫동안 그것을 먹으며 적응했다는 얘기다. 장내 유익균은 습관의 노예다. 친숙한 음식을 가장 좋아한다. 그리고 아마씨가 그 범주에 들어간다. 실제로 신성로마제국의

황제 샤를마뉴 대제는 8세기경 아마의 탁월한 효과에 놀라 신하들에게도 먹게 했다. 물론 1300년도 넘게 지난 일이지만, 그가 무언가 중요한 사실을 알아냈기 때문일 수도 있다.

아마씨에는 몸에 좋은 프리바이오틱스 섬유질이 풍부하며 폴리페놀의 일종인 리그난lignan도 풍부하다. 비타민B군 또한 풍부하고, 식물성 오메가-3 지방산이 제일 많이 함유된 음식 중 하나다. 특히 아마씨는 장 내벽에 좋은 항염증성 α-리놀렌산인 ALAalpha-linolenic acid를 많이 함유하고 있다.[2] 하지만 뇌 건강에 필요한 또 다른 오메가-3인 DHAdocosahexaenoic acid와 다르다는 점에서 중요한 차이가 있다. 많은 비건이 오메가-3를 섭취하기 위해 아마씨를 먹지만, 간단히 말해서 ALA는 DHA로 전환되지 않는다. 따라서 아마씨가 장 건강에 훌륭한 식품이기는 하지만, 뇌 건강을 위해서는 생선 기름이나 해조류 DHA유도 여전히 필요하다.

아마씨는 그대로 먹으면 몸에 좋은 물질이 흡수되지 않는다. 그래서 가루나 기름 형태로 먹어야 한다. 아마씨 가루나 오일은 고소한 맛이 살짝 나고, 다른 특별한 맛이 거의 없어서 스무디나 코코넛 요구르트에 타서 먹으면 좋다. 하지만 아마씨는 한 번 갈고 나면 쉽게 산화된다. 씨앗인 채로 사서 필요한 만큼 갈아 먹거나 가루로 된 것은 냉동 제품을 사야 한다. 아마씨 기름도 마찬가지다. 일단 개봉하고 나면 쉽게 산화되므로 반드시 냉장 보관해야 한다.

아마씨는 피부 세균에도 아주 좋다. 따라서 아마씨 가루를 바디 스크럽 대용으로 쓰거나 아마씨유를 피부 보습제나 헤어 에센스로 활용할 수 있다. 나는 주로 아마씨유에 다른 에센스 오일을 섞어서 보습제로 만들어 쓴다. 이렇게 하면 피부 세균을 죽이지 않고도 좋은 영양분을 공급한다.

아티초크

아티초크 봉오리 하나에는 프리바이오틱스 섬유질이 10g 이상 들어 있다. 게다가 각종 비타민 및 칼슘, 칼륨, 마그네슘 등 무기질도 풍부하다. 아티초크의 또 다른 장점은 간에 유익한 항산화 성분과 폴리페놀 함량이 높다는 점이다. 그리고 맛도 좋고 먹는 재미도 있다. 신선한 아티초크를 사서 그대로 요리해 먹어도 되고 냉동 제품도 요리하기 편하다.

리크 Leek

양파과에 속하는 리크는 폴리페놀과 알리신 allicin 이 가득 들어 있다. 알리신은 혈관 유연성을 높여 주고 스타틴제처럼 콜레스테롤을 낮춰 주지만 부작용은 없다. 유럽에서 인기 있는 식재료로 쓰이며 맛이 좋고 요리도 쉽다. 리크를 요리할 때는 먼저 길이대로 길게 잘라 물에 깨끗이 씻거나 찬물에 담가서 사이사이 낀 흙먼지를 깨끗이 제거해야 한다. 손질한 재료는 샐러드나 국에 넣어서 먹거나 구워 먹어도 맛있다.

오크라^{Okra}

오크라는 사실 호불호가 갈리는 음식이다. 대부분 사람이 오크라의 미끈거리는 식감을 별로 좋아하지 않는다. 하지만 비타민C, 비타민A, 철분, 인, 아연뿐 아니라 프리바이오틱스 섬유질이 풍부한 훌륭한 음식이다. 사실 오크라에 든 탄수화물은 거의 절반이 프리바이오틱스 섬유질로 되어 있다. 그리고 제대로만 요리하면 틀림없이 맛도 좋다. 내가 주로 요리해서 먹는 방법은 고온에서 빠르게 볶거나 바삭해질 때까지 굽는 것이다. 일반 식료품점에서 쉽게 구할 수 있는 냉동 오크라도 영양가는 충분하니 꼭 신선한 재료를 구하지 않아도 괜찮다. 냉동 제품은 해동한 뒤 물기를 닦고 요리하면 미끈거리는 식감을 줄일 수 있다. 점액 성분이 렉틴과 결합해 몸 밖으로 배출시킨다는 것도 오크라의 또 다른 장점이다!

히카마

살짝 달콤하고 아삭한 식감이 특징인 히카마는 사과와 감자의 중간 정도 되는 맛이다. 히카마는 특히 이눌린 프리바이오틱스가 매우 풍부하다. 비타민C는 어떻냐고? 히카마 100g이면 하루 적정량의 40%를 채울 수 있다. 비교하자면 오렌지주스 대신 히카마 몇 조각을 먹는 것이 낫다! 히카마는 기름에 튀기거나 볶아서 먹으면 바삭한 맛을 즐길 수 있다. 나는 개인적으로 생으로 먹는 것이 가장 좋다. 양배추 샐러드에 얇게 채로 쓴 히카마를 고수와 양파 등과 섞어 살사 소스를 뿌려 먹거나 작게 다져서 과카몰리에 넣어 먹어도 맛있다.

십자화과 채소

브로콜리, 콜리플라워, 방울다다기양배추는 특히 장내 유익균에 아주 좋은 채소다. 방울다다기양배추에는 비타민 B1, B2, B6, C, K 뿐 아니라 섬유질도 아주 풍부하고, 항산화 및 항염증 효과도 뛰어나다. 전반적으로 장에 가장 좋은 채소를 꼽으라면 이 방울다다기양배추를 들 수 있다. 한편 브로콜리는 방울다다기양배추보다 섬유질은 약간 부족하지만, 익힌 브로콜리 한 컵에 오렌지 한 개만큼의 비타민 C가 있고, 베타카로틴도 듬뿍 들어 있다. 또한 브로콜리에는 비타민 B1, B2, B3, B6가 모두 들어 있다는 사실을 알고 있는가? 이 정도면 비타민B군은 부족할 일이 없다. 비타민 외에도 철분, 칼륨, 아연, 마그네슘도 풍부하다.

브로콜리가 장 누수를 치료하는 데 도움을 준다는 증거도 있다. 한 연구 결과를 보면 장 누수증 및 대장염을 앓는 사람들과 비슷한 증상이 있는 쥐들에게 브로콜리가 많이 포함된 식단을 먹였더니 증상이 줄어드는 결과가 나타났다.[3] 반면 같은 증상이 있지만, 브로콜리를 먹이지 않은 쥐들은 그런 효과가 없었다. 왜 그런 현상이 나타날까? 브로콜리와 방울다다기양배추 같은 십자화과 채소는 장에 존재하는 아릴 탄화수소 수용체Aryl hydrocarbon receptor, AHR와 결합하는 인돌로카르바졸indolocarbazole, ICZ이라는 물질이 들어 있어서 이 물질이 장에 독소가 있을 시 신체 반응을 유발하는 역할을 한다. 장에서 AHR과 ICZ가 결합하면 장 내벽이 튼튼해지고 면역계가 강화된다.

아이러니하게도 내게 오는 많은 장 누수증 환자들은 의사로부터 브로콜리나 방울다다기양배추 같은 '섬유질' 식품은 피하라는 말을 듣곤 한다. 하지만 이러한 채소는 실제로 장을 치료하는 데 도움을 준다. 장 누수증이나 과민성대장증후군이 있는 사람은 이런 채소를 처음 먹을 때 설사나 위경련을 예방하기 위해 푹 익혀서 거의 죽처럼 만들거나 압력솥에 요리하는 것이 좋다.

치커리과

치커리과 채소는 미국에서 자주 쓰이지 않지만, 프랑스나 이탈리아 식당에 가면 거의 모든 샐러드에 곁들여져 나온다. 실제로 이탈리아의 장수촌 사람들도 벨지언 엔다이브, 라디치오, 루콜라로 된 '삼색' 샐러드를 즐겨 먹는다. 벨지언 엔다이브와 라디치오는 치커리과에 속하고, 루콜라는 십자화과 채소에 들어간다. 치커리에 포함된 이눌린은 장내 유익균, 그중에서도 '아커만시아'가 가장 좋아하는 먹이 중 하나다. 에스카롤escarole, 컬리엔다이브curly endive, 라디치오, 벨지언 엔다이브 등 다양한 형태의 치커리과 채소를 요리에 활용해 보자.

견과류

앞에서 우리는 특정 견과류가 장내 유익균에 영양분을 공급해서 장 내벽과 미토콘드리아에 도움을 주는 부티레이트를 생성시킨다는 것을 알아보았다. 하지만 견과류는 조심해야 할 것이 있다. 사실 몇몇 '견과'는 단지 씨앗일 뿐이다. 캐슈너트도 렉틴이 가득 든 씨앗이며, 땅콩도 사실 콩과 식물이다. 콩과 식물은 거의 렉틴 폭탄이라 해도 된다. 따라서 땅콩은 땅콩 알레르기가 없더라도 가능한 멀리하는 것이 최선이다.

하지만 진짜 견과류는 장내 유익균에 훌륭한 영양분을 공급한다. 그래서 심장 건강에 도움을 주고, 담석을 예방하며, 당뇨병에 효과가 좋고, 혈압을 조절하며, 염증도 막아 준다. 장내 유익균이 가장 좋아하는 견과류는 호두와 마카다미아, 헤이즐넛, 피스타치오다. 아몬드는 껍질을 벗겨서 먹거나, 껍질을 벗겨서 가루로 만든 제품이 좋다. 자가면역질환이 있는 많은 환자가 갈색 아몬드 껍질에 면역반응이 나타나므로 주의해야 한다. 견과류는 매일 한 줌 정도 먹는 것이 가장 좋다. 그러면 장내 유익균이 무척 고마워할 것이다.

버섯류

버섯이 건강에 좋다는 것은 누구나 잘 알지만, 장수 연구원들은 최근 처음으로 버섯에 들어 있는 두 가지 노화 예방 물질을 정확히 밝혀냈다. 에르고티오네인ergothioneine과 글루타티온glutathione이라는 두 가지 물질로, 이것 덕분에 버섯을 먹으면 활성산소가 줄어서 노화 예방에 효과를 발휘한다.[4]

버섯 중에서는 포시니porcini가 폴리페놀 함량이 가장 높다. 세계적으로 장수인이 많기로 유명한 이탈리아에서 이 버섯이 애용되는 것이 우연일까? 다음으로 폴리페놀 함량이 가장 높은 버섯은 흰 양송이버섯이다. 버섯은 장내 유익균에 먹이가 되는 다당류가 많아서 면역계가 '과잉반응'하지 않도록 도와준다. 버섯이 면역에 좋은 이유는 이런 특징 때문이다. 무엇보다 버섯은 일부 다른 음식과 달리 가열해도 폴리페놀 같은 주요 영양소가 파괴되지 않는다. 따라서 굽거나 볶는 등 다양하게 활용해 다른 음식에 곁들여 먹으면 좋다.

하지만 버섯을 더 많이 먹어야 하는 진짜 이유는 100세 이상 장수하는 사람들에게서 많이 발견되는 폴리아민 성분 때문이다! 특히 내가 좋아하는 폴리아민 종류는 스페르미딘이라는 화합물로, 스페르미딘spermidine이라는 이름은 정액semen에서 처음 발견되어 붙여진 이름이다. 연구 결과에 따르면 스페르미딘은 노화 방지에 도움을 주고 심장을 보호한다.[5] 버섯은 스페르미딘을 섭취할 수 있는 가장 좋은 공급원 중 하나다! 또 다른 훌륭한 공급원이 있지만 그것은 상상에 맡기겠다.

당분이 적은 과일

대부분 과일은 적당한 양으로 제철에 먹어야 하지만 일부 과일은 아예 당분 함량이 적어서 사시사철 많이 먹어도 괜찮다. 하지만 노화를 예방해 주는 이런 좋은 과일들이 종종 과일 취급을 받지 못하는 것이 안타깝다. 지금부터 소개하는 과일들이 그런 과일이다.

아보카도

과카몰리에 빼놓을 수 없는 재료인 아보카도는 사실 과일이다! 아보카도 과육에는 프리바이오틱스 섬유질이 아티초크보다 많다. 아티초크와 마찬가지로 아보카도에는 비타민C와 비타민E, 칼륨뿐 아니라 엽산도 아주 풍부하다. 또한 아보카도는 올리브유에 많은 불포화지방, 즉 올레산이 풍부해 뇌 건강에 도움을 주므로 나이에 상관없이 모든 사람이 챙겨 먹어야 하는 식품이다.

피부 유익균 역시 아보카도를 굉장히 좋아한다. 따라서 잘 익은 아보카도를 으깨서 마시지용으로 쓰거나 머리를 감을 때 컨디셔너용으로 쓰면 좋다. 아보카도에 든 지방산이 피부 표면에 형성되는 자연스러운 지방 막을 강화해 자외선으로 인한 피부 노화를 막아 준다.

그린 바나나

바나나는 칼륨이 풍부해 아주 좋은 과일로 알려지지만, 사실 장내 유익균이 절대 좋아하지 않는 다른 성분도 풍부하다. 그것은 바로 당분! 중간 크기 바나나 하나만 해도 당이 14g 들어 있다. 티스푼으로 치면 세 개 반에 달하는 양이다! 하지만 덜 익은 바나나는 과당이 적고 저항성 녹말이 많아서 앞에서 살펴본 바와 같이 장내 유익균이 아주 좋아한다. 그러므로 쇼핑할 때 초록색 바나나가 보이면 꼭 챙겨 두기 바란다. 아보카도처럼 당분이 적은 바나나는 머리와 피부에도 좋은 영양분을 공급한다. 아보카도 반 개와 그린 바나나 반 개를 같이 으깨서 머리카락이나 얼굴에 팩처럼 사용해 보라. 향기도 좋고 피부 유익균도 좋아할 것이다.

라즈베리, 블랙베리, 오디

시큼한 맛이 특징인 이런 베리류는 한 컵에 당분이 5g 정도밖에 들어 있지 않다. 하지만 프리바이오틱스 섬유질이 아주 풍부하고 엘라그산 같은 폴리페놀 성분이 가득하다. 비타민A와 C, K도 빼놓을 수 없다. 단 음식을 좋아하는 사람은 라즈베리를 얼려 두었다가 조금씩 먹으면 유해균에 영양분을 주지 않고도 단 음식에 대한 욕구를 해소할 수 있다.

무화과와 코코넛

믿기 어렵겠지만 무화과나 코코넛은 과일이 아니다. 무화과는 꽃에 속하고, 코코넛은 엄밀히 말하면 각과류다! 무화과는 석류와 마찬가지로 기원전 5000년까지 거슬러 오를 만큼 오래전 기록에 남아 있다. 무화과는 꽃이 활짝 피었을 때가 가장 잘 익어서 맛이 좋다. 무화과꽃을 본 적이 없다고? 무화과를 반으로 잘라 보라. 그 안에 보이는 것들이 무화과꽃이다. 무화과꽃은 꽃 아래에 작은 구멍이 있어서 특정한 종류의 말벌이 그 틈으로 들어가 수분작용을 일으킨다. 따라서 잘 익은 무화과 하나는 새로운 삶을 시작할 준비를 마친 것이라 할 수 있다. 무화과에 들어 있는 당분은 대부분 프리바이오틱스 섬유질에서 나온다는 것도 장점 중 하나다. 특히 제철인 8월~12월에 가장 맛있다.

코코넛은 맛도 좋지만 한 컵당 프리바이오틱스 섬유질이 7g이나 들어 있어 내가 가장 좋아하는 음식 중 하나다. 과육 그대로 먹어도 되지만 가루로 빵을 굽거나 다진 코코넛을 구운 채소에 뿌려 먹어도 좋다. 하지만 말린 무화과나 코코넛에는 설탕이 많이 들어 있으므로 성분표시를 잘 보고 설탕이 첨가되지 않았는지 확인해야 한다. 그리고 코코넛워터는 그냥 설탕물이니 아예 쳐다보지도 말자!

몸에 좋은 지방

우리가 먹는 지방의 종류가 중요한 이유는 염증에 관한 한 대부분의 지방 공급원은 중간이 없기 때문이다. 지방은 염증을 더 악화시키거나 막거나 둘 중 하나다. 하지만 처음부터 지방이 그렇게 만들어진 것은 아니다. 가령 우리는 생선 기름에 많이 들어 있는 오메가-3가 항염증 성분이 있다고 알고 있다. 그렇지 않은가? 하지만 꼭 그렇다고 할 수는 없다. 생선 기름에 들어 있는 DHA와 EPA에서 진짜 항염증 역할을 하는 물질을 리졸빈resolvin이라고 하는데,[6, 7] 실제로 신경과 눈에 생기는 염증을 막는 데 가장 큰 역할을 한다. 하지만 중요한 점은 이 효과를 얻으려면 아스피린에 들어 있는 살리실산salicylic acid이라는 활성 성분이 필요하다. 그래서 나는 81㎎ 장용제 아스피린 한 알을 일주일에 2~3회 정도 먹는 것을 추천한다.

그렇다면 염증을 일으키는 물질로 알려진 아라키돈산arachidonic acid, AA 같은 오메가-6 지방은 어떨까? 사실 여기에도 모순이 존재한다. 뇌 지방질의 반은 오메가-3 지방산인 DHA이고, 나머지 반은 오메가-6 지방산인 AA다! 오메가-6 지방산이 뇌에 있다고? 그렇다. 사실 그 AA가 뇌의 중추인 해마에 생기는 염증을 막는다.[8]

게다가 2018년 3월에 발표된 대규모 연구 결과를 보면, 일본인 남성을 대상으로 AA 및 또 다른 오메가-6 지방산인 리놀레산linoleic acid, LA 수치가 가장 높은 사람들을 살펴본 결과, 모든 원인에 의한 사망률과 심혈관 질환 발병률도 가장 낮게 나타났다![9]

또한 베일러대학교Baylor University에서 시행한 운동 수행력 테스트 결과에서는 AA 보충제를 먹은 운동선수들의 경우, 플라시보 효과를 배제하기 위해 가짜 AA 보충제를 먹은 선수들과 비교하면 운동 수행력이 향상됐을 뿐 아니라 IL 16에 대한 염증 수치가 크게 떨어진 것으로 나타났다![10] 이 얼마나 아이러니한가. 아라키돈산이 적군이 아니라 아군이었다니!

오메가-3 지방의 양대 산맥인 EPA와 DHA도 염증 억제 외에 많은 일을 한다. 여러 연구 결과를 살펴보면 오메가-3 수치가 높은 사람은 그렇지 않은 사람보다 뇌 크기와 기억을 담당하는 해마 영역이 더 큰 것으로 나타났다.[11] 앞에서 말했지만, 나를 찾아온 비건 환자들은 아마씨유에 들어 있는 짧은사슬 오메가-3 지방이 EPA와 DHA로 전환되지 않는다는 사실을 잘 모른다. 그들이 처음 병원을 방문했을 때 여러 가지 검사를 시행해 보면 해조류 DHA를 따로 먹지 않는 한 대개 오메가-3 지표가 매우 낮게 나온다. 정말 중요한 사실이 아닌가? 옥스퍼드대학교의 연구 결과를 보아도 학생들에게 해조류 DHA와 가짜 보충제 중 하나를 제공하고 학습 능력에 차이가 생기는지 확인한 결과, 해조류 DHA를 먹은 학생들의 학습 능력과 행동 능력이 모두 향상되었고, ADHD(주의력 결핍 및 과잉행동 장애)가 있는 학생들은 증상이 개선되는 현상을 경험했다.[12] 또한 오메가-3 보충제를 건강한 아이들에게 먹이면 과잉 행동을 줄이는 것으로 밝혀졌다.[13]

자, 생선 기름, 해조류 DHA, 아라키돈산, 이 세 가지를 잘 기억하라! 혹시 긴사슬 오메가-3와 6를 동시에 섭취할 수 있는 음식은 없을까? 조개류가 가장 좋은 선택일 것이다. 계란 노른자도 아라키돈산이 아주 풍부하다. 이 외에도 몸에 좋은 지방과 오일이 많다. 지금부터 소개하는 지방은 특히 내가 가장 좋아하는 지방 공급원이다.

들기름

미국에는 잘 알려지지 않았지만 들기름은 들깨를 짜서 만든 기름이다. 들깨는 박하나 바질과 같은 과에 속하는 들깨 나무에서 나온다. 중국에서 수 세기 동안 감기 증상을 완화하고 독감을 예방하는 데 쓰였고, 한국에서 인기가 아주 좋은 식품이다. 특히 관절과 심장 건강에 효과가 좋아서 나이 든 사람에게 더욱 좋다. 또한 식물성 오메가-3 지방산이 풍부해서 채식주의자에게도 좋다. 아마씨유처럼 들기름에는 α-리놀렌산이 풍부해 심혈관계 강화에 도움을 주고, 들기름에 들어 있는 로스마린산rosmarinic acid은 항균·항바이러스·항산화·항염증·효과가 뛰어나다. 나중에 다시 설명하겠지만 들기름은 이탈리아 아치아롤리 사람들이 뇌 건강을 지키는 비결일지 모른다. 들기름은 볶음 요리, 달걀 요리, 미러클누들Miracle Noodle 브랜드에서 나오는 곤약 파스타 등 다양한 요리에 활용할 수 있고, 샐러드드레싱으로 사용해도 좋다. 이탈리아 소스인 페스토 요리 시 올리브유와 섞어 넣어도 독특한 향을 즐길 수 있다.

MCT 오일

MCT 오일은 'medium-chain triglyceride'의 줄임말로 중간사슬지방이라는 뜻이다. 중간사슬지방은 간에서 바로 케톤으로 전환될 수 있는 지방이다. 앞에서 설명했듯이 케톤은 당이 부족할 때 몸속에 저장된 지방에서 만들어지는 물질이다. 따라서 우리가 잠을 자느라 아무것도 먹고 있지 않을 때, 뇌세포와 다른 신체 기관은 케톤을 사용해 미토콘드리아에 에너지를 공급한다. MCT 오일은 액상 코코넛 오일이라는 이름으로 불리기도 한다. 일반적인 코코넛 오일이 고체 상태인 데 반해 MCT 오일은 낮은 온도에서도 액체 상태다. 지방으로 전환되지 않고 연료로 바로 사용되는 것이 특징이다.

올리브유

앞에서 설명했듯이 올리브유는 폴리페놀을 전달하는 가장 좋은 식품 중 하나다. 따라서 건강하게 오래 살고 싶은 사람들에게 기적의 약이라 할 수 있다. 블루존 사람들이 대부분 그렇듯이 나도 올리브유를 일주일에 1L를 먹으려고 노력하고 있으니 독자 여러분도 동참해 보길 권한다! 올리브유는 콜레스테롤의 일종인 아포리포단백질 A-IV$^{apolipoprotein A-IV}$를 증가시키는 것으로 밝혀졌다. 아포리포단백질 A-IV가 많아지면 혈소판 응집 활동을 방해해 식사 후나 이른 아침에 일어나기 쉬운 심장 마비를 예방한다.

이 외에도 몸에 좋은 지방 공급원은 다음과 같다.

- 마카다미아 오일

- 호두기름

- 아보카도 오일

- 스라이브 조류오일^{Thrive algae oil}

- 오렌지향 대구간유

- 코코넛 오일(APOE4 유전자를 가진 사람이 아니라면 코코넛 오일에 관한 경고는 무시해도 좋다. 키타반 지역 사람들은 식단의 30%를 차지할 정도로 코코넛 오일을 많이 먹지만, 코코넛 오일이 위험하다는 이야기를 알지 못할뿐 더러 심장질환이나 뇌졸중을 앓는다고 보고된 사례도 없다.)

대체 유제품

알다시피 일반적인 유제품은 대부분 유제품 단백질인 카세인 A1을 함유하고 있어서 염증을 일으키기 쉽다. 다행히 우리에게는 장내 유익균도 좋아하고 우리도 만족할 만한 다른 대안이 많다.

염소 치즈 / 요구르트 / 버터

확실히 말해 두지만, 인간은 건강상의 이유로는 다른 동물에게서 나온 젖을 마실 필요가 없다. 우리나 우리의 아이들은 송아지가 아니다. 소, 양, 염소, 물소에서 나온 젖은 그 동물의 새끼들이 다른 동물에 잡아먹힐 위험을 줄이기 위해 성장을 촉진하도록 설계되었다. 그런 동물에게서 나온 젖은 모두 인슐린 유사 성장인자인 IGF-1을 다량 함유하고 있어서 언급했듯이 성장만 촉진하는 것이 아니라 암세포와 노화도 촉진한다. 게다가 우유에는 락토스 같은 유당도 있다. 유당도 결국은 당일 뿐이다. 그것이 우리 몸에서 어떤 일을 하는지는 이제 설명하지 않아도 잘 알 것이다.

양이나 염소의 젖으로 만든 치즈는 IGF-1이 적고, 유당이 발효 과정 중 버려지거나 소모되기 때문에 당분 함유량도 적다. 따라서 치즈로 동물 단백질을 섭취하고 싶다면 양이나 염소 치즈가 가장 좋은 대안이다. 하지만 요구르트의 경우, 동물 단백질도 없고 IGF-1도 없는 코코넛 요구르트가 가장 좋다.

코코넛 밀크 / 요구르트

인정한다. 코코넛 밀크는 사실 진짜 우유가 아니다. 많은 사람이 생각하듯이 코코넛 열매를 갈랐을 때 나오는 그 물로 만든 것도 아니다. 그것은 그냥 설탕물일 뿐이다! 코코넛 밀크는 코코넛 열매의 흰 과육을 갈아서 짜낸 것이다. 코코넛 밀크에는 다른 장점도 많지만 특히 몸에 좋은 라우르산 lauric acid 이라는 지방이 많다. 개인적으로 코코넛 밀크에서 나는 천연 단맛과 크림 맛을 좋아한다. 코코넛 요구르트도 괜찮은 제품들이 시중에 많다. 단, 코코넛 밀크나 요구르트를 고를 때는 무가당 제품을 선택하라. 코코넛 요구르트의 경우, 성분표시에 당분이 보여도 괜찮다. 코코넛 밀크에는 사실상 당분이 없다. 요구르트로 발효되는 과정에 박테리아의 먹이가 필요해서 설탕이 첨가된다. 하지만 완제품 요구르트가 우리 손에 들어왔을 때쯤이면 박테리아가 첨가된 설탕을 모두 먹어서 설탕은 남아 있지 않다.

기 ^{Ghee} 버터

기 버터는 버터를 낮은 온도에서 서서히 녹여 단백질과 유지방을 분리해서 만든 정제 버터다. 만드는 과정을 보면 먼저 버터를 가열해 끓기 시작하면 위로 올라오는 불순물을 제거한다. 시간이 지나면 바닥에 카세인과 유청 단백질로 된 찌꺼기가 가라앉는데, 이것을 버리고 액체 상태인 지방만 걷어 내서 만든다. 기 버터는 만드는 과정에서 카세인 A1이 걸러지므로 카세인 A1이 포함된 우유로 만들어도 안전하게 먹을 수 있다. 냉장 보관하지 않아도 산패되지 않아서 남아시아와 인도 요리에 잘 활용된다.

조

곡물은 대부분 렉틴 함량이 높아서 염증을 일으키기 쉽고 노화의 주범이 되지만, 조는 확실히 예외다. 조는 새가 가장 좋아하는 모이지만 새에게만 유익한 먹이가 아니다. 외떡잎식물인 한해살이풀로 여러 변종이 전 세계에서 재배된다. 렉틴이 없다는 장점이 있어서 만성 소화 장애를 앓는 사람들이 글루텐이 없는 대안 식품을 찾으면서 최근 들어 주목을 받고 있다. 조는 마그네슘, 칼륨, 섬유질도 풍부하지만, 최고의 장점은 장내 유익균에 놀라운 작용을 한다는 점이다. 특히 조의 섬유질은 소화되기 쉽고 영양분이 잘 남아서 장내 유익균이 아주 좋아하는 먹이다. 이제는 잘 기억하고 있겠지만, 우리는 우리가 먹는 것으로 이뤄지는 것이 아니라, 우리 몸속의 장내 유익균이 소화하는 것으로 이뤄진다. 그리고 조가 거기에 딱 어울리는 음식이다!

커피 열매

좋은 소식이 있다. 우리가 매일 마시는 커피는 실제로 건강에 좋다. 커피는 활기를 느끼게 해 준다는 장점 외에도 각종 사망률 감소와도 관련된다. 커피를 좋아하지 않는다고? 괜찮다. 커피 열매에서도 같은 효과를 얻을 수 있다. 커피 열매는 체리에서 체리 씨를 뺀 나머지 부분처럼 커피콩이 들어 있는 바로 그 열매를 말한다. 커피 열매는 꽃을 피우는 상록 관목에서 자라며, 수확 시기가 되면 붉은 포도주색으로 바뀌는데, 간혹 노란색이나 초록색인 경우도 있다. 껍질이 약간 질기지만 벗기면 허브향이나 멜론 맛이 약간 나는 달콤하고 맛있는 과일이 나온다. 맛도 좋지만 젊음을 유지하는 데도 여러 중요한 면에서 도움이 된다.

우선 커피 열매는 항산화 물질과 폴리페놀이 풍부해 면역계를 강화하고, 활성산소로부터 우리 몸을 보호하고, 염증을 제거해 준다. 또한 커피 열매에 많이 들어 있는 식물성 화합물인 플라보노이드 성분은 그 자체로도 강력한 항산화 및 항염증 작용을 한다. 플라보노이드는 몸에서 자연스럽게 만들어지는 기체 성분인 산화질소의 생성을 촉진해 세포 간 정보 교환을 원활하게 하는 데도 도움을 준다. 특히 산화질소는 혈관을 팽창시켜 혈류 공급을 원활하게 한다. 물론 나이가 들수록 염증 때문에 혈관이 수축하기 쉽다. 커피 열매에 들어 있는 플라보노이드와 산화질소가 혈관을 더 유연하고 젊게 해 준다.

커피 열매는 뇌유래신경영양인자를 촉진한다. 앞에서 설명한 것처럼 신경세포 성장을 도와 인지기능 강화에도 도움을 준다.[14] 커피를 마시고 나면 머리가 맑아지고 집중이 잘 되는 것과 관련이 있다! 하지만 안타깝게도 커피 농장에 살지 않는 한 가공되지 않은 커피 열매를 구하기는 매우 어렵다. 대신 보충제 형태로 된 것은 구할 수 있다. 커피 열매를 찾기 힘들면 마시던 커피를 계속 즐기시라. 그냥 커피로도 지금까지 언급한 효과를 똑같이 누릴 수 있다.

엑스트라 다크초콜릿

초콜릿을 좋아하지 않는 사람이 있을까? 확실히 장내 유익균은 거기에 포함되지 않는다! 장내 유익균은 매일매일 우리가 초콜릿을 먹어 주길 원한다. 지금이라도 다크초콜릿 한 입을 녹여 먹으며 향긋한 즐거움을 느껴 보자. 기분도 좋고 덤으로 건강도 챙길 수 있다. 초콜릿에는 항산화 물질과 플라보노이드 성분이 들어 있어서 항염 효과가 뛰어나다. 하지만 초콜릿의 진짜 장점은 주원료인 카카오라는 식물에 있다.

카카오에 들어 있는 플라보놀flavonol 성분이 뇌 건강에 도움을 주기 때문에 플라보놀이 풍부한 초콜릿을 오랫동안 먹으면 뇌 보호 효과를 줄 수 있다. 한 연구 결과에 따르면 3개월 동안 다크초콜릿을 소량 먹은 사람들은 다크초콜릿을 먹지 않은 대조군보다 기억력, 정보 처리속도, 주의력이 더 향상된 것으로 나타났다. 플라보놀을 섭취한 노인들은 기억이 잘 유지되고 새로운 것을 학습하는 능력이 눈에 띄게 향상됐다는 연구 결과도 있다. 노화에 가장 영향을 많이 받는 대뇌 피질에서 플라보놀이 혈류를 증가시킨다고 추측된다. 간단히 말해서 초콜릿을 먹으면 노화로 가장 쉽게 손상되는 뇌의 일정 부분에서 혈류가 증가해 손상을 막는다는 것이다.[15] 꽤 달콤한 뉴스이지 않은가?

하지만 계산대 앞에서 초콜릿을 집기 전 이 사실만은 기억하자. 밀크초콜릿은 거의 설탕이 전부라 건강에 아무런 도움이 되지 않는다. 카카오 함유량이 적어도 72% 이상은 되어야 한다. 많으면 많을수록 좋다. 하지만 초콜릿은 무조건 많이 먹는다고 좋은 것도 아니다. 유럽식품안정청European Food Safety Authority에 따르면 카카오의 최대 효과를 누리는 데 필요한 일일권장량은 200㎎이다. 따라서 일반적인 초콜릿바의 작은 조각 한두 개면 충분하다. 개인적으로 나는 90% 이상인 초콜릿을 선호한다. 그리고 네덜란드 가공 코코아나 알칼리 코코아는 가공 과정에서 몸에 좋은 폴리페놀 성분이 파괴되므로 추천하지 않는다.

녹차

내가 가장 즐겨 마시는 따뜻한 음료인 녹차는 자가면역질환 관련 증상을 완화하는 데 효과가 좋다. 녹차에 들어 있는 성분이 자가면역 T세포와 염증성 호르몬인 사이토카인의 증가를 억제해 준다.[16] 나는 녹차와 박하차를 하루 5잔 정도 마신다. 자가면역 상태가 아니더라도 염증을 예방하는 차원에서 녹차를 즐겨 마시기 바란다.

좀 더 강한 효과를 원한다면 유기농 보이차를 권한다. 발효 과정을 거쳐 만들어지는 보이차는 지질이 산화되는 것을 막는다고 밝혀졌다.[17] 또한 보이차에 들어 있는 폴리페놀이 철분 수치를 낮추는 역할도 한다. 그렇다고 철분 부족을 염려할 필요는 없다. 3장에서 살펴보았듯이 철분은 노화를 촉진하는 대표적인 물질이다.[18] 철분 수치가 높으면 말 그대로 철이 녹슬 듯 몸이 상한다.[19] 이미 잘 알겠지만 헌혈하는 사람은 헌혈하지 않는 사람보다 오래 산다. 마지막으로 보이차는 아커만시아 뮤시니필라를 증가시킨다. 이 박테리아를 원하지 않는 사람은 없지 않겠는가?

자, 우리에게는 아보카도, 올리브유, 코코넛, 덩이줄기, 버섯, 라즈베리, 블랙베리, 무화과, 석류같이 맛있는 음식은 물론이고 커피와 차, 초콜릿까지 있다. 누가 장내 유익균은 맛있는 음식을 즐길 줄 모른다고 했던가? 우리도 맛있게 먹고 장내 유익균도 좋아할 음식이 이렇게 많다! 다만 엉뚱하게 나쁜 세균의 배를 불리지 않도록 주의하는 것은 잊지 말자.

장을 망가뜨리는 세균을 위한 음식

나는 평상시 단정적으로 말하는 것을 좋아하지 않는다. 하지만 이 말만은 그러지 않을 수 없다. 지금부터 말하는 음식들은 우리 장내 유해균에 영양분을 공급하는 주요 음식들이므로 될 수 있으면 멀리 해야 한다. 간혹 무심코 이런 음식을 먹었더라도 너무 걱정하지 말고 다시 시작하라. 착한 세균이 많아져서 나쁜 세균을 몰아내도록 착한 세균이 좋아할 음식을 먹는 데 다시 집중하면 된다. 그리고 나쁜 세균이 가장 좋아하는 음식들이 무엇인지, 따라서 우리 건강에 가장 치명적인 음식이 무엇인지 앞으로 설명할 음식들을 가끔 다시 찾아보면서 오래도록 잘 기억하길 당부한다.

단당류와 탄수화물

이 말을 해서 미안하지만, 독자 여러분도 이미 예상은 했을 것이다. 단당류는 포도당이든 과당이든 자당이든 종류에 상관없이 장내 유해균을 위한 최고의 음식이다. 과일에 든 당도 마찬가지다. 원래 우리는 과일을 일 년 내내 먹지 않았다. 세계화 시대가 오기 전까지 우리는 여름과 가을에만 단맛을 즐길 수 있었다. 그때만 과일을 먹고 지방을 저장해 체중을 늘려서 휴식기가 오는 겨울을 대비했다. 하지만 지금 우리는 여름이 끝나지 않는 시대에 살고 있다. 과일과 달콤한 간식, 진짜 설탕 혹은 가짜 설탕은 이제 언제든 먹을 수 있다. 그래서 비만이 지금처럼 많아졌지만 비만을 일으키는 진짜 범인은 장 속에 사는 나쁜 세균이다.

나쁜 세균만 설탕을 좋아하는 것이 아니다. 암세포도 설탕을 아주 좋아한다. 시작부터 이 말을 해서 마음이 아프지만, 설탕을 줄이는 것이야말로 착한 세균을 도와 우리 몸에서 나쁜 세균을 몰아낼 수 있는 최고의 방법이다. 설탕이 많은 일반적인 단 음식도 피해야 하지만, 당분이 많은 과일도 가능한 한 멀리하라. 특히 제철이 아닐 때는.

포도

포도는 간식으로 먹기 좋아서 나도 어렸을 때 아주 좋아했다. 사실 아이들 대부분이 포도를 좋아한다. 왜일까? 거의 설탕 덩어리라 그렇다. 포도 한 컵에는 설탕이 거의 23g이나 들어 있다. 티스푼 여섯 개에 해당하는 양이다. 그러니 간식으로 절대 건강한 음식이 아니다! 하지만 와인이나 식초로 발효된 포도는 그런 걱정을 하지 않아도 된다. 와인과 포도 식초는 폴리페놀 함량이 높고 발효되는 과정에서 당분이 없어지기 때문에 안전하다. 따라서 포도는 과일 말고 식초로 마음껏, 레드와인으로는 적당히 즐기시라! 단 원래 알코올을 즐기던 사람이 아니라면 일부러 와인을 마실 필요는 없다!

망고

미국농무부에 따르면 보통 크기의 망고 하나에 설탕이 무려 46g이 들어 있다. 티스푼으로 치면 열두 개다. 망고에는 포도당과 과당, 심지어 자당까지, 당이라는 당은 모두 들어 있다. 그리고 익을수록 세 가지 당분이 모두 점점 증가한다. 잘 익은 망고가 그래서 맛있고, 나쁜 세균들이 열광하는 것이다. 하지만 익지 않은 망고는 순수 올리고당이라 착한 세균에 정말 좋다. 나도 덜 익은 망고로 샐러드를 자주 요리해 먹는데 맛도 꽤 괜찮다.

익은 바나나

익기 전 바나나는 거의 저항성 녹말로 되어 있다. 앞에서도 언급했지만, 사실 초록색 바나나는 거의 80%가 저항성 녹말이다. 하지만 초록색 바나나가 익기 시작하면, 그 녹말 성분이 점차 당분으로 변한다. 익은 바나나는 몇 개만 먹어도 실제로 큰 바나나의 절반 크기만큼 설탕을 먹는 것과 같다. 물론 잘 익은 바나나에는 포도당, 과당, 자당이 골고루 다 들어 있다. 그러니 익은 바나나는 멀리하고, 익지 않은 그린 바나나를 선택하자. 장담하건대 초록색 바나나 맛에 금세 익숙해질 것이고, 장내 유익균도 당신이 주는 선물을 고마워할 것이다.

리치

리치는 살짝 꽃향기가 나고 새콤달콤한 맛이 나는 과일로 아시아 요리에 가끔 등장한다. 단맛이 강하지 않아서 괜찮을 것 같지만 사실은 당분이 가득 들었다. 리치 한 컵이면 설탕이 약 29g, 일곱 티스푼이다. 리치를 아직 먹어 본 적이 없다면 앞으로도 시도해 보지 않는 것이 좋겠다.

사과

"하루 사과 한 알이면 의사와 멀어진다." 어렸을 때 이런 말을 한 번쯤 들어 봤을 것이다. 하지만 중간 크기 사과 한 알에 설탕이 19g, 즉 티스푼 다섯 개의 설탕이 들어 있다는 사실을 아는가? 그러므로 그 말은 이제 이렇게 바뀌어야 한다. "하루 사과 한 알이면 장내 유익균과 멀어진다." 하지만 사과에는 수용성 식이섬유도 많아서 완전히 접근 금지 식품은 아니다. 그러므로 사과는 제철에만 먹도록 하고, 가끔 먹는 간식 정도로만 생각하자.

파인애플

나는 항상 파인애플이 너무 달다고 생각했다. 그도 그럴 것이 파인애플 한 컵에는 설탕이 16g이나 들어 있다. 나는 이제 파인애플은 절대 먹지 않는다. 여러분도 그러기를.

배

잘 익은 중간 크기 배에는 설탕이 17g 들어 있다. 하지만 좋은 소식이 있다면 아삭아삭한 식감이 특징인 앙주배Anjour나 바틀릿배Bartlett는 저항성 녹말이 많아서 괜찮다! 만약 그런 값비싼 배 상자가 선물로 들어오면 장내 유익균을 위한 선물이라고 생각하고 익기 전에 먹자.

설탕 대체재

1장에서 밝혔듯이 수크랄로스, 사카린, 아스파탐 같은 설탕 대체재는 진짜 설탕만큼 장 건강에 나쁘다. 설탕 대체재나 인공 감미료는 장내 미생물군의 구성을 바꿔서 나쁜 세균이 장을 차지하게 만든다![20] 최근의 연구 결과를 보면 스플렌다 같은 수크랄로스가 첨가된 음료를 먹으면 일반 물을 마셨을 때보다 당뇨를 진단하는 당 부하검사에서 혈당과 인슐린 수치가 더 높게 나타난다.[21] 더욱이 수크랄로스는 정부의 말과는 다르게 비활성 물질이 아니라서 몸에 들어가면 독성 물질로 전환되어 수 주간 체내에 남는다.[22]

인공 감미료는 체중도 증가시킨다. 단맛을 내는 물질이 혀에 닿으면 감각기관이 달콤한 맛을 감지하는데, 이때 혀의 미각 세포가 작동해서 뇌의 보상중추에 있는 쾌락 수용기가 단 음식을 더 원하게 만든다. 왜 그럴까? 물론 음식이 없어질 때를 대비해 지방을 더 저장하기 위해서다.

인공 설탕은 진짜 설탕이 하는 것과 똑같이 뇌에 쾌락 신호를 보낸다. 하지만 인공 설탕을 먹으면, 진짜 칼로리를 섭취한 것이 아니라서 혈당에 아무런 영향을 미치지 않으므로 뇌는 도착해야 할 포도당이 오지 않아서 속았다고 느끼고 화를 낸다. 그러면 어떤 일이 일어날까? 뇌가 설탕을 더 달라고 아우성치며 우리 몸을 자극한다. 내가 뚱뚱했던 시절에 다이어트 콜라를 하루 여덟 캔씩 먹었던 이유다! 더는 인공 설탕으로 뇌와 장내 유익균을 화나게 하지 말자!

일반 유제품

우유를 마시겠다고? 그렇다면 일반 우유는 선택하지 않길 바란다. 이제 자가면역 공격을 일으킬 수 있는 카세인 A1이 얼마나 위험한지는 잘 알 것이다. 물론 일반 소에서 나온 우유와 치즈, 아이스크림도 많이 먹으면 자가면역반응이 심각해진다. 사실 유당불내증으로 복통과 불편감을 호소하는 사람들도 대부분 카세인 A1이 문제가 되는 것이다.

하지만 너무 실망하지 마라. 우리 몸에 훨씬 좋은 단백질인 카세인 A2를 생성하는 소도 많다. 물론 염소, 양, 물소도 있다. 사실 유제품은 선택만 잘하면 된다. 어떤 동물, 어떤 단백질인지가 중요하다. 특히 《플랜트 패러독스》가 출간된 이후 카세인 A2 제품을 시중에서 더 쉽게 구할 수 있게 되어 정말 기쁘다. 건강을 해치지 않는 그런 유제품을 찾아서 즐기길 바란다.

카세인 A2는 염소, 양, 물소의 젖으로 만든 우유에 들어 있고, 프랑스, 이탈리아, 스위스산 치즈에도 들어 있다. 심지어 염소, 양, 물소의 젖으로 만든 버터도 있다. 이 버터는 반투명 흰색이 특징인데, 이것은 염소, 양, 물소가 먹은 먹이에 들어 있는 구리색 베타카로틴이 소화 과정에서 무색 비타민A로 전환되기 때문이다. 하지만 소는 이 단계를 거치지 않는다.

'모차렐라 디 부팔라Mozzarella di Bufala'라는 이름으로 알려진 물소젖으로 만든 모차렐라 치즈를 먹어 본 적이 있는가? 물소젖 모차렐라 치즈는 대부분 이탈리아 나폴리산이지만, 우루과이에서 목초로 사육한 물소의 젖으로 만든 버프Buf라는 새로운 상품이 최근 미국으로 수입되고 있다. 이 상품을 맛보고 싶다면 홀푸드 마켓이나 웹사이트를 방문해 지역 판매점을 찾아보길 바란다. 특히 물소젖 모차렐라는 다른 치즈에서 맛보기 힘든 풍부한 크림 맛이 특징이다.

나쁜 지방

지방 자체가 나쁜 것은 아니지만, 건강하게 오래 살려면 반드시 피해야 할 지방들이 있다. 어떤 것들이 있을까?

포화지방

팔레오나 케토제닉 커뮤니티에 있는 많은 친구가 포화지방이 건강에 좋다고 평가한다. 하지만 안타깝게도 그들은 포화지방의 가장 큰 문제점을 잘 모른다. 우리 몸에 문제를 일으키는 지질다당류, 즉 박테리아가 창자에서 분열해서 죽을 때마다 계속 만들어지는 박테리아 조각들이 이 포화지방에 들러붙어서 창자벽을 뚫고 몸속을 돌아다닌다. 포화지방에 들러붙은 지질다당류는 뇌에 있는 식욕조절 중추인 시상하부로 곧장 전달되고 그곳에 염증을 일으켜 배고픔을 유발한다. 그래서 팔레오 식단을 먹는 사람들이 자주 배고픔에 시달린다. 그러니 포화지방과 그 포화지방을 따라다니는 지질다당류와는 안녕을 고하자!

땅콩기름

미국심장협회 연구진은 지방의 종류별로 동맥 건강에 미치는 효과를 조사한 결과, 땅콩기름이 가장 일반적으로 나타나는 중증 동맥경화증의 원인이자 관상동맥을 가장 많이 좁히는 지방원이라는 사실을 알아냈다. 물론 땅콩기름에 렉틴이 너무 많고, 그 렉틴이 자가면역을 자극해서 동맥을 공격하기 때문이다.[23]

나쁜 지방에 관한 전체 리스트는 284~286쪽을 참고하길 바라며, 아래 언급한 리스트는 그중에서도 염증을 일으키고 유해균을 번식시키는 몸에 가장 해로운 지방들이다.

- 포도씨유
- 옥수수유
- 면실유
- 홍화유
- 해바라기씨유
- 경화 식용유나 카놀라유

자, 어떤가? 이 정도면 생각했던 것보다 그렇게 나쁜 소식은 아닐 것이다. 장내 유익균을 위해서라면 단당류, 지나치게 단 과일, 인공 감미료, 일반 유제품, 나쁜 지방 정도는 피할 수 있지 않을까? 여기에다 일상생활에 몇 가지 변화만 더해 주면 우리 몸에 필요한 좋은 세균들이 새로 개조한 멋진 스위트룸을 즐기듯 안락하고 여유 있게 우리 몸에서 살 것이다.

장수 프로젝트를 위한
식단 제안

The Longevity Paradox Meal Plan

앞에서 밝혔듯이 장수에 관한 최고의 문헌 중 하나는 1500년대에 써진 것이다. 저자인 루이지 코르나로는 40대부터 건강이 좋지 않았다. 의사들은 과도한 음주와 식사가 문제라고 지적했다. 이후 코르나로는 칼로리를 제한하는 식이요법을 직접 개발해 그 방법을 꾸준히 고수했다. 한 번은 친구들과 가족의 집요한 설득으로 먹는 양을 잠시 늘렸지만, 그 기간에 몸이 심하게 나빠졌다. 그는 그때의 경험을 책에 상세히 소개하며 이후로는 다시 원래의 식사 패턴으로 돌아가 장장 102세까지 건강하게 살았다.

루이지 코르나로는 80대에 들면서 《100세까지 사는 법 또는 소박한 삶에 관한 담론》이라는 책을 쓰기 시작했다. 부제는 '건강하게 오래 살 수 있는 가장 확실한 방법'이라고 달았다. 이후 5년에서 10년이 지날 때마다 새로운 장을 하나씩 덧붙였다. 그는 이 책을 통해 인생의 말년은 모든 것이 쇠퇴하는 시기일 수밖에 없다는 일반적인 생각을 거부했다.

분별력 없고 합리적이지 못한 사람들은 65세가 지난 사람은 죽은 사람이지 살아 있는 사람으로 볼 수 없다고 주장한다. 나는 그들의 생각이 잘못됐다는 것을 분명히 보여 줄 것이다. 왜냐하면 나는 인생에서 가장 아름다운 시기인 내 나이에 모든 사람이 도달하기를 강력히 소망하기 때문이다.

이 말에 전적으로 동감한다. 하지만 내 말이나 그의 말이 아니더라도 2018년의 한 연구 결과를 보면, 60~90세 사람들을 18~36세 사람들과 비교했을 때 나이 많은 사람들은 삶을 더 주도적으로 살기 때문에 젊은 사람들과 유사하게 느끼고 행동할 수 있다는 결과가 나왔다.[1] 건강하게 장수해서 인생에서 가장 아름다운 시기를 즐겁게 보내는 것. 이것이 바로 내가 바라는 삶이다. "젊은이들은 청춘을 허비한다"라는 옛말이 있다. 젊은 사람들은 지혜와 경험이 부족해서 젊음을 제대로 활용하지 못하고 삶을 즐기지 못한다는 뜻이다. 나는 그것이 사실이 되지 않기를 희망한다.

루이지 코르나로가 음식 섭취를 크게 줄인 후부터 건강이 좋아진 것은 우연이 아니다. 롱제비티 패러독스 프로그램에서도 칼로리 섭취를 제한하지만 배고픔에 시달리지 않고 간헐적으로만 시행할 것이다. 지금부터 살펴볼 롱제비티 패러독스 프로그램의 식단은 한 달

단위로 시행하며 아래와 같이 구성된다.

- **단식 모방 기간**: 한 달에 5일간 동물 단백질을 먹지 않고 하루 900kcal만 섭취하여 한 달 내내 단식한 효과를 얻는다.
- **자유식 기간**: 장내 유익균이 좋아하는 음식으로 먹고 싶은 만큼 먹는다.
- **뇌 청소 기간**: 일주일에 하루나 이틀은 저녁을 아예 먹지 않거나 아주 이른 시간에 저녁을 먹어서 자는 동안 뇌 청소 효과를 확실히 누린다.
- **선택적 칼로리 제한 기간**: 더 강력한 효과를 원한다면 1~2주에 한 번씩 하루 600kcal만 섭취한다. 두 마리 토끼를 잡으려면 뇌 청소 식단과 병행하면 좋다.
- **선택적 집중 정화 기간**: 퇴행성 질환을 앓고 있거나 더 빠른 효과를 원할 때 단식과 뇌 청소 식단을 늘려 주면 미토콘드리아 기능이 더욱 촉진된다.

그렇다면 지금부터 식단별로 한 달 동안 정확히 무엇을 얼마나 어떻게 먹는지 자세히 살펴보도록 하자.

단식 모방 기간

이제는 칼로리 제한이 건강과 장수에 얼마나 중요한지 잘 알게 되었을 것이다. 좋은 소식이 있다면 한 달에 한 번 5일 동안만 칼로리를 제한해도 한 달 내내 칼로리를 제한한 것과 같은 효과를 거둘 수 있다는 것이다. 그렇다. 서던캘리포니아대학교의 데이비스 노년학대학의 학과장인 내 친구이자 동료 발터 롱고 박사가 입증한 연구 결과를 보면, 매달 5일간만 비건식으로 절식해도 한 달 내내 칼로리를 제한한 것과 같은 효과를 얻을 수 있다.[2]

롱제비티 패러독스 프로그램을 시작한다면 먼저 5일 동안 이 단식 모방 식단을 꼭 따라 해 보기 바란다. 한 달 내내 칼로리를 제한한 것과 같은 효과를 누릴 뿐 아니라 그 5일 동안 유해균을 몰아내고 유익균에 좋은 영양분을 제공해 장내 박테리아의 구성이 크게 변화될 것이다. 실제로 롱고 박사와 콜로라도대학교 볼더캠퍼스 연구진은 단식 모방 식단이 장내 박테리아 구성을 좋게 변화시킨다는 것을 입증했다.[3] 또한 콜로라도대학교의 나이트연구소가 시행한 연구에 따르면 3일간만 정화 프로그램을 시행해도 '아커만시아' 박테리아가 증가하는 등 마이크로바이옴 구성에 극적인 변화가 나타났다! 일단 장내 유익균의 구성이 잘 갖춰지고 나면 나머지 프로그램을 시작하기가 훨씬 수월해진다.

며칠 동안 식사량을 크게 줄이면 굶어 죽지 않을까? 이런 걱정은 붙들어 매도 좋다. 인간은 두 달 이상 음식을 먹지 않아도 마실 물만 있으면 충분히 견딜 수 있다.[4] 과체중 혹은 비만이면서 인슐린 저항성이 있는 사람, 공복 인슐린 수치가 높은 사람, 인슐린 주사를 맞고 있는 사람은 먼저 《플랜트 패러독스》 10장을 읽어 보기 바란다. 인슐린 저항성을 줄여서 인슐린 민감도를 높이고, 더 쉽고 빠르게 케톤을 연료로 사용할 방법을 안내받을 수 있다. 식단을 실행하다가 허기를 심하게 느끼거나 정말 무언가 먹고 싶다면 저탄수화물 식단으로 인한 '플루 현상'을 예방하기 위해 MCT 오일 한 스푼 정도를 하루 3회까지 먹어도 된다. 인슐린 민감도가 높아지고 장내 유익균이 많아져서 몸이 좋아지고 5일 정도는 공복감 없이 단식 모방 식단을 잘 마칠 수 있을 것이다.

그렇다면 이 5일 동안 우리는 무엇을 먹을 수 있을까? 사실 무엇을 먹는가보다 무엇을 '먹지 않는가'가 훨씬 중요하다. 따라서 그 부분을 먼저 살펴보겠다.

금지 식품

모든 유제품

모든 곡물 및 곡물 유사 식품

모든 과일과 씨가 있는 모든 채소(엄밀히 말해서 씨가 있는 채소는 과일이다)

모든 당분 공급원

추천하지 않는 씨앗류

달걀

콩 제품

가지, 고추, 토마토, 감자 등 가지과 채소

옥수수, 콩, 카놀라 외 기타 식물성 기름

육류, 닭고기 외 모든 동물성 식품

'유해균'이 좋아하는 모든 음식(256쪽 참고)

추천 식품

그렇다면 먹을 수 있는 식품은 무엇일까? 물론 장내 유익균이 좋아하는 다음의 음식들이다.

채소

아래 설명하는 모든 채소는 익히거나 날것으로 원하는 만큼 얼마든지 먹어도 좋다. 하지만 과민성대장증후군이나 소장 내 세균 과다 증식, 설사 등의 장 문제가 있다면 날것으로 먹지 말고 완전히 익혀서 먹도록 하라. 또한 모든 채소는 유기농이어야 하며 냉동 제품도 좋다. 신선 식품은 되도록 제철 상품을 고르되 환경 보호 농법으로 기른 지역 생산품을 선택하자.

- 십자화과 채소: 청경채, 브로콜리, 방울다다기양배추, 근대, 다양한 색깔의 각종 양배추, 콜리플라워, 케일, 겨자잎, 콜라드 그린collard greens, 라피니rapini, 콜라비, 물냉이, 미즈나mizuna, 루콜라

- 모든 녹색 채소류: 벨지언 엔다이브, 상추류, 시금치, 민들레 잎, 치커리
- 트레비소[treviso], 라디치오
- 아티초크
- 아스파라거스
- 셀러리
- 회향
- 각종 뿌리채소: 무, 얌, 토란, 히카마, 유카, 카사바[cassava], 순무, 루타베가, 겨자무
- 파슬리, 세이지, 바질, 고수 등 각종 허브와 마늘, 리크, 차이브[chive] 같은 양파류
- 다시마, 해초, 김 등 해조류

단백질

단식 모방 식단을 실행하는 5일간은 비건처럼 먹어야 한다. 따라서 달걀, 육류, 닭고기 및 모든 유제품이 금지 식품이다. 단백질 부족은 걱정하지 마라! 그동안 단백질은 과잉 섭취했을 가능성이 크고, 우리 몸은 이미 존재하는 단백질을 재활용할 수 있다는 사실을 잊지 말자. 5일간 동물성 식품을 배제함으로써 그동안 그 많은 단백질을 소화하느라 수고한 장을 쉬게 하고 몸을 장내 유익균을 위한 환경 친화적 쉼터로 만들 것이다! 아래 언급하는 식물 단백질은 하루 약 230g 이하로는 먹어도 되지만 반드시 먹을 필요는 없다.

- 콩을 발효해서 만드는 템페^{tempeh}
- 햄프씨로 만든 햄프두부 및 햄프씨
- 압력솥에서 조리한 렌틸콩, 콩 등 콩과식물
- 힐러리즈 밀레 케이크^{Hilary's Millet Cakes}
- 허용 견과류 및 씨앗류

유인원과 우리의 조상은 식물만 먹고도 단백질을 충분히 섭취할 수 있었다. 물론 우리도 마찬가지다.

지방과 기름

5일 동안 먹을 수 있는 식물성 지방 공급원은 다음과 같다.

- 아보카도(하루 한 개씩 먹어도 괜찮다)
- 퍼스트 콜드 프레스 엑스트라 버진 올리브유
- 모든 올리브류
- 견과류: 호두, 마카다미아, 피스타치오, 헤이즐넛, 잣, 마르코나 아몬드, 흰 아몬드 가루
- 아보카도 오일
- 코코넛 오일
- 마카다미아 오일
- MCT 오일
- 들기름

- 참기름
- 호두기름
- 햄프씨유
- 아마씨유

양념 및 조미료

시판용 드레싱 소스는 당분이 많을 뿐 아니라 다른 유해 성분이 포함되어 있으니 사용하지 않도록 한다. 대신 다음 재료는 마음껏 사용해도 좋다.

- 신선한 레몬주스
- 식초
- 겨자
- 갈아 쓰는 후추
- 요오드 첨가 바다소금
- 허브 및 고춧가루를 제외한 각종 향신료

음료

다이어트 음료를 포함한 모든 탄산음료, 스포츠음료, 레모네이드 등 각종 시판 음료는 마시지 않도록 한다. 대신 깨끗한 물은 하루에 적어도 8잔 이상 마시기 바란다. 그 외 마실 수 있는 음료는 다음과 같다.

- 산펠레그리노$^{San\ Pellegrino}$, 아쿠아 파나$^{Acqua\ Panna}$ 등 이탈리아산 탄산 광천수
- 녹차, 홍차, 각종 허브티
- 일반 커피 또는 디카페인 커피. 블랙으로 마시거나 무가당 아몬드 우유, 햄프씨 우유, 코코넛 밀크를 첨가해 마신다.
- 차나 커피에 단맛을 주고 싶다면 스테비아 추출물을 사용한다. 특히 스위트리프^{SweetLeaf} 제품이나 이눌린이 풍부한 저스트 라이크슈거$^{Just\ Like\ Sugar}$를 가미하거나 나한과 추출물을 사용해도 좋다.

나는 단식 모방 기간에 필요한 칼로리와 단백질을 정확히 섭취하기 위해 《플랜트 패러독스》에서 3일 정화 식단을 개발한 이리나 스코에리스$^{Irina\ Skoeries}$와 함께 5일 단식 모방 식단을 만들었다. 이 식단은 한 달 동안 칼로리를 제한한 것과 같은 효과를 낼 뿐 아니라 줄기세포의 재생을 촉진하고 장 내벽을 튼튼하게 해 준다.

1일 차

아침 그린 스무디
간식 과카몰리 로메인 상추말이
점심 햄프두부나 곡물 무첨가 템페, 또는 콜리플라워 '스테이크'와 레몬 비네그레트로 드레싱한 루콜라 샐러드
간식 과카몰리 로메인 상추말이

저녁   곡물 무첨가 템페와 아보카도를 넣은 양배추 - 케일 볶음

2일 차 ———————————————————•

아침   그린 스무디

간식   과카몰리 로메인 상추말이

점심   아보카도, 고수페스토, 곡물 무첨가 템페를 곁들인 로메인 샐
러드

간식   과카몰리 로메인 상추말이

저녁   방울다다기양배추, 케일, 양파를 곁들인 양배추 '스테이크'

3일 차 ———————————————————•

아침   그린 스무디

간식   과카몰리 로메인 상추말이

점심   햄프두부 - 루콜라 - 아보카도 김말이와 고수 디핑소스

간식   과카몰리 로메인 상추말이

저녁   구운 브로콜리와 콜리플라워 '라이스'와 양파볶음

4일 차 ———————————————————•

아침   그린 스무디

간식   과카몰리 로메인 상추말이

점심   리크 수프

간식   과카몰리 로메인 상추말이

저녁   햄프두부-루콜라-아보카도 김말이와 고수 디핑소스

아침   그린 스무디

간식   과카몰리 로메인 상추말이

점심   크리미 콜리플라워 파르메산 수프

간식   과카몰리 로메인 상추말이

저녁   콜리플라워 '볶음밥'

자유식 기간

5일 '단식' 모방 식단이 끝나면 장내 유해균에 영양분이 되는 음식은 계속 배제하되 유익균이 좋아하는 음식으로 자유 식단을 마음껏 즐길 수 있다. 하지만 단식 기간이 끝나고 과거에 먹던 식습관으로 돌아가고, 특히 당분 섭취량이 늘면, 장내 유해균이 급속히 번식해서 그동안 애써 얻은 효과가 사라진다.

자유식을 하는 동안 칼로리를 제한할 필요는 없지만 단백질 섭취량은 주의해야 한다. 앞서 살펴보았듯이 발터 롱고 박사와 나는 대부분의 사람은 자기 체중 1kg당 0.37g에 해당하는 단백질만 먹으면 된다고 생각한다. 그 정도면 유청단백질가루 한 스푼, 달걀 2~3개, 프로틴바 1개나 자연 방목 닭고기 혹은 자연산 어류 85g 정도로 쉽

게 채울 수 있다.

간단히 말해서 자유식을 하는 동안 단백질은 하루 한 번 최대 85g 정도까지만 섭취한다. 즉 아침 식사 때 달걀을 먹거나 점심에 참치 샐러드를 먹거나 저녁으로 자연산 어류나 조개류를 소량 먹는 것 중 하나를 택하면 된다. 이제부터 소고기는 메인 요리라기보다 가끔 먹는 특별식 정도로 생각하기 바란다. 물론 그 소고기 역시 자연 방목으로 키운 것이어야 한다. 단백질은 우리가 먹는 채소, 견과, 버섯, 압력솥에서 요리한 렌틸콩으로도 충분히 섭취할 수 있고, 장내 점액을 재활용해서 얻을 수도 있다.

그 외 다음의 음식들도 자유롭게 즐길 수 있다.

장수에 도움을 주는 식품

오일

올리브유	들기름
조류오일	호두기름
코코넛 오일	레드팜오일
마카다미아 오일	쌀겨오일
MCT 오일	참기름
아보카도 오일	대구간유

감미료

스테비아(스위트리프 추천)	나한과 추출물(너트레세Nutresse)

저스트라이크슈거(치커리 뿌리로 만들어 이눌린이 풍부하다)

에리스리톨^{Erythritol}(올리고당을 함유한 스워브^{Swerve} 추천)

자일리톨   이눌린

나한과   야콘

견과류 및 씨앗류(하루 1/2컵)

마카다미아	헤이즐넛
필리너트$^{Pili\ nut}$	밤
바루카너트$^{Baruka\ nut}$	브라질너트(소량)
호두	잣
피스타치오	아마씨
피칸	햄프씨
코코넛(코코넛워터 제외)	햄프 프로틴 파우더
무가당 코코넛 밀크(유제품 대용)	질경이씨 또는 분말
코코넛 크림(설탕을 첨가하지 않은 유지방 통조림 제품)	

올리브류

모든 종류

코코넛 요구르트(플레인맛)

다크초콜릿

카카오 함량 72% 이상(하루 28g)

식초

모든 종류

허브 및 양념

고춧가루를 제외한 모든 허브류

미소(일본식 된장)

바^{Bar}

어댑트바^{Adapt Bar}(코코넛 맛이나 초콜릿 맛, www.adaptyourlife.com에서 구입 가능)

분말

코코넛	그린 바나나
아몬드	고구마
헤이즐넛	타이거너트
참깨	포도씨
밤	애로루트^{Arrowroot}
카사바	

아이스크림

유지방이 함유되지 않은 코코넛 밀크 빙과류(1회 제공분에 당분 함량이 1g인 소딜리셔스So Delicious 제품의 블루 라벨을 추천한다)

누들

카펠로의 글루텐프리 페투치네와 파스타

미러클누들 칸텐 파스타　　　　　파스타슬림Pasta Slim 곤약면

미러클라이스　　　　　　　　　　켈프누들Kelp noodle

한국식 고구마 당면　　　　　　　미러클누들Miracle Noodle 제품 파스타

팔미니Palmini 종려나무순　　　　　링귀네

와인(하루 170g)

레드와인

증류주(하루 28g)

버번위스키, 스카치위스키, 다크데킬라 등 다크 증류주

다크럼, 코냑, 진(보드카 제외)

과일

아보카도를 제외한 모든 과일은 제철 과일로만 먹는다.

아보카도　　　　　　　　　　　　키위

블루베리　　　　　　　　　　　　사과

라즈베리	감귤류(주스 제외)
블랙베리	천도복숭아
딸기	복숭아
체리	자두
아삭아삭한 종류의 배(앙주배, 보스크배, 코미스배)	
살구	무화과
석류	대추야자

채소

십자화과 채소

브로콜리	청경채
방울다다기양배추	배추
콜리플라워	케일
근대	양배추
루콜라	적채
물냉이	무가공 사우어크라우트^{sauerkraut}
콜라드	김치
콜라비	

그 외 채소

트레비소, 라디치오	생 비트	치커리
무	컬리엔다이브	동양무

노팔 선인장잎	돼지감자	셀러리
종려나무순	양파	고수
리크	파슬리	차이브
오크라	스캘리언	아스파라거스
생 당근	마늘	당근잎
버섯	아티초크	

녹색 채소

로메인상추	미즈나	적상추, 상추
파슬리	어린잎채소	바질
시금치	민트	엔다이브
쇠비름	민들레잎	들깨잎
버터상추	조류	회향
해초	에스카롤	겨잣잎

저항성 녹말 ————————————————————•

토르티야(시에타Siete 제품에서 카사바와 코코넛 가루 또는 아몬드가루로 만든 제품만)

줄리언 베이커리 팔레오 랩Julian Bakery Paleo Wrap(코코넛 가루로 만든 것만)

리얼 코코넛 카페Real Coconut Café 토르티야와 칩스

베얼리 브레드Barely Bread에서 만든 빵과 베이글

적정량만 허용

그린 플랜틴	글루코만난(곤약 뿌리)
그린 바나나	감
바오밥 열매	히카마
카사바(타피오카)	토란
고구마 또는 얌	순무
자색고구마	타이거너트
루타베가	그린 망고
파스닙	조
유카	팝콘처럼 튀겨 먹는 수수
셀러리악	그린 파파야

식물성 '고기'

고기 대용 식품인 퀀^{Quorn}에서 나오는 다양한 제품들(치킨텐더, 그라운드, 치킨커틀릿, 터키로스트, 베이컨스타일 슬라이스)

햄프두부

힐러리 루트 베지 버거^{Hilary's Root Veggie Burger}(www.hilaryseatwell.com에서 구입 가능)

곡물 무첨가 템페

압력솥에서 조리한 콩류(또는 에덴^{Eden} 통조림 제품)

렌틸콩(추천 식품)	팥

검정콩	완두콩
병아리콩	기타 콩류

질병을 부르고 수명을 단축시키는 금지 식품

정제 탄수화물 ─────────────────────────────── •

파스타	시리얼
감자	설탕
감자칩	아가베
우유	스윗원^{Sweet One}, 수넷^{Sunett}(아세설팜-K)
빵	스플렌다(수크랄로스)
토르티야	위트^{NutraSweet}(아스파탐)
패스트리	스윗앤로^{Sweet'N Low}(사카린)
밀, 호밀, 보리, 쌀, 퀴노아	다이어트 음료
콩, 옥수수가루 콩, 옥수수가루	말토덱스트린
크래커, 쿠키	

채소 ─────────────────────────────── •

완두콩	에다마메^{Edamame}
슈가스냅피^{Sugar snap pea}	콩단백질
콩류	육류 대용식품
생두	완두콩 단백질
병아리콩(후무스 포함)	싹을 포함한 모든 콩

콩 제품   렌틸콩

두부

견과류와 씨앗류 ─────────────────────── •

호박씨   땅콩   해바라기씨

캐슈너트   치아씨

과일(채소로 잘못 알려진 일부 과일 포함) ──────────── •

오이   가지   애호박

토마토   호박   피망

모든 주스류   고추   모든 멜론류

구기자 열매

남유럽산이 아닌 소젖으로 만든 유제품(카세인 A1이 들어 있다) ─────── •

요구르트(그릭요구르트 포함)   아이스크림

냉동 요구르트

치즈 ──────────────────────────── •

리코타치즈   케피어^{Kefir}   코티지치즈

곡물, 발아 곡물, 유사 곡물, 벼과 식물 ─────────── •

밀(모든 밀 종류는 압력솥에 조리해도 렉틴이 제거되지 않는다)

현미	야생쌀
아이콘 밀가루	보리
파로	메밀
카무트^{Kamut}	카시^{Kashi}

귀리(압력솥에 조리해도 렉틴이 없어지지 않는다)

스펠트^{Spelt}	옥수수
퀴노아	옥수수 제품

호밀(압력솥에 조리해도 렉틴이 없어지지 않는다)

옥수수 시럽	팝콘
벌거	밀싹
백미	보리싹

오일류

콩기름	홍화유	포도씨유
해바라기씨유	옥수수유	식물성 기름
땅콩기름	카놀라유	면실유

제한된 양만 허용되는 동물성 단백질 공급원

유제품(하루에 치즈 30g 또는 요구르트 110g)

파르메산치즈(파르미지아노 레지아노)

양유치즈와 요구르트(플레인맛)

프랑스 또는 이탈리아산 버터

프랑스, 이탈리아, 스위스산 숙성 치즈

물소 젖으로 만든 버터

물소 젖으로 만든 모차렐라치즈(트레이더조에서 구입할 수 있음)

카세인 A2로 된 우유(크림용으로만 사용)

기 버터	유기농 헤비크림
염소유 요구르트(플레인맛)	유기농 사우어크림
염소유 크림, 치즈, 버터	유기농 크림치즈
염소유 또는 양유 케피어	

생선(자연산으로 하루 최대 110g)

대구, 농어, 연어, 붉돔, 분홍돔 등 연어과

알래스카산 넙치	통조림 참치
민물 농어	알래스카산 연어
민물 퍼치	

하와이산 생선(마히마히mahi-mahi, 민물 강꼬치고기 오파카파카opakapaka, 오노ono)

갑각류(자연산)

새우	홍합(양식 가능)	게
전복(양식 가능)	랍스터	성게
가리비	정어리	오징어
멸치	조개	빙어
굴		

방목 사육한 가금류(하루 110g)

닭고기	타조고기	칠면조고기
거위고기	오리고기	꿩고기
메추리고기		

콩이나 옥수수로 된 사료를 먹지 않고 방목 사육한 닭에서 나온 달걀 또는 오메가-3 달걀(하루 4개까지 먹을 수 있지만 흰자의 수는 제한해야 한다. 노른자 4개와 흰자 1개로 오믈렛을 만들어 먹는 방법이 있다)

육고기(방목 사육한 품질 좋은 고기로 하루 최대 110g, 일주일에 한 번만)

들소고기	양고기
사슴고기	소고기
멧돼지고기	프로슈토Prosciutto
엘크고기	브레사올라Bresaola

돼지고기(방목 사육했거나 인도적 환경에서 자란 것)

간, 그 외 다른 장기 부위	야생에서 사냥으로 잡은 고기

자유식 식단표

자유식에 대한 아이디어를 제공하기 위해 뒤에 소개할 하루 식단 구성을 몇 가지 소개한다.

1일 차

아침 블루베리 미소 머핀

점심 크리미 콜리플라워 파르메산 수프 & 쓴맛 채소 샐러드와 호두 블루치즈 드레싱

저녁 미소 호두 소스를 곁들인 구운 브로콜리 & 버섯과 타임을 넣은 템페 조림 & 콜리플라워라이스

간식과 디저트

아보카도 1/2개와 미소 참깨 드레싱, 제철 과일 약간

2일 차

아침 구운 조 '그리츠'와 매운 달걀

점심 미소 호두 소스를 곁들인 구운 브로콜리 & 버섯과 타임을 넣은 템페 조림 & 콜리플라워라이스

저녁 렌틸콩 브로콜리 카레 & 생강 코코넛 콜리플라워 '라이스'

간식과 디저트

바질 렌틸콩 파테, 멕시칸 초콜릿 '라이스' 푸딩

3일 차

아침 블루베리 미소 머핀

점심 렌틸콩 브로콜리 카레 & 생강 코코넛 콜리플라워 '라이스'

저녁 렌틸콩-콜리플라워 프리터를 곁들인 시금치 샐러드

간식과 디저트

아보카도 1/2개와 미소 참깨 드레싱, 멕시칸 초콜릿 '라이스' 푸딩

뇌 청소 기간

앞에서 살펴보았듯이 우리 몸은 자는 동안 글림프계가 뇌를 완전히 청소하기 위해 잠들기 최소 4시간 전까지 마지막 식사를 끝내야 한다. 이것이 바로 퇴행성 질환을 일으키는 아밀로이드가 뇌에 쌓이는 것을 피하는 방법이다. 뇌 청소 효과를 확실히 보려면 건강 상태가 좋은 사람은 일주일에 한 번 저녁을 거르고, 이미 퇴행성 질환을 앓고 있는 사람은 더 자주 저녁을 거르는 방법을 추천한다. 쉽게 말해 뇌 청소 식단은 자유식과 동일하게 점심까지만 먹고 그 이후로 아무것도 먹지 않으면 된다. 혹은 하루 동안 먹을 식사를 오후 4시 전까지만 나눠 먹어도 된다.

뇌 청소 식단은 간헐적 단식의 효과를 누릴 수 있다는 장점도 있다. 미국국립보건원에서 실시한 쥐 실험에서도 식사 간격 사이가 가장 긴 쥐들이 먹이 종류에 상관없이 수명도 가장 긴 것으로 나타났다.[5] 따라서 가장 좋은 방법은 다음 식사 전까지 18시간 간격을 두는 것이다. 실제로 하루 중 6시간 동안만 식사하게 되면 세포가 재활용되는 자가포식 현상이 촉진된다.[6] 장 내벽에서 자가포식 작용이 일어나 더 힘세고 건강해진 세포들이 창자벽을 더 튼튼하게 만들어준다.[7] 단지 저녁을 굶고 아침 식사 시간을 늦추는 것만으로도 뇌가 청

소되고, 세포가 젊어지며, 창자벽이 튼튼해진다. 이 정도면 일주일에 한 끼를 먹지 않고 얻는 대가치고 꽤 훌륭하지 않은가?

선택적 칼로리 제한 식단

만일 칼로리 제한으로 효과를 더 많이 누리고 싶다면 내가 사용하는 5 대 2 식단을 추천한다. 일주일 중 5일은 자유식으로 먹고, 2일은 하루 600kcal만 먹는 방법이다. 이렇게 하면 일주일간 매일 540kcal를 줄이는 효과가 있어서 계속 칼로리를 제한하는 것과 같은 효과를 누릴 수 있고 결과적으로 일주일에 450g을 감량할 수 있다. 그 속도면 건강하고 안전하게 체중을 줄일 수 있다.

칼로리 제한 데이는 일주일 중 언제든 상관없지만, 나는 월요일과 목요일을 적극적으로 추천한다. 주말에는 과식할 가능성이 커서 주말 바로 다음 날인 월요일에 식사량을 줄여 주는 것이 가장 좋다. 그리고 목요일 전까지 이틀간은 다시 자유식을 할 수 있다. 목요일은 주말 바로 앞이라 주말을 대비해 다시 한 번 식사량을 줄이기 좋은 날이다. 물론 요일은 각자의 스케줄에 맞춰 매주 바꿀 수 있고 횟수를 조정할 수도 있다.

그렇다면 600kcal는 어떻게 먹어야 할까? 퀘스트바 세 개 혹은 삶은 달걀 7~8개면 600kcal가 된다. 최근 실험 결과로도 알 수 있듯이 사실 '달걀 다이어트'는 효과가 꽤 괜찮은 방법이다! 내 환자 중에서도 여러 사람이 이 방법으로 칼로리 제한 식단을 잘 해 내고 있다. 샐러드를 먹는 것도 좋은 방법이지만, 올리브유 한 스푼이 120kcal라는 것은 잘 기억해야 한다. 아니면 《드링킹 맨즈 다이어트》에 나오는 방법은 어떨까? 앞에서 언급했듯이 그 책을 쓴 로버트 카메론은 레드와인 한 병을 하루에 1/3가량 마시는 방법을 제안해서 인기를 끌었다. 102세까지 산 루이지 코르나로는 그보다 약간 더 많은 양을 매일 마셨다. 카메론은 언제까지 살았을까? 그도 98세까지 살았다! 그가 만약 트라이플(케이크에 커스타드, 크림 등을 올린 영국식 디저트-역주)을 줄였다면 얼마나 더 오래 살았을지 모를 일이다. 놀랍게도 와인 한 병이 약 525kcal다. 따라서 온종일 와인 한 병을 홀짝거리다가 삶은 달걀 하나만 추가하면 완벽하게 600kcal를 맞출 수 있다! 물론 이것은 농담이고 내 말의 요점을 이해했으리라 생각한다.

좀 더 현실적인 방법으로는 칼로리 제한 효과를 누리되 최대한 골고루 영양을 섭취하기 위해 올리브유를 약간 첨가해 채소를 생으로 혹은 익혀서 먹고, 견과류 단백질이나 식물 단백질 보조제를 소량 추가해 먹는 방법을 추천한다.

선택적 집중 정화 식단

앞에서 살펴보았듯이 암세포와 특정 면역 세포에는 사람들이 잘 모르는 공통적인 약점이 있다. 바로 그 세포들은 효율적으로 지방을 연료로 사용하지 못한다는 점이다. 암세포와 특정 면역 세포는 에너지를 얻기 위해 당을 발효하는 비효율적인 과정을 거쳐야만 한다. 따라서 암, 파킨슨병, 치매 등 심각한 면역질환을 앓는 사람이라면 집중 정화 식단을 통해 그 질환을 일으킨 나쁜 세포를 굶겨 죽이고 대신 미토콘드리아에 연료를 제공할 수 있다. 이 방법은 롱제비티 패러독스 프로그램의 3일 정화 식단으로 처음 활용해도 좋고, 장내 유익균과 미토콘드리아에 유익하다는 판단이 든다면 평생 지속해도 좋다.

이 프로그램을 시작하려면 자유식 식단으로 277~284쪽에서 설명한 장내 유익균이 좋아하는 음식을 먹되 다음 사항들이 추가된다.

과일과 씨가 든 채소는 전부 먹지 않는다. 암세포는 그런 음식에 들어 있는 과당을 아주 좋아한다. 모든 과일을 제외하되 아보카도, 그린 바나나, 플랜틴, 그린 망고, 그린 파파야는 먹어도 좋다.

중간사슬지방산 섭취를 위해 MCT 오일, 코코넛 오일, 레드팜오일을 먹고, 짧은사슬지방산 섭취를 위해 기 버터를 먹는다. 단 올리브유는 지방의 주요 공급원으로 계속 섭취해야 한다. 다른 음식은 지방을 전달하는 수단이라고 생각하면 된다. 따라서 이런 지방들은 최대한 많이 먹도록 한다.

견과류 중에서는 마카다미아를 주로 먹고 나머지 견과류는 소량 섭취한다.

엑스트라 다크초콜릿은 가끔 즐겨도 되지만, 카카오 함량이 적어도 90%는 넘어야 한다. 카카오 함량이 90%인 린트^{Lindt} 초콜릿이 구하기도 쉽고 맛도 괜찮다. 내가 이 글을 쓰고 있는 현재 트레이더조에서는 카카오닙스 함량이 100%인 몬테주마스^{Montezuma's}라는 카카오바를 판매하고 있다.

동물 단백질은 하루 60g 이상 먹지 않는다. 크기로 보자면 카드 한 벌의 1/4가량이다. 가급적이면 자연산 어패류, 갑각류, 연체류가 좋다. 만약 암 환자라면 동물 단백질은 완전히 배제해야 한다. 동물 단백질에 들어 있는 특정 아미노산이 암세포에 영양분을 제공한다.

달걀노른자는 거의 지방으로 되어 있다. 그리고 뇌가 제대로 작동하는 데 필요한 두 가지 지방 중 하나다. 노른자 네 개와 달걀 하나를 전부 사용해 오믈렛을 만들어 보자. 아보카도와 버섯, 양파는 채를 썰어 넣고 코코넛 오일이나 기 버터로 볶아서 강황 가루와 후추를 뿌린다. 마지막에 기 버터, 마카다미아 오일, 들기름, 올리브유 중 한 가지를 한 번 더 둘러 주면 완성이다.

비건식을 하는 사람은 하스^{Hass} 아보카도 반 개에 코코넛 오일이나 올리브유를 뿌려 먹으면 좋다. 햄프씨는 지방과 식물 단백질을 얻을 수 있는 좋은 공급원으로 다른 채소와 함께 쉐이크로 갈아 마셔도 되고 샐러드와 각종 채소 위에 뿌려 먹어도 괜찮다. 호두는 견과류 중에서 식물 단백질 함량이 가장 높다.[8]

지금까지 언급한 사항을 종합해서 롱제비티 패러독스 프로그램이 운영되는 한 달을 살펴보면 다음과 같다.

1주 차

5일 단식 모방 식단 후 2일간 자유식

다음 식단 중 하나를 선택해서 시행한다.

자유식 4일 + 칼로리 제한 식단 2일 + 뇌 청소 식단 1일

자유식 6일 + 뇌 청소 식단 1일

자유식 5일 + 뇌 청소 식단 2일

선택적 집중 정화 식단(원하는 횟수만큼 자유롭게 시행)

자신의 필요에 따라 선택해서 이 프로그램을 활용하면 된다. 젊고 건강한 사람이라면 천천히 시작해도 좋다. 이것은 말 그대로 혹은 상징적인 의미에서도 평생 함께할 수 있는 프로그램이다. 하지만 치매, 2형 당뇨병, 자가면역질환 등을 앓고 있다면, 이 프로그램을 문자 그대로 정확히 따라야 한다.

당신의 인생은 정말로 당신의 손에 달려 있다. 아니, 더 정확히 말하면 당신의 입과 장에 달려 있다. 물론 식습관은 우리 몸속에 어떤 장내 유익균이 번식할지, 따라서 우리가 얼마나 건강하게 오래 살지를 결정하는 가장 중요한 요인이다. 하지만 그것이 전부는 아니다. 운동 방법, 샤워할 때의 물 온도 같은 일상의 작은 습관부터 심지어 누구와 시간을 보내는가가 우리의 건강과 수명을 결정하는 데 모두 중요한 역할을 한다. 바로 이 문제를 알아보기 위해 10장에서 롱제비티 패러독스 프로그램의 다음 단계를 소개한다.

10

스트레스로 세포를 단련하는
건강한 생활 방식

The Longevity Paradox Lifestyle Plan

칼로리 제한이 몸에 좋은 이유 중 한 가지는 그것이 세포에 일시적인 스트레스를 주기 때문이다. 약간의 일시적 스트레스는 우리와 우리의 세포에 위급 상황을 알리는 신호가 된다. 이 과정에서 생존 가능성이 적은 약한 세포는 죽고 거기서 살아남은 세포들은 더 강해진다. 이것이 바로 우리가 건강하게 오래 살 수 있는 가장 유익한 방법중 하나다.

롱제비티 패러독스 프로그램의 다음 주제는 세포에 스트레스를 주는 식습관에 이어 생활 방식을 다룬다. 하지만 먼저 명심할 것은 몸에 스트레스를 많이 주면 줄수록 회복할 시간도 더 많이 필요하다는 사실이다. 스트레스가 지나치게 많아지면 이득이 아니라 오히려 해가 될 수 있다. 따라서 잠을 충분히 자고, 휴식을 취하고, 명상을 하는 것도 롱제비티 패러독스 프로그램에서 빠질 수 없는 매우 중요한 요소다. 일시적 스트레스와 휴식 시간 사이에서 균형을 맞추는 일 또한 장내 유익균 증식에 도움을 주어 건강한 삶을 살 수 있게 해 준다.

나는 이 부분을 고려해 일상생활에서 필요한 롱제비티 패러독스 프로그램을 두 부문으로 나눠 설명하고자 한다. 첫 번째로 세포에 스트레스를 제공해 세포를 강화하는 생활 방식을 다루고, 두 번째로 스트레스에서 회복되는 방법을 다룰 것이다. 이 두 가지 방법을 병행하여 생활 방식에 조금만 변화를 준다면 당신과 당신의 장내 유익균은 그 어느 때보다 행복해질 것이다.

1부. 스트레스를 정복하라

호르메시스 효과를 가장 일반적으로 경험할 수 있는 형태가 운동이다. 운동을 하면 근육에 작은 상처가 생기고 아물면서 근육이 점점 더 크고 강해진다. 앞에서 살펴보았듯이 장내 유익균 증식에도 도움이 된다. 특히 중력을 이용한 운동은 근육에 스트레스를 주어 근력을 강화해 주므로 장내 유익균이 더 좋아한다.[1]

현재 멋진 몸매가 아니더라도, 웨이트 트레이닝을 해 본 적이 없더라도 걱정할 필요는 없다. '현대 피트니스의 아버지'라 불리는 잭 라레인은 근육을 강화하고 힘을 기르는 데 단 두 가지 운동만 있으면 된다고 말했다. 하나는 스쿼트이고 다른 하나는 플랭크나 푸시업이다. 모두 중력을 이용한 운동이자 신체 주근육에 스트레스를 주는 훌륭한 운동이다. 스쿼트와 플랭크, 푸시업은 현재의 운동 수준에 상관없이 누구나 할 수 있고 조금만 시간을 투자해 꾸준히 하면 의미 있는 결과를 얻을 수 있다.

나는 스쿼트, 플랭크, 푸시업 외에 다른 세 가지 운동을 추가하여 노화에 따른 근육 손실을 예방하고 근육을 튼튼하게 유지해 주는 5분 순환 운동을 개발했다. 하루에 5분이면 충분하다. 처음에는 하루 두 번씩만 따라 해도 좋다. 특히 앉아서 생활하는 시간이 많은 사람은 시간이 날 때마다 언제든 이 프로그램을 따라 해도 좋다. 운동을 하는 즉시 에너지가 넘치고 시간이 갈수록 근육과 몸 전체 세포가 강해질 것이다.

1단계: 5분 순환 운동

1분 제자리 달리기

사실은 '제자리 걷기'라고 해야 할 것 같다. 엄밀히 말하면 달리기가 아니라 걷기이므로 무리할 필요가 없다. 몸에서 열이 나면 걷기가 아니다! 너무 힘들지 않게 몸을 깨우는 정도면 된다. 1분간 가볍게 걷기만 하라. 이것도 힘들면 앉은 자리에서도 할 수 있다. 대신 허리를 곧게 펴고 달리기할 때처럼 팔다리를 가볍게 앞뒤로 흔들면 된다. 좀 이상해 보일 수도 있지만 그래도 계속하라. 카페에 앉아 있다면 이렇게 하면서 지나가는 사람에게 말도 걸어 보자. 자신의 모습이 웃기다면 소리 내서 웃어도 좋다. 나도 늘 내 모습을 보며 웃는다.

그것 또한 나를 젊게 해 주는 비결이라고 생각한다. 사실 나는 '웃음 요가'도 배우고 있다. 말 그대로 요가를 하면서 소리 내서 웃는 이 요 가법에서도 앉아서 걷는 법을 가르친다.

1분 크런치

젊음을 유지하는 비법 중 하나는 복근 강화다! 코어의 힘은 활동 성을 유지하고 허리 통증을 없애기 위해 꼭 필요하다. 올바른 크런 치 방법은 등을 바닥에 대고 누워 척추를 곧게 펴고 무릎을 살짝 구 부린 다음 손끝을 발 쪽으로 향하게 뻗어서 복근의 힘을 이용하여 머 리와 어깨를 들어 올리는 것이다. 이때 목이나 팔의 힘으로 올라오 지 않도록 주의해야 한다. 배꼽 주변 아랫배에 힘을 주고 척추를 하 나씩 들어 올린다고 생각하고 천천히 바닥에서 등을 떼 보자. 속도 는 중요하지 않다. 완전히 올라오지 않아도 좋다. 올라올 때 복근에 힘이 들어가는지 확인하면서 정확한 자세로 1분간 자신이 할 수 있 는 만큼 이 동작을 반복하면 된다. 허리에 부담이 간다면 크런치 변 형 동작을 추천한다. 무릎이 90도가 되도록 종아리 부분을 의자나 벤치에 올리고 하면 척추에 무리가 가지 않는다. 목이 아픈 사람은 손으로 머리를 받치되 머리를 무리해서 들어 올리지 않도록 한다.

1분 플랭크

플랭크는 잭 라레인과 내가 가장 좋아하는 운동 중 하나다. 특히 플랭크는 모든 근육을 동시에 사용하지만 다른 동작이 일절 필요 없어서 따라 하기 좋은 운동이다! 플랭크는 '푸시업'을 할 때 팔을 펼친 자세를 1분간 유지하면 된다. 허리를 곧게 펴고 엉덩이는 살짝 올려 주며 복근에 힘을 주어야 한다. 손은 어깨 바로 아래에 위치하고 팔을 쭉 뻗어 준다. 이 자세가 너무 쉽게 느껴지면 1분간 푸시업을 해도 좋다. 하지만 처음에는 플랭크 자세를 1분간 유지하기도 쉽지 않을 것이다. 필요하면 중간에 언제든지 쉬었다가 해도 좋다. 이것도 힘들면 무릎을 땅에 대면 좀 더 쉬워진다. 그것도 어렵다고? 그렇다면 팔꿈치를 바닥에 대고 팔뚝 부분을 앞으로 뻗어서 해도 좋다. 단 상체와 코어에 힘이 실려야 한다.

1분 스쿼트

잭 라레인이 가장 좋아한 또 다른 운동이 스쿼트다. 나는 요즘 매일 아침저녁으로 양치질을 할 때마다 스쿼트를 한다! 스쿼트만큼 양치질할 때 같이 하기 좋은 운동도 없다. 잇몸 건강도 지키고, 하체와 코어까지 한 번에 단련할 수 있어서 일석이조가 따로 없다.

스쿼트를 제대로 하려면 양발을 엉덩이 넓이보다 약간 넓게 벌리고 숨을 들이쉬면서 복근에 힘을 준 상태로 가슴과 머리를 숙이지 말고 천천히 무릎을 굽힌다. 무릎을 최대한 굽혔다가 엉덩이 근육에 힘을 주면서 천천히 원래 자세로 돌아오면 된다. 이 동작을 1분간 최대한 반복하되 다리 간격을 나란히 유지하고 복근에 계속 힘을 주어야 한다. 균형을 잡기 힘들면 벽이나 의자 등받이를 한 손으로 잡고 해도 된다.

1분 명상

마지막 5분도 동작이 있을 것이라 예상했겠지만, 이제 움직이는 동작은 끝났다. 마지막 5분은 올라간 심박 수를 다시 내리고 휴식을 취하면서 머리를 식히는 시간이다. 이 단계를 건너뛰고 싶은 유혹이 들겠지만 그러면 안 된다. 잊지 말자. 장내 유익균은 명상을 아주 좋아한다. 따라서 1분, 혹은 여유가 된다면 그 이상 휴식을 잠시 취하는 것만으로도 그들에게 좋은 선물이 된다.

먼저 허리를 똑바로 펴고 앉거나 누워서 코로 숨을 깊게 들이쉬었다가 입으로 천천히 내뱉는다. 발부터 시작해 무릎, 허벅지, 허리, 팔, 손, 목, 머리 순으로 천천히 긴장을 풀어 보자. 이렇게 1분간 쉬면서 호흡을 가다듬는 것만으로도 기분이 한결 상쾌해지고 머리가 맑아지며 기운이 솟는다. 그렇다고 너무 긴장을 풀지는 말자. 다른 사람이 그만큼 긴장해야 할 일이 생기면 안 되니까.

놀이 처방전!

밖에 나가 몸을 움직이는 것은 건강에 아주 중요하다. 그래서 나는 종종 말 그대로 환자들에게 개를 키우라는 처방전을 써 준다. 그들 중 많은 이들이 나중에 내게 와서 개를 키운 것이 그동안 한 일 중 가장 잘한 일이었다고 고마워한다. 개가 있으면 산책을 시켜야 하므로 어쨌든 나가서 걷게 된다는 장점도 있지만 일단 개가 밖으로 나가면 더러워진다. 발에 흙을 묻히고 털에는 꽃가루와 포자, 나뭇잎을 붙여 온다. 그것이 싫다는 사람도 있겠지만, 사실 흙먼지 안에는 박테리아가 많고, 그 박테리아에 노출되는 것은 장내 유익균에 좋다. 실제로 한 연구 결과를 보면 집에서 개를 키우는 사람들은 그렇지 않은 사람들보다 미생물군유전체의 구성이 훨씬 다양했다.[2]

그리고 집에서 개를 기르는 집 아이들은 그렇지 않은 아이들보다 알레르기가 훨씬 적다. 그래서 개를 두고 인간의 가장 좋은 친구라고 하지 않던가!

개를 키우지 않더라도 가능한 밖에 나가서 몸을 움직이자. 나는 식사 후 10분 동안 걷는 것을 좋아한다. 무리할 필요는 없다. 가볍게 움직이거나 걷는 정도면 충분하다. 정원에서 잡초를 뽑거나 잔디를 깎아도 좋다. 우리 몸은 오랫동안 앉아 있기보다 계속 활동하도록 설계되어 있다. 근육에 더 많은 스트레스를 주고 더 큰 효과를 얻으려면, 낮은 산을 오르내리는 것도 좋다.

더 여유가 되는 사람들을 위해 나이에 상관없이 누구나 할 수 있는 간단한 운동 하나를 더 추천한다. 입을 다물 수 없을 정도로 확실히 재미있는 운동이 될 것이다. 리바운드라는 이 운동은 쉽게 말해 미니 트램펄린에서 뛰는 운동이다. 나는 인터넷 쇼핑몰에서 30달러도 안 되는 가격에 작은 트램펄린을 사서 지금도 잘 사용하고 있다. 트램펄린에서 뛰면 딱딱한 지면에서 뛰거나 걷는 것보다 관절에 무리가 적게 간다. 세포에 영양분을 전달하는 림프계에 도움 되는 것은 말할 것도 없다. 내가 돌보는 환자이자 오랜 친구인 토니 로빈스Tony Robbins도 강연 직전에 무대 바로 옆에 놓아 둔 미니 트램펄린에서 뜀뛰기를 한다. 그가 그렇게 에너지 넘치게 보이는 것은, 그리고 실제로도 그런 것은 당연한 일이 아니겠는가!

리바운드 운동은 트램펄린 위에 발을 어깨너비만큼 벌리고 서서 무릎을 살짝 구부리고 가볍게 뛰는 운동이다. 1분간 운동하고 1분간 쉬는 것을 1세트로 총 3세트 반복하면 된다. 간단하지 않은가? 나는 이 운동을 일주일에 한 번 하는데 할 때마다 어린 시절로 돌아간 것 같아서 기분이 좋다. 트램펄린에서 균형을 잡기 힘들면 손잡이가 딸린 트램펄린을 이용하는 것도 방법이다. 자, 당신에게도 놀이가 필요하다. 놀이 처방전을 받았다고 생각하라. 그 놀이가 실제로 당신에게 젊음을 되찾아줄 것이다.

고강도 인터벌 트레이닝 *

적은 시간의 투자로도 큰 효과를 볼 수 있는 또 다른 운동으로 고강도 인터벌 트레이닝이 있다. 고강도 인터벌 트레이닝은 일반적인 운동보다 더 오랜 시간 동안 더 많은 지방을 태운다. 게다가 일반적인 유산소 운동은 면역계를 약하게 할 수 있지만, 고강도 인터벌 트레이닝은 그렇지 않다. 고강도 인터벌 트레이닝으로 일주일에 세 번씩 10분만 운동하면, 특히 평소 활동량이 적은 사람은 다양한 효과를 볼 수 있다. 따라서 새로운 운동 루틴을 고민하며 운동을 미뤄 왔던 사람에게 추천하는 운동이다. 고강도 인터벌 트레이닝은 기분을 아주 좋게 해 준다는 장점도 있다. 실제로 연구 결과를 보면 신경전달물질을 더 많이 방출하기 때문에 일반적인 중강도 운동을 했을 때보다 기분 좋은 감정을 더 많이 유도한다.[3] 물론 장내 유익균도 세로토닌 같은 '행복 호르몬'의 전구체를 생성하므로 그들 역시 고강도 인터벌 트레이닝을 좋아한다고 할 수 있다!

나는 롱제비티 패러독스 운동 프로그램으로 매일 5분 순환 운동을 하는 것에 이어 추가로 일주일에 세 번 10분간 고강도 인터벌 트레이닝을 추천한다. 운동 형태는 어떤 것이든 좋다. 걷기, 달리기, 사이클링, 스피닝, 혹은 간단히 점핑잭도 좋다. 방법은 30초 내외로 최대한 격렬하게 운동하고 다시 30초 정도 회복 시간을 갖는 것이다. 이 방법에 익숙해지면 운동하는 시간을 1분까지 더 늘릴 수 있다. 단 회복 시간은 그만큼 충분히 가져야 한다. 이 방법으로 10분을 꽉 채워서 운동하면 당신과 당신의 장내 유익균은 더 행복하고 더 건강해진다.

2단계: 체온을 높여라

앞에서 설명했듯이 나는 심장 전문의로서 심장 수술을 하면서 열충격단백질을 처음 연구하게 되었다. 심장 수술을 할 때 심장에 손상을 가하지 않으려면, 심장 주변의 혈류를 일시적으로 차단해야 하므로 2~3분간 혈관을 막았다가 다시 푼다. 나는 이 작업을 시행하는 동안, 심장 세포가 심장에 산소가 공급되지 않는 스트레스로부터 심장을 보호하기 위해 열충격단백질을 생성한다는 사실을 발견했다. 일단 열충격단백질이 생성되고 나면 심장이 잘 보호되기 때문에 혈액이 공급되지 않아도 심장이 더 오랫동안 견딜 수 있게 되므로 이후로는 10분 동안 혈관을 막아 놓고 수술을 할 수 있다.

이것은 인체의 호르메시스 반응을 보여 주는 완벽한 예이다. 세포들은 위기 상황에 대비해, 즉 심장 수술의 경우 혈액 공급이 부족해질 것을 대비해 강해져야 한다는 메시지를 받는다. 그래서 일종의 보호 수단으로 열충격단백질을 생성한다. 이 단백질은 자기 역할을 해 내지 않는 모든 세포에 알아서 없어지라는 명령을 내린다. 따라서 위기 상황이 지나고 안정되면 건강하고 깨끗한 세포만 남는다.

열충격단백질은 혈액 공급이 부족한 상황뿐 아니라 모든 위협으로부터 우리를 보호한다. 열충격단백질이라는 이름이 의미하듯이 세포들은 지나치게 높거나 낮은 온도에서도 이 단백질을 생성한다. 그러므로 일주일에 한 번씩 사우나를 하거나 핫 요가를 하면서 근적외선이나 원적외선에 노출되는 것도 좋은 방법이다.[4] 혹은 한여름에 내가 사는 팜스프링스에 놀러 와도 좋다! 혹은 간단히 반신욕을 하는 방법도 괜찮다. 최근 연구 결과들을 보면 가벼운 우울증에는 항우울제 약을 먹기보다 뜨거운 물에서 목욕하는 방법이 더 낫다고 한다. 이때 세포에 너무 과한 스트레스를 주지 않으려면 물이 적당히 따뜻할 때 욕조에 들어가서 뜨거운 물을 조금씩 보충해 주는 것이 좋다. 어쨌든 땀이 나면 호르메시스 효과는 똑같이 누릴 수 있다.

3단계: 체온을 낮춰라

우리의 세포는 낮은 온도에 노출될 때도 혹독한 겨울에 대비하라는 신호로 해석하기 때문에 높은 온도에 노출될 때와 같은 호르메시스 효과를 얻는다. 겨울잠을 자는 대다수 동물도 추위에 노출될 때 몸을 보호해 주는 물질이 생성되기 때문에 거의 동사할 정도의 낮은 온도에서도 살아남는다. 그래서 겨울잠을 자는 설치류가 그렇지 않은 설치류보다 평균적으로 거의 두 배나 오래 사는 것일까? 아니면 앞에서 살펴보았듯이 신진대사율이 낮으면 장수에 유리하고 겨울잠을 자는 설치류가 신진대사율이 훨씬 낮기 때문일까? 나는 둘 다 약간씩 해당하지 않을까 생각한다. 또한 낮은 온도에 노출되면 장내 유익균이 자극을 받아서 장수에 도움을 주는 감마아미노뷰티르산과 세로토닌이라는 두 가지 유익한 신경전달물질이 생성된다.[5]

이런 효과를 얻고 싶은 사람들에게 나는 '스코티시 샤워Scottish shower'를 추천한다. 썩 내키지는 않겠지만 이 방법은 확실히 잠을 깨워 줄 뿐 아니라 활기를 채우고 정신을 맑게 해 줄 것이다. 스코티시 샤워는 보통 때처럼 따뜻한 물로 샤워를 시작해서 물 온도를 점점 낮추다가 마지막 2~3분간은 찬물로만 샤워하는 방법이다. 처음에는 힘들겠지만 곧 익숙해질 것이다. 게다가 온수 요금도 아낄 수 있으니 이것도 일석이조다!

찬물 샤워를 시작할 자신이 아직 없다면 피부 유익균도 스코티시 샤워를 좋아한다는 사실을 기억하자. 뜨거운 물은 피부 유익균이 피부와 머리카락 보호를 위해 생성하는 좋은 기름 성분을 없애 버린다. 하지만 차가운 물은 그런 성분을 남겨 두기 때문에 에너지를 채워 주고 더 건강하고 오래 살게 해 줄 뿐 아니라 피부 결도 고와지고 풍성한 머리카락으로 빛나게 해 줄 것이다. 그래도 냉수 샤워는 힘들겠다고? 그렇다면 냉조끼를 사서 하루에 한두 시간 착용해 보자. 냉조끼는 조끼에 얼음팩을 넣을 수 있도록 만든 조끼다. 정장 차림 안에 입을 수 있는 것들도 나오고 있으니 이용해 보기 바란다.

2부. 다시 젊어지기

자, 지금까지 스트레스를 충분히 받았는가? 그렇다면 이제는 스트레스에서 회복되는 방법을 알아볼 차례다. 결국 스트레스가 너무 지나치면, 그리고 스트레스에서 회복될 시간을 충분히 갖지 않으면 스트레스로부터 얻는 모든 혜택을 얻지 못할 뿐 아니라 스트레스를 받은 세포가 정상으로 돌아오지 못하고 미세한 손상을 회복하지 못해서 실제로 우리 몸에 해가 된다. 즉 우리가 얻고자 하는 정반대의 효과를 얻는 것이다. 그러므로 이 단계는 우리의 건강과 행복을 위해 매우 중요한 부분이므로 불필요하게 느껴지더라도 절대 건너뛰면 안 된다.

1단계: 잠이 1순위다

내 친구 아리아나 허핑턴[Arianna Huffington]이 그녀의 책 《수면 혁명 The Sleep Revolution》에서 그토록 열렬히 주장했듯이 수면이 건강과 장수에 중요하다는 것은 이제 특별한 사실이 아니다. 우리가 깊은 잠을 자면 글림프계가 뇌를 '청소'하면서 이물질이나 노폐물을 없애 주므로 알츠하이머를 포함한 다른 퇴행성 신경질환을 일으키는 아밀로이드 플라그가 쌓이지 않는다. 따라서 나는 이렇게 중요한 뇌 청소 작업이 완벽하게 끝나도록 우리가 잠들면 곧장 혈액이 뇌에 충분히 공급될 수 있게 일주일에 최소 한 번은 저녁을 먹지 않는 방법을 추천했다.

하지만 그 방법은 하나의 시작일 뿐이다. 우리의 뇌는 그 청소 작업이 일어나는 하루뿐 아니라 매일 밤 적당한 수면 시간이 필요하다. 연구 결과를 보면 하루만 잠을 못 자도 특히 알츠하이머 초기에 손상되기 쉬운 뇌의 시상과 해마 부위에 아밀로이드가 약 5% 증가한다.[6] 맙소사! 그 말은 곧 만성적인 수면 부족이 알츠하이머를 일으키는 주원인이 될 수 있다는 뜻이다.

이 정도면 제시간에 자러 가야겠다는 생각이 들지 않는가? 아니면 다음 사실은 어떨까? 수면이 부족하면 체중도 증가한다. 공복감과 포만감을 조절하는 두 호르몬인 그렐린과 렙틴은 수면 시간에 매우 민감하게 반응한다. 대학생을 대상으로 수면 실험을 해 본 결과, 8시간 잠을 잔 학생들은 다음 날 아침에 포만감을 느끼게 하는 렙틴 수치가 높았고 공복감을 느끼게 하는 그렐린 수치는 낮았다. 다음 날 이 학생들을 6시간만 재우자 이번에는 그렐린 수치가 높아지고 렙틴 수치가 낮아져서 배고픔을 많이 느끼고 포만감을 느끼기가 힘들어졌다.[7] 이것은 나의 개인적인 경험으로도 확실히 말할 수 있다. 외과 레지던트 시절 몇 달 동안 연속 36시간 근무 후 12시간 쉬는 패턴으로 일하면서 수면 부족에 시달린 결과 체중이 엄청나게 늘었다!

물론 이것은 일 년 단위 주기로도 설명할 수 있다. 여름은 낮이 길고 밤이 짧아서 다가올 겨울에 대비해 음식을 더 많이 먹고 지방을 저장하도록 자극한다. 다시 말해 우리가 잠을 충분히 자면, 우리 몸은 겨울이 왔다고 인식해서 몸에 저장된 지방을 태운다. 하지만 잠을 자지 못하면, 여름으로 인식하고 겨울을 대비해 지방을 저장하려 한다.

이것은 겨울잠을 자는 동물이 그렇지 않은 동물보다 더 오래 사는 또 다른 이유도 된다. 겨울잠을 자는 동물은 지방에서 나오는 케톤의 도움으로 살 수 있다. 케톤이 깨끗이 연소하는 천연가스라면 단백질과 당분은 오염 물질을 가득 내뿜는 디젤 연료라 할 수 있다. 또한 케톤은 자동차로 치면 유해 성분을 정화하는 촉매 변환기가 필요 없다! 우리는 오래도록 건강하고 날씬하게 살기 위해 우리 몸이 일 년 내내 겨울이라고 인식하도록 만들어야 한다.

물론 햇빛은 우리 몸에 시간과 계절을 알려 주는 요인 중 하나다. 우리 몸은 햇빛에 노출되면 망막에 있는 주요 수용체가 활성화되면서 졸리거나 각성 효과를 일으키는 호르몬과 화합물을 생성하도록 장내 유익균을 자극한다. 주변이 어두우면 망막은 밤이라고 인식하고 신경전달물질인 멜라토닌을 생성하라는 메시지를 보냄으로써 우리가 잠을 잘 수 있도록 도와주는데, 이것을 가리켜 흔히 생체리듬이라고 한다.

하지만 햇빛 중에서 블루 스펙트럼은 안타깝게도 몸이 여름으로 인식하는 먹는 주기와 각성 효과를 자극한다. 따라서 여름 동안 낮이 길어지면 우리는 늦게까지 자지 않고 겨울을 대비하여 음식을 더 많이 먹는다. 그리고 블루라이트는 강도뿐 아니라 지속 시간도 우리가 잠자고 일어나고 먹는 계절적 패턴을 결정한다.

인간의 눈에는 블루 스펙트럼 빛을 처리하는 특별한 감각기가 있어서 잠을 깨우고 정신을 맑게 한다. TV와 컴퓨터 모니터, 형광등이 세상을 장악하기 전까지는 태양이 블루라이트를 방출하는 유일한 공급원이었다. 따라서 인류가 존재한 이래 대부분의 기간 동안 우리는 낮에 해가 떠 있을 때만 블루 스펙트럼 빛을 볼 수 있었다. 그리고 인간의 몸은 낮에 나오는 블루라이트를 이용해 생체리듬을 맞추도록 진화해 왔다. 하지만 지금은 TV와 컴퓨터 화면, 백열등이 밤낮을 가리지 않고 엄청난 양의 블루라이트를 방출한다. 바로 그 블루라이트가 우리의 장내 유익균과 생체리듬에 혼란을 일으켜 더 빨리 늙게 하는 원인이 되고 있다.

우리 몸에 필요한 수면을 제대로 취하려면 해가 뜨고 지는 시간에 맞춰 생체리듬을 회복하는 것이 중요하다. 이를 위한 몇 가지 방법을 소개한다.

- 밤에는 블루 스펙트럼에 노출되는 시간을 줄인다. 일단 해가 지면 TV나 컴퓨터 등 모든 화면을 끈다. 현실적으로 매일 지키기는 힘들겠지만, 일주일에 최소 며칠 만이라도 지키려고 노력해 보자. f.lux 같은 프로그램을 컴퓨터에 설치해서 블루라이

트를 줄이는 것도 방법이다.

• 해가 지고 나면 집에서 책을 읽거나 TV 혹은 컴퓨터 화면을 볼 때 블루라이트 차단 안경을 착용하라. 블루라이트에 과도하게 노출되지 않도록 눈을 보호할 수 있다. 실제로 블루라이트 차단 안경은 나사에서 일하는 우주비행사들을 위해 처음 만들어 졌다는 사실을 알고 있는가? 우주에서는 태양 광선이 더 강하다. 우주비행사에게 효과가 있다면 틀림없이 우리에게도 효과가 있을 것이다.

• 생체 시계를 다시 맞추고 싶다면 지효성 멜라토닌 보충제를 복용해 보라. 멜라토닌 보충제는 보통 3~5mg 단위로 나오는데 그 정도 양이면 충분하다. 이 약은 시차 때문에 수면 장애가 생기거나 일하는 시간이 일정하지 않아서 수면 주기를 다시 맞추고 싶을 때 특히 유용하다.

• 수면과 기상 시간을 일정하게 유지하라. 매일 같은 시간 잠자리에 들고, 안 되면 가능한 날이라도 최대한 지키려고 노력해보자. 확실히 여덟 시간은 자야 한다. 이것은 사치가 아니다. 그 시간이 우리의 뇌와 몸 그리고 장내 유익균의 건강을 좌우한다.

• 일주일간 수면 스케줄을 일관되게 유지하라. 주말에 늦잠을 잔다 해도 주중에 부족한 잠을 보충하기는 힘들다. 도움이 필요하다고? 같은 말을 계속해서 미안하지만 개를 키워 보라! 틀림없이 당신이 늦잠을 자도록 내버려 두지 않을 것이고, 잠잘 시간이 되면 일종의 신호도 보낼 것이다.

지금까지 우리는 스트레스로부터 충분히 회복되는 방법들을 알아보았다. 이제 롱제비티 패러독스 프로그램의 다음 이야기를 해 볼 차례다. 아마 이 부분도 확실히 예상 밖의 이야기가 될 것이다.

2단계: 많은 사람을 만나라. 그리고 키스하라

블루존 사람들의 공통점 중에서 우리가 아직 이야기하지 않은 한 가지 사실이 있다. 그들 모두가 아주 긴밀한 공동체 안에서 살아간다는 것이다. 실제 연구 결과들을 살펴봐도 100세 이상 장수하는 사람들은 문화권이나 출신 국가에 상관없이 대부분 사회적으로나 정서적으로 강력한 지원 시스템이 있다.

이 이야기를 하자니 앞에서 말한 이디스가 다시 떠오른다. 세월을 거슬러 아름다움을 자랑했던 그녀는 얼마 전 여전히 젊은 나이인 106세가 되는 생일을 며칠 앞두고 사망했다. 그녀는 한참 건강하던 101세 때 욕실에서 넘어져 엉덩이뼈를 다쳤다. 솔직히 나는 그것이 마지막이 될 것으로 생각했다. 확실히 6개월 정도는 상황이 좋지 않았다. 처음으로 건망증이 생겼고 그녀 나이대에 보이는 여러 증상을 보이기 시작했다. 하지만 그때까지도 나는 그녀가 얼마나 강인한 여성인지 제대로 알지 못했다.

이디스는 인간관계 폭이 두터웠다. 자신이 키우던 반려견 포메라니안과 어디든 함께 다녔다. 사고 후 개가 그녀를 다시 일으켜 세웠고 얼마 안 가 그녀는 사람들과 점심 약속을 잡았다. 그녀의 달력은 사람들과 만날 약속으로 빼곡히 채워졌다. 그런 모임 덕분에 그녀는 침대에서 일어나 사람들을 만나며 조금씩 활기를 되찾았다. 사고 후로도 5년을 더 활기차게 생활했고 정신적으로도 완전히 건강을 회복했다. 나는 그것이 그녀 주변의 강력한 사회적 네트워크나 정서적 지원과 관련이 크다고 생각한다.

장수로 유명한 로마린다의 제7일안식일예수재림교 사람들에게도 같은 원리가 적용된다. 그들은 모든 구성원에게 종교적·실제적 도움을 제공하는 끈끈한 공동체 안에서 살아간다. 동물 세계에서도 공동체의 중요성을 찾아볼 수 있다. 벌거숭이두더지쥐는 다른 벌거숭이두더지쥐와 함께 동굴을 파서 덩이줄기를 찾아 여왕을 먹인다. 그들은 벌들의 세계에서 볼 수 있는 것과 같은 놀라운 사회 구조 안에서 살며, 그것은 가족 구조나 종교, 혹은 마을에 기반을 둔 다른 모든 장수촌 사람들이 공유하는 사회 구조와도 같다.

그래서 내게 오는 많은 남성 환자가 은퇴하는 순간부터 건강이 나빠지기 시작하는 것인지 모른다. 여성 환자도 비슷한 상황이 점점 늘어나는 추세다. 그들은 매일 일터에서 접하던 사회 구조가 없어져서 사회로부터 점점 고립되고 결과적으로 더 빨리 늙는다. 우리 문화는 노인들이 고립되고 우울해지기 쉬운 구조다. 하지만 건강한 삶을 원한다면 반드시 사람들과 관계를 맺고 살아야 한다. 수명이 줄어드는 현상과 마찬가지로 외로움도 일종의 유행병처럼 번지고 있다. 우연으로 치부하거나 정신 건강은 별개의 문제라고 생각하기 쉽지만, 사실 그것은 장내 유익균의 건강과 밀접한 문제다.

이렇게 생각해 보자. 우리는 더 많은 사람과 접촉할수록 더 많은 박테리아를 공유한다. 개가 주인의 얼굴을 핥으면 주인에게 개의 세균이 옮는 것처럼 말이다. 그렇다고 친구들과 그렇게 인사를 나누라는 뜻은 아니다. 아니, 어쩌면 진짜 그래야 할지도 모른다! 지구상에서 가장 오래 사는 사람들의 본고장인 프랑스, 이탈리아, 그 외 지중해 지역을 여행하다 보면 남녀 할 것 없이 모두 뺨에 키스하며 인사를 나누는 모습을 볼 수 있다. 이것은 앞에서도 밝혔듯이 같은 집에 사는 사람들이 종종 건강상 같은 문제를 겪는 것은 유전자가 같아서가 아니라 미생물군유전체가 같기 때문이라는 연구 결과와도 관련된다. 주변에 비만인 사람이 많으면 자신이 비만이 되기 쉬운 이유도 같은 선상에 있다. 그것은 단지 자신과 비슷한 생활 방식을 지닌 사람들과 만나기 때문이 아니라, 가깝게 지내는 사람들과 미생물군유전체를 공유하기 때문이며 장내 유익균이 몸무게를 결정하는 데 엄청난 영향을 주기 때문이다.[8, 9]

어떤 기간 내에 비만이 되는 친구가 내 옆에 있다면 내가 비만이 될 확률은 57%까지 증가한다. 성인이 된 형제자매 중 한 형제가 비만이 되면 다른 형제가 비만이 될 확률은 40%까지 증가한다. 부부 중 한 사람이 비만이면 그 배우자가 비만이 될 확률은 37% 증가한다. 특이한 점은 이 효과가 가까운 이웃 사이에서는 나타나지 않는다는 것이다. 그리고 형제자매가 동시에 비만이 되는 것은 같은 유전자를 공유해서가 아니라, 같은 장내 유익균을 공유하기 때문이다.[10]

그렇다면 나는 이 말을 하고 싶다. 박테리아를 공유할 사람은 신중히 만나자! 다행히 장내 유익균은 이 문제도 도와준다. 어쨌든 우리가 배우자를 고르는 문제에 관해서는 그렇다. 인간은 물론 유인원에게서도 볼 수 있는 보편적인 행위인 키스는 기분 좋게 체액을 교환하는 일 이상을 의미한다는 새로운 증거가 나오고 있다. 이것은 '진실이 허구보다 낯선' 또 다른 경우로 우리는 다른 사람과 키스를 나눌 때, 사실은 그 사람이 지닌 박테리아군이 자신의 박테리아와 잘 맞는지 알아보는 것이다.[11] 조합이 잘 맞는다면 미생물군유전체는 몸에서 기분 좋은 호르몬이 나오도록 자극해서 그 사람과 다시 키스하고 싶은 생각이 들게 하여 그 사람이 나의 짝이 될 수 있다는 사실을 알려줄 것이다. (나는 그 생각만 하면 왠지 1980년대에 방영된 SF 시리즈 〈환상 특급The Twilight Zone〉의 주제곡이 떠오른다. 또한 이 책을 읽은 독신 남녀가 정보 공유와 미생물 연구에 관해 만들 작업 멘트도 떠오른다.)

그렇다면 이 말은 무엇을 의미하는가? 특히 당신이 이미 결혼한 몸이라면? 가만히 있을 때가 아니라 어서 자신의 박테리아를 퍼트려야 한다! 모임에 참석하라. 어떤 모임이든 좋다. 독서 모임도 좋고, 운동 모임도 좋다. '금요일 밤 혼자 술 마시기 싫은 부모 모임'도 괜찮다. 당신의 도움이 필요한 지역 단체에 가서 봉사활동을 하라. 예전에 다니던 종교 단체에 다시 찾아가거나 새로운 종교를 찾아봐도 좋다. 그리고 제발, 지금이라도 얼른 개를 키우시라!

인간은 사회적 생물이라고 말하지만, 사실은 장내 유익균이 사회적 생물이 되고 싶은 것이며 새로운 친구와 지인을 만나고 싶은 것이라고 해야 더 정확한 말이 될 것이다. 그들이 원하는 바를 들어 주자. 그리고 롱제비티 패러독스 생활 프로그램도 실천해 보자. 그러면 그들도 우리에게 크게 보답할 것이다. 내가 장담한다. 나는 그동안 본 환자 중에서 많은 '초고령인'들이 다른 사람들과 열심히 어울리고, 젊은 세대에 귀감이 되며, 말 그대로 가족과 그들이 속한 공동체에서 본보기가 되고자 노력하는 모습을 보아 왔다. 결국 사랑하는 사람과 함께할 수 없다면 건강하게 오래 사는 것이 무슨 소용이겠는가? 인간관계는 오래오래 활기차게 살아갈 동기가 될 뿐 아니라 노화를 성공적으로 이끄는 견인차 역할을 한다. 그리고 마지막으로 당부하고 싶은 말은 하루에 두 번씩 꼭 반려견을 산책시키자!

CHAPTER
11

보충제는 어떻게
먹으면 좋을까?

Longevity Paradox Supplement Recommendations

'보충제'의 의미

아직도 많은 사람이 보충제 한두 알만 먹으면 일반적인 서구식 식단에 의존한 식생활의 문제점을 보완할 수 있고, 건강상의 문제들을 마법처럼 되돌릴 특별한 약이 있을 거라고 생각한다. 게다가 인터넷에서는 특정 영양제 하나만 먹으면 거의 영원히 산다는 듯 묘사하는 이야기들을 쉽게 볼 수 있다. 하지만 나는 지난 18년 동안 환자들의 혈액 검사를 통해 그것이 얼마나 잘못된 생각인지 너무도 많이 목격했고 그런 말은 터무니없는 말이라고 단언할 수 있다. 그렇지만 롱제비티 패러독스 프로그램을 시작한다면 이 책에서 소개하는 많은 보충제가 주목할 만한 효과를 일으킬 것이며 또 반드시 그럴 것이다. 그동안 나는 보충제의 효과를 연구하여 국내외 여러 의료 학회에 발표해 왔다. 무엇보다 보충제는 보충제라는 이름처럼 건강상 필요한 이점을 보충하고 롱제비티 패러독스 프로그램의 효과를 높여 줄 수 있지만, 만병통치약은 될 수 없다는 사실을 기억해야 한다.

동료 연구원 중 몇몇 사람은 앞에서 언급한 메트포르민을 처방받아 복용하고 있고, 일부는 mTOR를 직접 억제하는 것으로 알려진 라파마이신 같은 장기이식 항거부반응제의 효과를 주장하거나 몰래 복용하기도 한다. 하지만 나는 이런 약물은 복용해 본 적이 없으며 지금까지 설명한 자연적인 방법을 선호하고 이런 약들과 비슷한 효과를 내는 천연 보충제를 이용한다. 한 가지 먼저 밝혀 두자면 나는 GundryMD라는 보충제 판매회사를 소유하고 운영하지만, 절대 우리 제품을 판매하려는 의도가 없다. 내가 주로 먹는 영양성분을 조합해 만든 보충제를 GundryMD.com을 통해 판매하고 있지만, 내가 좋아하는 다른 회사의 제품과 복용량도 소개할 것이다. 따라서 이 책을 읽는 독자 여러분은 온라인 쇼핑몰이나 가까운 건강식품 판매점에서 각자의 예산에 맞게 가장 알맞은 제품을 이용하면 된다.

과거에 나는 환자들에게 보충제는 비싼 오줌을 만들 뿐이라고 설명했다. 하지만 그것은 비타민과 미네랄, 폴리페놀, 플라보노이드, 파이토뉴트리언트phytonutrient 같은 식물성 화합물의 효과를 환자들의 염증 바이오마커를 통해 측정하기 전의 일이다. 이제 나는 환자들이 보충제 복용법을 바꾸거나 심지어 복용하는 보충제의 브랜드만 바꿔도 몇 가지 검사들을 통해 그것을 확실히 구별할 수 있다.[1]

수렵과 채집으로 살았던 우리의 조상들은 매년 250가지 이상 계

PART 3. 롱제비티 패러독스 프로그램

318

절에 따라 다른 식물을 섭취했다. 그 식물들은 박테리아와 균류가 가득한 유기질 토양에 깊게 뿌리를 내리고 자라서 식물의 줄기와 잎, 꽃, 열매 속에는 각종 미네랄과 식물성 화학물질인 피토케미컬이 놀라울 정도로 풍부했다. 조상들이 사냥해서 먹었던 고기와 지방에도 이런 피토케미컬이 풍부했다. 동물들이 그런 식물을 먹고 자랐기 때문이다.

자, 당신이 가까운 농수산물 시장에 가서 제철 유기농 식품과 자연산 해산물을 사서 먹고, 방목 사육된 닭과 그 닭이 낳은 달걀, 목초를 먹고 자란 고기를 가끔 먹으며, 카세인 A2를 생성하는 소의 젖으로 만든 혹은 양이나 염소의 젖으로 만든 숙성 치즈를 먹는다고 치자. 렌틸콩은 압력솥에 조리해서 먹고, 버섯은 모든 음식에 넣어 먹는다. 가끔 식사를 거르기도 하고, 매주 뇌 청소 식단도 실행한다. 그정도만 하면 충분하지 않을까? 결론부터 말해서 꾸준히 유기농 식품을 애용한 내 환자들을 대상으로 실시한 검사 결과들을 보면 현대 사회에서는 보충제 없이 필요한 모든 영양소를 골고루 섭취할 수 없다. 불행히도 (혹은 다행히도) 우리가 1940년대 오키나와나 키타바 혹은 그리스 해안에서 멀리 떨어진 어느 외딴 섬에 사는 것이 아니기 때문이다.

지금부터 내가 추천하는 몇 가지 보충제를 소개하겠다. 득히 처음에 설명하는 비타민D3와 비타민B군은 모든 사람에게 꼭 필요한 필수 영양소이므로 잘 살펴보기 바란다.

비타민D3

미국인은 대부분 비타민D3가 매우 부족하다. 내게 찾아오는 환자 중 약 80%가 처음 검사 시 비타민D 결핍으로 나오고, 자가면역질환이나 렉틴 과민증 환자들은 100% 그렇다. 특히 자가면역질환이 있는 환자들은 내가 정상이라고 생각하는 수치, 즉 체내 비타민D 활성 형태인 혈청 25-하이드록시비타민D$^{serum\ 25-hydroxyvitamin\ D}$ 농도를 70~120ng/ml까지 끌어올리기 위한 보충제의 양이 놀라울 정도다.

나는 3개월마다 비타민D 수치를 측정하기 때문에 복용량을 적극적으로 조절하지만, 이 프로그램을 처음 시작한다면 우선 비타민D3를 매일 5,000IU 복용하라. 자가면역질환 환자들은 매일 10,000IU씩 복용해야 한다. 나는 지난 18년 동안 비타민D 과다로 인한 부작용 사례를 본 적이 없다. 그리고 실제로 그런 사례가 있는지도 의문이다.

비타민B군,

특히 메틸엽산^{Methylfolate}과 메틸코발아민^{Methylcobalamin}을 먹어야 한다

비타민B군은 대부분 장내 박테리아가 만든다. 따라서 장이 좋지 않은 사람이라면 엽산의 활성 형태인 메틸엽산과 비타민B12의 활성 형태인 메틸코발아민(메틸-B12라고도 한다)이 부족할 가능성이 크다. 게다가 세계 인구의 절반 이상이 비타민을 활성 형태로 만들지 못하게 하는 메틸렌사수소 엽산 환원효소$^{methylenetetrahydrofolate\ reductase,\ MTHFR}$ 유전자 변이를 하나 이상 지닌다(가장 흔한 두 가지 유전자의 단일 돌연변이나 이중 돌연변이가 있을 가능성이 있다). 하지만 다행인 점은 하루에 메틸엽산 보충제 1,000μg과 메틸-B12 보충제 1,000~5,000μg만 먹으면 유전적 돌연변이를 물리칠 수 있다는 것이다. 단일 돌연변이나 이중 돌연변이를 하나 이상 보유할 가능성은 누구나 50%가 넘는다. 따라서 나는 만일을 대비해 메틸엽산과 메틸-B12 활성 형태를 복용하는 것이 좋다고 생각한다. 이중 돌연변이를 하나나 둘 다 지닌 사람은 그것이 치명적인 문제는 아니지만, 과도하게 흥분하거나 반대로 우울증이 나타날 수 있다.

왜 우리는 비타민B군 보충제를 먹어야 할까? 간단히 말해서 혈류에 있는 호모시스테인homocysteine이라는 아미노산에 메틸기를 제공하여 인체에 무해한 물질로 바꿔 주기 때문이다. 호모시스테인 수치 상승은 콜레스테롤 수치 상승에 따른 손상과 동일하게 혈관 내벽 손상과 관련이 있다. 또한 메틸기($-CH_3$)는 유전자 스위치를 켜거나 끌 수도 있다. 그리고 비타민B군 보충제는 거의 항상 호모시스테인 수치를 정상 범위 내로 낮춰 주는 역할을 한다.

G7

나는 몇 년 전《건드리 박사의 식사 혁명Dr. Gundry's Diet Evolution》을 출간할 때 모든 사람이 건강한 생활을 위해 꼭 먹어야 하는 가장 중요한 보충제 일곱 가지를 합쳐서 부를 이름을 지어 달라는 요청을 받았다. 우리는 세계의 미래를 결정하는 각국 정상들의 모임인 G7을 참고하여, 그리고 내 이름의 첫 글자를 따서 G7이라고 정했다.《플랜트 패러독스》에서는 하나를 빼서 G6로 줄였지만, 이번 《롱제비티 패러독스》에서는 다시 하나를 추가해 G7으로 만들었다. 새로 업데이트된 G7 리스트를 지금부터 소개한다.

폴리페놀

사람들이 놓치는 가장 중요한 영양소는 아마도 식물성 피토케미컬인 폴리페놀일 것이다. 피토케미컬은 식물이 만들어 내는 화합물로, 곤충의 공격을 막고 햇볕에 손상되지 않도록 열매와 잎에 농축되어 있다. 폴리페놀은 장내 유익균에 의해 대사작용을 거치는 과정에서 우리에게 유익한 효과를 많이 제공한다. 한 가지 재미있는 사실을 말하자면 식물의 잎에서 가을에 알록달록한 색깔을 내는 것이 이 폴리페놀로 잎과 열매에 계속 있지만, 가을이 되기 전까지는 짙은 초록색 엽록소에 가려져 있다. 그리고 일반적으로 식물의 열매보다는 잎에 폴리페놀이 더 많다. 가령 올리브와 사과나무의 잎에는 열매보다 폴리페놀이 더 많다. 그래서 올리브잎 추출물에 올리브유 관련 효능이 더 많기도 하다. 또 다른 효능으로는 동물 단백질인 카르니틴carnitine과 콜린choline으로부터 아테롬성 동맥경화증을 유발하는 트리메틸아민 N-옥사이드 형성을 차단하고 혈관을 확장하는 일을 한다. 특히 폴리페놀은 워낙 우리 몸에서 중요한 역할을 하기 때문에 나는 서른네 가지 다른 폴리페놀과 내가 가장 좋아하는 바실러스 코아굴런스Bacillus coagulans, BC30 포자 균을 배합하여 물에 쉽게 녹는 분말 형태의 바이탈레드Vital Reds라는 상품을 개발했다.

내 환자들은 다 알겠지만 나는 내 진료실에서도 우리 상품을 팔지 않는다. 대신 폴리페놀을 섭취할 수 있는 다른 방법들을 알려준다. 보충제 형태로 내가 가장 좋아하는 폴리페놀에는 포도씨 추출물과 피크노제놀Pycnogenol이라고도 하는 소나무껍질 추출물이 있고, 레드와인에 들어 있는 레스베라트롤과 폴리페놀이 있다. 폴리페놀 보충제는 코스트코, 트레이더조, 홀푸드와 온라인 매장에서 쉽게 살 수있다. 내가 제안하는 복용법은 매일 포도씨 추출물과 레스베라트롤을 각각 100mg 복용하고, 소나무껍질 추출물을 25~100mg 복용하는 것이다. 녹차 추출물, 베르베닌berberine, 코코아 분말, 계피, 오디, 석류 등도 훌륭한 폴리페놀 공급원으로, 바이탈레드 제품을 통해 더 많은 폴리페놀 종류를 섭취할 수 있다. 하지만 하나씩 따로따로 섭취해도 좋다.

개인적으로 나는 레스베라트롤 제품으로 롱제비넥스Longevinex가 가장 좋다고 생각한다. 나는 그 회사와 아무 관련이 없다. 하지만 그 회사의 연구 방식이 특히 인상적이라 나 역시 그 제품을 거의 11년 동안 먹고 있다. 레드와인에 들어 있는 레스베라트롤과 케르세틴quercetin 같은 작은 분자들은 SIRT1 유전자 활성화를 담당해 결과적으로 mTOR를 억제한다. 롱제비넥스 제품은 www.longevinex.com에서 구입할 수 있다.

피토케미컬

우리는 절대 장내 유익균이 만족할 만큼 녹색 채소를 많이 먹을 수 없다. 롱제비티 패러독스 프로그램을 시작해 보면 누구나 알겠지만, 몇 주 안에 녹색 채소를 먹고 싶은 욕구가 급격히 증가한다. 녹색 채소의 장점 중 하나는 장내 유익균에 좋지 않은 나쁜 음식에 대한 욕구를 억제해 준다는 것이다. 가령 연구 결과들을 보면 시금치에 들어 있는 키토케미컬은 단당류와 지방을 섭취하고 싶은 욕구를 크게 줄여 준다.[2] 그래서 나는 아침 식사로 그린스무디를 즐겨 먹는다.

시금치는 다른 녹색 채소와 함께 분말 형태로 된 제품이 다양하게 판매되고 있지만, 한 가지 주의할 사항은 내가 지금까지 본 녹색 채소 분말 제품에는 대부분 밀싹, 보리, 귀리 분말이 들어 있었다는 점이다. 그런 곡물 렉틴은 되도록 먹어서는 안 된다. 나는 시금치 추출물과 열한 가지 다른 슈퍼푸드 채소를 혼합해 프리멀플랜트Primal Plants라는 제품을 개발했다. 특히 이 제품에는 브로콜리에 극소량만 들어 있는 면역자극 물질인 디인돌리메탄Diindolylmethane, DIM과 식욕을 감소하고 장내 유익균을 증가시키는 변형 시트러스 펙틴Modified Citrus Pectin과 갈락토올리고당이 들어 있다.

하지만 프리멀플랜트 제품이 아니어도 이런 효과들을 볼 수 있다. 시금치 추출물을 500mg 캡슐 형태로 만든 제품을 하루 두 알 먹는 것을 추천한다. 디인돌리메탄도 캡슐 제품이 있으니 하루 100mg 섭취하기 바라며, 변형 시트러스 펙틴은 500mg 캡슐로 된 것은 하루 두 알, 분말 제품은 하루 한 숟갈씩 섭취하기 바란다. 특히 변형 시트러스 펙틴은 장내 유해균을 줄이고 유익균을 증가시켜 심근 및 신장 스트레스 정도를 알려주는 주요 표지인 갈렉틴-3galectin-3 수치를 낮추는 효과가 있다.

프리바이오틱스

프로바이오틱스와 프리바이오틱스를 혼동하는 사람들이 많지만, 간단히 말해 프로바이오틱스 우리 몸에 사는 균을 말하며, 프리바이오틱스는 프로바이오틱스가 살아남고 성장하는 데 필요한 먹이다. 가령 변비 치료에 사용되는 차전자피 가루 같은 원료는 직접 장운동을 촉진하는 것이 아니라 장내 유익균의 먹이로 사용되기 때문에 장속 유익균이 늘고 장운동이 촉진된다. 더욱 놀라운 점은 장내 유해균이 차전자피 같은 섬유소를 먹지 못해서 우리가 프리바이오틱스를 먹게 되면 장내 유익균에는 좋지만, 유해균은 굶겨 죽인다.

가장 좋은 프리바이오틱스 중 하나는 이눌린이다. 나는 이눌린을 포함한 여러 형태의 프리바이오틱스를 쉽게 섭취할 수 있도록 프리바이오스라이브[PrebioThrive]라는 제품을 만들었다. 프락토올리고당[fructooligosaccharides, FOSs]과 갈락토올리고당[galactooligosaccharides, GOSs]을 포함해 다섯 가지 프리바이오틱스를 분말로 만들어서 간단히 물에 타 먹기 좋다. 프리바이오틱스를 섭취할 수 있는 또 다른 방법은 차전자피 가루를 먹는 것이다. 처음에는 차 스푼으로 한 스푼씩 물에 타서 먹다가 괜찮아지면 큰 스푼으로 하나를 매일 물에 타서 먹으면 좋다. 갈락토올리고당 제품도 온라인에서 살 수 있으니 이용해 보자. 나는 비무노[Bimuno]라는 제품을 주로 이용한다. 이눌린 분말을 하루 한 봉지나 한 스푼 먹고 나중에는 이눌린 분말도 하루에 차 스푼으로 하나씩 추가해서 먹기 바란다.

렉틴 차단제

내가 이렇게 렉틴의 부작용을 열심히 외치고 있지만, 우리는 어쩔 수 없이 렉틴이 다량 포함된 음식을 먹어야 하는 혹은 우연히 먹게 되는 상황에 이따금 처한다. 다행히 시중에는 렉틴 흡수 조절제가 많이 나와 있다. 다른 환자들의 요청도 있었지만 나는 의사 시절 초창기에 내가 직접 도움을 받고자 렉틴실드Lectic Shield라는 제품을 개발했다. 이 제품은 렉틴을 흡수하거나 렉틴이 장에 도달하지 못하도록 막는 물질로 알려진 아홉 가지 원료를 이용해 만들었다. 복용법은 렉틴이 포함된 식사를 하기 전 이 제품을 두 알씩 먹으면 된다.

또는 렉틴과 결합하는 성질이 있는 글루코사민glucosamine과 메틸설포닐메테인methylsulfonylmethane, MSM을 복용해도 좋다. 오스티오바이플렉스Osteo Bi-Flex와 무브프리Move Free 같은 제품은 코스트코나 다른 대형 소매점에서도 구입할 수 있다. 특히 요로감염에 잘 걸리는 사람이라면, 우리 제품인 렉틴실드에 들어 있는 디만노스D-mannose 섭취도 고려해 보기 바란다. 디만노스는 하루 두 번 500mg씩 복용하면 된다. 디만노스는 크랜베리에 들어 있는 유효성분이지만 함유량이 극히 적어서 크랜베리 주스로는 충분한 효과를 얻지 못한다.

당분 차단제

익히 잘 알고 있듯이 현재 우리는 당분의 홍수 속에 살고 있다.

일반적으로 가장 친숙한 형태인 설탕뿐 아니라 액상과당 및 당분으로 빠르게 분해되는 단순 탄수화물 등 우리의 일상에는 당분이 넘친다. 하지만 나는 환자들이 보충제 몇 알만으로 포도당과 당화혈색소(HbA1c) 수치가 크게 변하는 것을 수년간 지켜보면서 놀라움을 감출 수 없었다. 그리고 지금까지 살펴보았듯이 IGF-1은 주로 당분과 동물 단백질에 영향을 받기 때문에 우리 몸에는 당분이 적게 흡수될수록 좋다. 나는 지난해에 크롬, 아연, 셀레늄, 계피 추출물, 베르베닌, 강황 추출물, 후추 추출물 등이 포함된 글루코스디펜스^{Glucose Defense}라는 제품을 개발했다. 특히 후추는 강황의 흡수력을 높여 주므로 강황을 섭취할 때는 후추도 같이 섭취하면 좋다! 그래서 강황 성분이 들어 있는 우수한 보충제는 대부분 후추 추출물도 같이 들어 있다. 글루코스디펜스 제품은 하루 두 번 두 알씩만 복용하면 모든 효과를 골고루 얻을 수 있다.

코스트코에서도 크롬과 계피를 함유한 신슐린^{CinSulin}이라는 좋은 제품을 판매한다. 원한다면 이 제품을 하루 두 알 복용하고, 추가로 아연 30mg, 셀레늄 150μg, 강황 추출물 200mg을 각각 하루 1회 복용하고, 베르베닌 250mg을 하루 2회 복용하라.

코스트코에서는 유시어리^{Youtheory}에서 나오는 강황 보조제도 판매 중이므로 하루 두 알 복용하면 좋다. 하지만 강황은 흡수율이 매우 낮아서 혈류로는 거의 들어가지 못한다. 특히 강황의 유효성분인 커큐민은 뇌혈관 장벽을 뚫고 뇌로 들어갈 수 있는 몇 안 되는 항산화 물질 중 하나라서 더욱 안타깝다. 그래서 개발한 제품이 바이오맥스커큐민^{Biomax Curcumin}이다. 이 제품은 다른 메커니즘을 통해 혈류로 흡수되기 때문에 복용 시 혈중 수치가 훨씬 높아져서 현재 나도 매일 두 알씩 복용한다.

커큐민과 베르베닌 얘기가 나왔으니 말이지만, 이 두 물질은 간에서 일어나는 PCSK9 유전자 발현에 영향을 주는 것으로 밝혀졌다. 베르베닌은 오레곤 포도 뿌리로도 불리며, 포도씨 추출물과 혼동하기 쉽지만 폴리페놀의 종류가 다르다. 콜레스테롤 감소에 도움을 주는 새로운 주사제인 레파타^{Repatha}도 우리 몸에서 같은 메커니즘으로 작동한다(하지만 이 주사제는 한 달에 약 1,000달러가 든다). 베르베닌과 커큐민 보충제도 시중에서 쉽게 구할 수 있다.

긴사슬 오메가-3

나는 지난 12년 동안 환자들의 혈액에서 적혈구와 결합한 오메가-3 수치 측정 결과를 보며 걱정이 끊이지 않았다. 대부분 사람은 오메가-3 지방산 EPA와 그보다 더 중요한 DHA가 매우 부족하다. 사실 우리 진료실에 오는 사람 중 보충제를 복용하지 않고도 EPA와 DHA가 충분한 사람들은 매일 정어리나 청어를 먹는 사람들뿐이다. 그것이 왜 걱정스러운 일일까? 왜냐하면 우리 뇌의 약 60%가 바로 이런 지방으로 이루어져 있기 때문이다. 엄밀히 말해서 여성들이 남편이나 남자친구를 부를 때 쓰는 말인 '팻헤드^{fathead}(지방으로 된 머리, 즉 멍청이라는 뜻—역주)'는 사실인 것이다! 뇌를 이루는 지방의 반은 DHA로 되어 있고 나머지 반은 아라키돈산으로 되어 있으며, 이것은 달걀노른자와 조개류에 많이 들어 있다. 연구 결과들을 살펴보면 오메가-3 지방 수치가 높은 사람들은 그렇지 않은 사람들보다 기억력이 좋고 뇌가 더 크다.[3] 이런 설명으로도 충분하지 않다면, 생선 기름은 손상된 장 내벽을 회복해 몸에 해로운 지질다당류가 창자벽을 넘지 못하도록 돕는다는 사실을 기억하자.

생선 기름을 고른다면 나는 분자 증류로 정제된 제품을 추천한다. 이탈리아 남부 지역의 작은 어촌마을인 아치아롤리 사람들이 보여 주는 장수 관련 데이터는 놀랍기만 하다. 그래서 나는 그들이 주로 먹는 멸치류와 로즈메리를 이용해 오메가어드밴스드Omega Advanced라는 DHA 보충제를 개발했다.

생선 기름을 섭취한다면 DHA 용량은 매일 1,000mg은 되어야 한다. 제품 뒷면에 캡슐당 혹은 1티스푼당 제공량이 적힌 라벨을 보고 DHA 함유량을 확인해야 한다. DHA를 매일 1,000mg 혹은 그 이상 섭취할 수 있도록 복용량을 조절하라.

미국산 제품에도 좋은 것들이 몇 개 있다. 코스트코에서 판매하는 1,400mg 네이처스바운티Nature's Bounty는 요즘 내가 추천하는 제품이다. 오메가비아DHA600OmegaVia DHA 600은 작은 캡슐 형태로 되어 있어 삼키기가 좋다. 칼슨Carlson의 엘리트젬스Elite Gems는 삼켜도 되고 씹어 먹을 수도 있다. 칼슨Carlson에서는 레몬향이 첨가된 대구간유도 선보이고 있으니 혈액과 뇌에 충분한 양이 공급될 수 있도록 한 스푼씩 매일 복용하기 바란다. 요즘은 비건식을 하는 사람들을 위해 해조류 DHA 제품도 많이 나오고 있다. 해조류 DHA 제품은 매일 DHA

1,000mg을 채워서 먹는 것만 주의해서 이용하면 된다.

미토콘드리아 영양제

우리가 지금까지 살펴본 중요한 내용 가운데 미토콘드리아를 보호하고 미토콘드리아의 기능을 자극하는 여러 화합물이 있다. 그중 몇 가지만 소개하자면, N-아세틸시스테인$^{N\text{-}acetyl\ L\text{-}cysteine,\ NAC}$ 500mg, 돌외 추출물 450mg, 실라짓^{shilajit} 300mg, 환원 L-글루타티온$^{L\text{-}glutathione}$ 150mg, 포다르코$^{pau\ d'arco}$ 50mg, 피롤로퀴놀린퀴논$^{pyrroloquinoline\ quinone,\ PQQ}$ 20mg, 환원형 니코틴아미드 아데닌 디누우클레오티드$^{nicotinamide\ adenine\ dinucleotide}$, NADH 10mg 등이 있다. 이 중에서 원하는 제품을 선택해 복용하기 바란다.

NADH에 관해서 말하자면, 산화형 NAD+ 수치를 높여 줄 수 있는 몇 가지 화합물이 있다. 그중 한 가지가 트루니아젠$^{TRU\ Niagen}$이라는 특허 제품으로 판매되는 니코틴아미드 리보시드$^{nicotinamide\ riboside}$이다. 최근 발표된 연구 결과에 따르면 니코틴아미드 리보시드를 매일 1,000mg씩 섭취하면 단핵세포의 NAD+ 수치를 높인다. 니코틴아미드 모노뉴클레오타이드$^{nicotinamide\ mononucleotide,\ NMN}$는 아직 합리적인 가격에 이용할 수 없지만, 하버드 의과대학과 MIT에서 장수 연구원으로 일하는 내 친구이자 동료인 데이비드 싱클레어$^{David\ Sinclair}$는 쥐 실험을 통해 니아젠보다 이 화합물이 더 효과가 좋다고 밝혔다. 비용이 걱정된다면 그보다 저렴한 나이아신아마이드^{niacinamide}가 효과는 거의 같다. 그렇다면 NAD+ 수치는 왜 높아야 할까? SIRT1 유전자를 활성화하여 mTOR를 억제해 장수에 도움을 주기 때문이다. 하지만 중요한 점은 단식을 해도 같은 효과를 얻을 수 있다는 것! 게다가 단식은 먹는 데 돈을 쓰지 않아도 되니까 오히려 돈이 절약된다는 장점도 있다.

급격한 체중 감량이나 단식기에 필요한 보충제

간헐적 단식의 전문가로 손꼽히는 의학 박사 제이슨 펑Jason Fung을 포함한 나와 내 동료들은 간헐적 식사와 시간제한 식이요법 혹은 물 단식 요법을 지지해 왔지만, 지방에 저장된 중금속 같은 독소가 배출되는 효과를 연구한 로이 월포드 박사의 선구적인 연구 결과는 그동안 제대로 주목받지 못했다. 우리는 폴리염화바이페닐 polychlorinated biphenyl이나 다이옥신 같은 중금속과 독성 물질을 지방세포에 저장한다. 하지만 특이하게도 이런 물질은 비활성화 상태로 계속 유지된다. 그래서 황새치 같은 경우 수은 함량이 그렇게 높지만 아무 문제 없이 바다를 활보하고 다니는 것이다. 하지만 월포드 박사가 바이오스피어 2 실험에 실패하면서 알아낸 바에 따르면, 체중이 급격히 감소하는 기간에 자신과 다른 연구원들의 혈중 중금속 및 다른 독성 수치가 급격히 증가했고 정상으로 돌아오기까지 약 1년이 걸렸다. 이것은 간과 신장에서 이런 독성 물질을 걸러 내는 1, 2단계 해독 과정 기능이 매우 약하기 때문이다. 게다가 이런 물질은 상당 부분이 간에서 장으로 다시 배출되기 때문에 재흡수된다는 문제도 있다.

나는 월포드 박사의 연구 결과를 바탕으로 1년에 22kg, 6개월에 11kg, 3개월에 5.6kg 이내로 감량할 것을 추천한다. 하지만 그보다 더 중요한 것은 단식하는 기간에는 밀크시슬^{milk thistle}, D-리모넨^{D-limonene}, 민들레, N-아세틸시스틴, 활성탄, 클로렐라 같은 영양제를 복용해야 한다. 앞에 언급한 네 가지 원료는 간의 해독작용을 활성화하며, 마지막에 언급한 두 가지 원료는 간에서 장으로 배출된 독성 물질과 중금속을 흡착하는 역할을 한다.

그 외 보충제들

많은 사람의 요청에 따라 현재 내가 복용 중인 보충제들을 소개한다. 내가 복용하기 때문에 다른 사람도 복용해야 한다는 뜻은 절대 아니다. 게다가 나는 새로운 연구 결과나 우리 실험실에서 나온 테스트 결과, 환자들을 대상으로 한 복용 결과에 따라 보충제 제품을 자주 바꾼다는 점도 참고하기 바란다.

다음에 소개하는 리스트는 중요도와 관계없이 작성했다.

알파 GPC^{Alpha GPC}	코리올리스^{Coriolus}
스피룰리나^{Spirulina}	노루궁뎅이버섯
동충하초	차가버섯
비타민K2	구름버섯
비타민D3	영지버섯
블랙커민씨오일	오메가-7(산자나무기름)

아슈와간다 Ashwagandha

육두구

보리지오일 Borage oil

홉 Hop 추출물

인삼

아피제닌 Apigenin

흑마늘 추출물

피세틴 Fisetin

알파-토코페롤

L-카르노신 L-carnosine

미역

활성화 미로시나아제 설포라판 글루코시놀레이트

히알루론산 Hyaluronic acid Myrosinase-activated sulforaphane glucosinolate, SGS

유비퀴놀 Ubiquinol

레롤라 Relora

로즈메리 추출물

블랙 라즈베리

세이지잎 추출물

모링가 Moringa

알파-카로틴 Alpha-carotene

뷰티르산 Butyric acid

루테인 Lutein

은행잎 추출물

루테올린 Luteolin 과 루틴 rutin

커피열매 추출물

아티초크 추출물

디에틸아미노에타놀 Diethylaminoethanol, DMAE

케르세틴

피리독살-5-인산염 pyridoxal-5-phosphate

테로스틸벤 Pterostilbene

리보플라빈-5-인산염 Riboflavin-5-phosphate

지효성 비타민C

비오틴 Biotin

트리메틸그라이신 Trimethylglycine, TMG

바이오실 BioSil (콜라겐, 케라틴, 엘라스틴)

나린진 Naringin

클로렐라

클로브 Clove

사프란 Saffron 추출물

참깨 리그난 Sesame seed lignan

HMR 리그난 HMR lignan

석류 오일(N-아세틸 L-시스테인 N-acetyl L-cysteine)

알리티아민 Allithiamine

벤포티아민 Benfotiamine

칼륨-마그네슘 아스파테이트 Potassium-magnesium aspartate

엘라이신 L-lysine

L-프롤린 L-proline

프레그네놀론 Pregnenolone

R-알파 리포산 R-alpha-lipoic acid

81mg 장용제 아스피린

니코틴아미드 리보시드 nicotinamide riboside

아그마틴 Agmatine

니코틴아미드 모노뉴클레오티드 Nicotinamide mononucleotide

트리팔라 Triphala

PQQ

오디 추출물

글리신 Glycine

비단실단백질 추출물

N-A-C 서스테인 N-A-C Sustain

리튬 Lithium

글루코만난 Glucomannan

호로파 Fenugreek

타임 Thyme

카무카무

크랜베리씨 오일

L-글루타치온 L-Glutathione

다시 한 번 강조하지만, 여기 언급한 보충제를 모두 먹을 필요는 없다! 처음에는 비타민D와 비타민B군, G7에 들어가는 보충제부터 복용해 보길 추천한다. 하지만 보충제를 전혀 먹지 않더라도 롱제비티 패러독스 프로그램을 충실히 따른다면 충분한 효과를 볼 수 있다. 여러분이 꼭 실천해서 좋은 결과를 들려주길 바란다.

12

롱제비티 패러독스
프로그램 레시피

Longevity Paradox Recipes

지금까지 우리는 장수에 도움을 주는 음식과 식단을 다양하게 살펴보았다. 따라서 롱제비티 패러독스 프로그램에서 먹게 될 식사가 어떤 종류일지도 충분히 예상할 수 있을 것이다. 물론 그 음식들은 장내 유익균에 영양분을 제공하고 유해균은 몰아낼 각종 훌륭한 요리들로 구성된다. 나는 그동안 우리 몸에 사는 미생물이 건강하게 오랫동안 살 수 있게 돕는 각종 레시피를 개발했다. 따라서 지금부터 소개할 요리들은 프리바이오틱스 섬유질과 폴리페놀, 올리브유, 스페르미딘 등 장내 유익균이 가장 좋아하는 훌륭한 음식들로 다양하게 구성될 것이다. 이제 우리 몸을 구성하는 99%를 위한 건강한 음식을 맛있게 요리해 즐겨 보자!

리크 수프

이 수프에 사용되는 리크는 폴리페놀이 풍부한 훌륭한 장수 식품이다. 더 큰 장점은 5일 단식 모방 기간에 먹기에 완벽한 재료라는 점이다. 레몬향이 살짝 감돌며 육두구 풍미가 더해진 리크 수프가 우리 몸을 온종일 따뜻하게 만들어 줄 것이다.

4~6인분

- 엑스트라 버진 올리브유 2큰술
- 잘게 다진 리크 450g
- 셀러리 2대 깍둑썰기로 준비
- 다진 마늘 3쪽
- 잘게 썬 타임 1큰술
- 레몬 1개 분량 레몬제스트
- 콜리플라워 1송이, 5cm 크기로 잘라서 준비
- 육두구 1/2작은술
- 바다소금 1작은술(취향에 따라 추가)
- 굵게 간 후춧가루 2작은술
- 채소 육수 2L
- 월계수 잎 1장

- 고명으로 쓸 잘게 썬 차이브

1. 수프용 냄비에 올리브유를 두르고 약간 센 불에서 가열한다. 리크, 셀러리, 마늘, 타임, 레몬제스트, 콜리플라워와 함께 육두구, 소금, 후추를 넣고 리크가 숨이 죽을 때까지 가끔 저어 주면서 중불에서 볶아 준다.
2. 육수와 월계수 잎을 넣고 끓이다가 뚜껑을 덮고 콜리플라워가 완전히 물러질 때까지 25~30분간 가열한다.
3. 핸드믹서를 사용하거나 믹서기에 옮겨 곱게 간다. 믹서기에 옮겨서 사용할 때는 넘치지 않게 여러 번 나눠서 간다.
4. 곱게 갈린 재료를 다시 10~15분간 가열한다. 맛을 보고 필요하면 간을 조절한다.
5. 잘게 썬 차이브를 고명으로 올려 낸다.

표고버섯을 넣은 렌틸콩 미소 수프

날씨가 쌀쌀할 때는 걸쭉하게 끓인 따뜻한 수프만큼 좋은 것도 없다. 표고버섯과 렌틸콩을 넣고 끓인 이 수프에는 폴리아민 같은 노화 방지에 좋은 영양소가 가득하지만, 렉틴은 걱정할 필요가 없다!

4인분

- 엑스트라 버진 올리브유 2큰술
- 샬롯(양파) 큰 것 1개 다져서 준비
- 마늘 3쪽 다진 것
- 얇게 저민 표고버섯 1컵
- 다진 타임 1½큰술
- 다진 로즈메리 1큰술
- 아카미소(적갈색 일본식 된장) 3큰술
- 파르메산 '육수'(388쪽 참조) 또는 버섯 육수 6컵
- 압력솥에서 요리한 렌틸콩 1½컵(에덴 상표의 통조림 렌틸콩으로 대체 가능)
- 줄기를 제거한 저민 케일 1컵
- 양념으로 쓸 코코넛아미노스 약간

1. 수프용 냄비에 올리브유를 두르고 약간 센 불에서 가열한다. 샬롯과 마늘을 넣고 볶는다. 샬롯이 부드러워지고 마늘에서 향이 날 때까지 약 3분간 잘 볶아 준다.
2. 중불로 줄여서 버섯, 타임, 로즈메리를 넣는다. 버섯이 부드럽게 익을 때까지 3~4분간 더 볶는다.
3. 아카미소를 넣고 채소에 맛이 잘 배도록 계속 저어 준다.
4. 육수와 렌틸콩을 넣고 뚜껑을 덮은 후 20~30분간 더 끓인다.
5. 케일을 넣은 뒤 국물이 약간 걸쭉해지고 케일이 완전히 익을

때까지 약 20분간 뚜껑을 덮지 않고 더 끓인다.

6. 코코넛아미노스를 약간씩 넣어가며 간을 맞춘 뒤 그릇에 담아
낸다.

크리미 콜리플라워 파르메산 수프

이 수프는 388쪽에 나오는 파르메산 '육수'를 이용해 만들면 콜리플라워향이 잘 느껴져서 가장 맛있다. 리크와 감자 수프 혹은 해산물과 채소를 이용해 만드는 차우더 수프를 좋아한다면 이 수프도 취향에 잘 맞을 것이다. 특히 십자화과 채소인 콜리플라워와 뇌 건강을 지켜 주는 올리브유도 듬뿍 들어간다.

6인분

- 엑스트라 버진 올리브유 3큰술
- 양파 1개 다진 것
- 셀러리 2대 깍둑썰기해서 준비
- 마늘 3쪽 다진 것
- 콜리플라워 2송이, 5cm 크기로 잘라서 준비
- 갓 갈아놓은 육두구 1/2작은술
- 가는 바다소금 1작은술
- 굵게 간 후춧가루 2작은술

- 화이트미소^{white miso} 1큰술
- 버섯 육수 또는 파르메산 '육수'(388쪽) 7컵
- 코코넛 밀크 2컵
- 간 파르메산 치즈 또는 영양효모 1/4컵
- 월계수 잎 1장
- 고명으로 얹을 잘게 썬 차이브나 타임

1. 수프용 큰 냄비에 올리브유를 두르고 약간 센 불에서 가열한다. 양파, 셀러리, 마늘, 콜리플라워를 넣고 육두구, 소금, 후추와 함께 중불에서 볶는다. 리크가 숨이 죽을 때까지 잘 저어 준다.
2. 화이트미소를 넣어 야채에 골고루 배도록 잘 저어 준다.
3. 버섯 육수, 코코넛 밀크, 파르메산 치즈, 월계수 잎을 넣고 끓이다가 뚜껑을 덮고 콜리플라워가 완전히 익을 때까지 35~45분간 가열한다.
4. 핸드믹서를 사용하거나 믹서기에 옮겨 곱게 간다. 믹서기에 옮겨서 사용할 때는 넘치지 않게 여러 번 나눠서 갈아 준다.
5. 곱게 갈린 재료를 10~15분간 더 끓인다. 수프가 너무 걸쭉하면 물을 조금 넣어서 농도를 맞춘다.
6. 맛을 보고 필요하면 소금으로 간을 조절한다.
7. 다진 허브와 간 파르메산을 뿌려서 접시에 낸다.

쓴맛 채소 샐러드와 호두 블루치즈 드레싱

내가 늘 하는 말이지만 입에 쓸수록 몸에 좋다. 우리가 가장 좋아하는 장내 유익균인 아커만시아가 이런 채소를 좋아한다! 쓴맛을 그다지 좋아하지 않는 사람이라도 걱정할 필요가 없다. 블루치즈로 만든 샐러드드레싱의 고소한 맛과 크랜베리에서 나오는 달콤한 맛이 어우러져 채소의 쓴맛을 잘 잡아 준다.

2인분

드레싱 재료

- 숙성 블루치즈 조각 1/4컵(프랑스나 이탈리아산이 좋다)
- 레드와인식초 1/4컵
- 엑스트라 버진 올리브유 1/4컵
- 구운 호두 1/2컵
- 레몬 1/2개 분량 레몬즙

샐러드 재료

- 채 썬 케일 2컵
- 채 썰거나 잘게 다진 엔다이브 또는 라디치오 1컵
- 다진 딜^{dill} 1/4컵(솔직히 나는 좋아하지 않지만 아내는 아주 좋아한다)
- 다진 파슬리 1/4컵
- 큼직하게 잘라 낸 아보카도 1개

- 무가당 건크랜베리 1/4컵

드레싱 만드는 법

1. 블렌더나 S날을 끼운 푸드프로세서에 드레싱 재료를 모두 넣고 간다.
2. 재료를 완전히 갈고 필요하면 물을 보충해서 랜치드레싱이나 블루치즈드레싱 정도로 농도를 맞춘다.

샐러드 만드는 법

1. 큰 볼에 케일, 엔다이브, 딜, 파슬리를 담는다.
2. 만들어 둔 드레싱의 반을 붓고 골고루 섞어 준다.
3. 아보카도, 크랜베리를 올리고 남은 드레싱과 함께 접시에 담아낸다.

햄프두부나 곡물 무첨가 템페 또는 콜리플라워 '스테이크'와 레몬 비네그레트로 드레싱한 루콜라 샐러드

이 요리 또한 5일 단식 모방 식단으로 활용할 수 있는 옵션으로, 점심 도시락이나 일과를 보낸 뒤 저녁 식사로 간편히 요리해서 먹기 좋다.

1인분

템페 재료

- 아보카도 오일 1큰술
- 1.5cm 두께로 자른 곡물 무첨가 템페 4개*
- 갓 짠 레몬즙 1큰술
- 바다소금 1/4작은술(가능하면 요오드첨가 식염 사용)

드레싱 재료

- 엑스트라 버진 올리브유 2큰술
- 갓 짠 레몬즙 1큰술
- 바다소금 약간(가능하면 요오드첨가 식염 사용)

샐러드 재료

- 루콜라 1½컵
- 레몬 1/2개 분량 레몬제스트(선택사항)

템페 만드는 법

프라이팬에 올리브유를 두르고 중불에서 가열한다. 달궈진 팬에 템페 조각을 넣고 레몬주스와 소금을 뿌린다. 완전히 익을 때까지 앞뒤로 2분씩 구워 준다. 구운 템페를 꺼내 접시에 담는다.

---

* 템페 대신 햄프두부 또는 콜리플라워 '스테이크'를 사용해도 좋다. 콜리플라워 스테이크는 콜리플라워를 2cm 두께로 잘라 아보카도 오일을 두르고 앞뒤로 노릇노릇해질 때까지 굽는다.

드레싱 만드는 법

유리 용기에 드레싱 재료를 모두 넣고 뚜껑을 꽉 닫은 뒤 재료가 골고루 섞이도록 흔들어 준다. 2인분을 만들고 싶으면 재료를 두 배로 한다.

샐러드 만드는 법

루콜라에 드레싱을 뿌리고 두부나 템페 혹은 콜리플라워 스테이크를 올리고 원하는 경우 레몬제스트를 첨가한다.

채식주의 버전

템페, 두부, 콜리플라워 대신 치킨텐더, 그라운드, 치킨커틀릿 같은 고기 대용식 퀀^{Quorn} 제품을 이용해도 된다. 이런 제품에는 달걀 흰자가 소량 첨가되므로 동물 단백질이 아예 없는 것은 아니지만 mTOR 관점에서 보면 무시해도 좋을 양이다.

아보카도, 고수페스토,
곡물 무첨가 템페를 곁들인 로메인 샐러드

이 샐러드는 5일 단식 모방 기간에도 포만감과 활력을 안겨 줄 것이다. 시간을 절약하려면 고수페스토를 미리 만들어서 사용해도 좋다. 미리 만든 고수페스토는 뚜껑이 있는 유리 용기에 넣어 냉장고에서

3일까지 보관할 수 있다. 고수 대신 바질이나 파슬리를 이용해도 괜찮다.

1인분

템페 재료

- 아보카도 오일 1큰술
- 1.5cm 두께로 자른 곡물 무첨가 템페 4개*
- 갓 짠 레몬즙 1큰술
- 바다소금 1/4작은술(가능하면 요오드첨가 식염 사용)

페스토 재료

- 다진 고수 2컵(나처럼 고수에서 비누 맛이 느껴진다면 이탈리아 파슬리로 대체한다)
- 엑스트라 버진 올리브유 1/4컵
- 갓 짠 레몬즙 2큰술
- 바다소금 1/4작은술(가능하면 요오드첨가 식염 사용)

드레싱 재료

- 아보카도 1/2개 네모나게 썰어서 준비
- 갓 짠 레몬즙 2큰술

---

* 템페 대신 햄프두부 또는 콜리플라워 '스테이크'를 사용해도 좋다. 콜리플라워 스테이크는 콜리플라워를 2cm 두께로 잘라 아보카도 오일을 두르고 앞뒤로 노릇노릇해질 때까지 굽는다.

- 퍼스트 프레스드 엑스트라 버진 올리브유 2큰술
- 바다소금 약간(가능하면 요오드첨가 식염 사용)

샐러드 재료

- 로메인 상추 1½컵

템페 만드는 법

프라이팬에 아보카도 오일을 두르고 중불에서 가열한다. 달군 팬에 템페 조각을 넣고 레몬주스와 소금을 뿌린다. 완전히 익을 때까지 앞뒤로 각각 2분씩 굽는다. 구운 템페를 꺼내 접시에 담아둔다.

페스토 만드는 법

믹서기에 페스토 재료를 모두 넣고 걸쭉해질 때까지 간다.

드레싱 만드는 법

아보카도에 레몬즙 1큰술을 뿌려 둔다. 유리 용기에 남은 레몬즙 1큰술과 올리브유, 소금을 넣고 뚜껑을 잘 닫은 다음 골고루 섞이도록 잘 흔든다. 2인분을 만들고 싶으면 재료를 두 배로 늘려서 만든다.

샐러드 만드는 법

로메인 상추에 드레싱을 올린다. 아보카도와 템페를 올리고 마지막에 페스토를 골고루 뿌려 준다.

햄프두부-루콜라-아보카도
김말이와 고수 디핑소스

해조류를 납작하게 말린 형태인 김은 플랫브레드 대신 사용할 수 있는 훌륭한 재료이고, 5일 단식 모방 식단에 활용하기 좋다.

1인분

김말이 속 재료

- 아보카도 오일 1큰술
- 1.5cm 두께로 자른 햄프두부 110g
- 갓 짠 레몬즙 2큰술
- 바다소금 1/4작은술(가능하면 요오드첨가 식염 사용)
- 아보카도 1/2개 네모나게 잘라서 준비

디핑소스 재료

- 다진 고수 2컵
- 엑스트라 버진 올리브유 1/4컵
- 갓 짠 레몬즙 2큰술
- 바다소금 1/4 작은술(가능하면 요오드첨가 식염 사용)

김말이 재료

- 루콜라 1컵

- 김 1장
- 씨를 제거한 그린 올리브 4알
- 바다소금(취향에 따라 사용)

김말이 속 만들기

1. 프라이팬에 아보카도 오일을 두르고 약간 센 불에서 가열한다. 달궈진 팬에 자른 햄프두부를 넣고 레몬주스와 소금을 뿌린다. 햄프두부가 완전히 익을 때까지 앞뒤로 각각 2분씩 구워준다. 잘 구운 햄프두부를 꺼내 접시에 담는다.
2. 아보카도에 남은 레몬즙과 소금을 살짝 뿌려 준다.

디핑소스 만들기

믹서기에 디핑소스 재료를 모두 넣고 걸쭉해질 때까지 충분히 간다.

김말이 만들기*

김을 펼쳐서 김의 아래쪽 절반에 루콜라를 펼쳐 놓는다. 속 재료와 올리브를 올린다. 취향에 따라 소금을 뿌려 준다. 재료를 모두 넣은 뒤 김을 단단하게 말고 끝부분에 물을 조금 묻혀 붙인다. 반을 잘라 고수 디핑소스와 함께 접시에 낸다.

---

* 슈퍼마켓에서 판매하는 김말이용 발을 사용하면 재료를 쉽게 말 수 있다.

채식주의 버전

템페, 두부, 콜리플라워 대신 치킨텐더, 그라운드, 치킨커틀릿 같은 고기 대용식 퀸 제품을 이용해도 된다. 이런 제품에는 달걀흰자가 소량 첨가되므로 동물 단백질이 전혀 없는 것은 아니지만 mTOR 관점에서 보자면 무시해도 좋을 양이다.

비건 버전

햄프두부 대신 곡물 무첨가 템페나 콜리플라워 '스테이크'를 사용한다. 콜리플라워 스테이크는 콜리플라워를 2cm 두께로 잘라 아보카도 오일을 두르고 앞뒤로 노릇노릇해질 때까지 굽는다.

과카몰리 로메인 상추말이

과카몰리나 아보카도가 들어가는 요리를 만들 때는 하스 아보카도를 사용하기 바란다. 껍질이 짙은 초록색이고 표면이 울퉁불퉁한 하스 아보카도는 크기가 더 크고 껍질이 매끄러운 플로리다 아보카도보다 심장을 튼튼하게 해 주는 단일불포화지방이 더 많이 들어 있다. 플로리아 아보카도는 지방보다 수분이 좀 더 많다.

1인분
• 아보카도 1/2개

- 곱게 다진 적양파 1큰술
- 곱게 다진 고수 1작은술
- 갓 짠 레몬즙 1큰술
- 바다소금 약간 (가능하면 요오드첨가 식염 사용)
- 로메인 상추잎 4장 (씻어서 가볍게 두드려 말린다)

만드는 법

오목한 그릇에 아보카도, 양파, 고수, 레몬즙, 소금을 넣고 포크로 으깨 과카몰리를 만든다. 로메인 상추에 과카몰리를 한 스푼씩 올려서 접시에 담아낸다.

방울다다기양배추, 케일, 양파를 곁들인
양배추 '스테이크'

채소가 푸짐하게 들어가는 이 요리에 사용되는 케일은 어떤 종류를 사용해도 좋다. 어린 케일은 줄기째 그대로 사용하고, 일반 케일은 다질 때 줄기를 제거하고 사용한다.

1인분
- 아보카도 오일 4큰술
- 붉은 양배추 1개 2.5cm 두께로 잘라서 준비

- 바다소금 1/4작은술 + 약간(가능하면 요오드첨가 식염 사용)
- 적양파 1/2개 얇게 썰어서 준비
- 방울다다기양배추 1컵 얇게 썰어서 준비
- 다진 케일 1½컵
- 갓 짠 레몬즙 1큰술
- 퍼스트 프레스드 엑스트라 버진 올리브유(선택사항)

1. 강불에서 프라이팬을 달군다. 달군 프라이팬에 아보카도 오일 1큰술을 두르고 중불로 낮춘 다음 양배추 슬라이스를 넣고 노릇노릇해질 때까지 약 3분간 굽는다. 뒷면도 같은 방식으로 굽는다. 소금을 약간 뿌린 뒤 접시에 옮겨서 식지 않도록 덮개를 덮어 둔다. 종이타월로 프라이팬을 닦아서 다시 조리기 위에 올린다.

2. 프라이팬에 올리브유 2큰술을 두르고 중불에서 가열한다. 양파와 방울다다기양배추를 넣고 약 3분간 볶아 준다. 남은 올리브유 1큰술을 더 넣고 케일과 레몬즙을 넣은 뒤 케일의 숨이 죽을 때까지 다시 3분간 볶아 준다. 소금 1/4작은술을 넣고 간을 맞춘다.

3. 접시에 양배추 '스테이크'를 올리고 그 위에 볶은 채소들을 올려서 담아낸다. 올리브유를 약간 뿌려도 좋다.

곡물 무첨가 템페와
아보카도를 넣은 양배추-케일 볶음

이 요리는 곡물 대용식으로 누구에게나 아주 좋다. 5일 단식 모방 식단으로 이 요리를 먹는다면 초록 양배추 대신 꼭 청경채나 배추를 이용하자.

1인분

- 아보카도 1/2개 네모나게 썰어서 준비
- 갓 짠 레몬즙 3큰술
- 바다소금 4꼬집(가능하면 요오드첨가 식염 사용)
- 아보카도 오일 3큰술
- 초록 양배추 1½컵 얇게 썰어 준비
- 적양파 1/2개 얇게 썰어 준비
- 곡물 무첨가 템페 110g

1. 아보카도에 레몬즙 1큰술과 소금을 약간 뿌려 간을 한 다음 한쪽에 놔둔다.
2. 중불에서 프라이팬을 달군다. 달군 프라이팬에 아보카도 오일 2큰술을 두르고 양배추와 양파를 넣고 가끔 저어 주면서 부드러워질 때까지 약 10분간 볶는다. 소금 2꼬집을 넣어 간을 한다. 재료를 접시에 담아 한쪽에 놔둔다.

3. 남은 아보카도 오일 1큰술을 프라이팬에 두르고 강불에 올려 템페와 레몬즙 2큰술을 넣고 조리한다. 약 3분 뒤 템페를 뒤집어서 다시 3분 정도 익힌다. 남은 소금으로 간을 한다.

4. 템페와 아보카도 위에 볶은 양배추와 양파를 얹어서 접시에 담아낸다.

채식주의 버전

템페, 두부, 콜리플라워 대신 치킨텐더, 그라운드, 치킨커틀릿 같은 고기 대용식 퀸 제품을 이용해도 된다. 이런 제품에는 달걀흰자가 소량 첨가되므로 동물 단백질이 전혀 없는 것은 아니지만 mTOR 관점에서 보면 안심해도 좋다.

비건식 버전

곡물 무첨가 템페 대신 햄프두부나 콜리플라워 '스테이크'를 이용해도 좋다. 콜리플라워 스테이크는 콜리플라워를 2cm 두께로 잘라 아보카도 오일을 두르고 앞뒤로 노릇노릇해질 때까지 굽는다.

구운 브로콜리와 콜리플라워 '라이스'와 양파볶음

나는 채소볶음 요리를 아주 좋아한다! 콜리플라워 '라이스'를 만들려면 먼저 콜리플라워를 강판의 큰 구멍을 사용해 쌀알 크기가 되도록 갈아 준다. 푸드프로세서에 S블레이드를 끼워 갈아도 좋다. 이때 너무 잘게 갈리지 않도록 주의하고, 먼저 작은 크기로 잘라서 푸드프로세서에 넣는다.

1인분

- 작게 자른 브로콜리 1½컵
- 아보카도 오일 2½큰술
- 바다소금 3꼬집(가능하면 요오드첨가 식염 사용)
- 중간 크기 콜리플라워 1/2개(쌀알 크기로 갈아둔다)
- 갓 짠 레몬즙 1큰술
- 카레 가루 1/4작은술
- 얇게 채 썬 적양파 1/2개

1. 오븐을 190도에 맞춰 예열한다.
2. 오븐용 유리 용기에 브로콜리를 넣고 아보카도 오일 1큰술을 두른다. 가끔 저어 주면서 부드러워질 때까지 오븐에서 15분간 익힌다. 소금을 약간 뿌려서 간을 맞춘다.
3. 중간 크기 프라이팬에 콜리플라워와 아보카도 오일 1큰술, 레몬즙, 카레 가루, 소금을 약간 넣고 3~5분간 볶는다. 이때 콜리플라워가 물러지지 않도록 너무 오랫동안 볶지 않아야 한다. 완성된 콜리플라워 '라이스'를 접시에 옮겨 담고 프라이팬은 종이타월로 닦아 둔다.

4. 중불에서 프라이팬을 달구고 남은 아보카도 오일 ½큰술과 채
   썬 양파를 넣은 뒤 가끔 저어 주면서 양파가 부드러워질 때까
   지 약 5분간 볶고, 소금으로 간한다.
5. 접시에 콜리플라워 '라이스'를 담고 그 위에 구운 브로콜리와
   볶은 양파를 얹어 낸다.

그린 망고와 배 샐러드

상큼한 맛이 일품인 이 샐러드는 우리 동네 타이 레스토랑에서 그린
망고 샐러드를 먹고 개발한 레시피다. 익지 않은 망고는 장내 유익균
이 가장 좋아하는 음식이고, 양배추는 프리바이오틱스 섬유질이 풍부
하다. 매운 음식을 좋아하는 사람은 고추를 약간 추가해도 좋다.

4인분

- 피시소스나 코코넛아미노스 1/4컵(혹은 취향에 따라 각 소스를 반씩
  섞어 준비한다)
- 라임 2개로 만든 라임즙과 라임제스트
- 무가당 코코넛 밀크 1큰술
- 참기름 2큰술
- 스테비아 1봉지 또는 야콘 시럽 1큰술
- 작은 크기 적양파 1개 얇게 채 썰어 준비

- 익지 않은 망고 큰 것 2개, 껍질을 벗겨서 씨를 뺀 후 채 썰기
- 채 썬 양배추 1컵
- 그린 배 큰 것 1개, 껍질을 벗겨 채 썰기
- 당근 1개 채 썰어서 준비
- 다진 고수 1/4컵
- 다진 마카다미아 1/4컵

1. 커다란 그릇에 피시소스, 라임즙, 라임제스트, 코코넛 밀크, 참기름, 스테비아를 넣는다.
2. 양파, 망고, 양배추, 배, 당근을 넣고 골고루 섞이게 저어 준다.
3. 접시에 담은 뒤 고수와 마카다미아를 뿌린다.

렌틸콩-콜리플라워 프리터를 곁들인 시금치 샐러드

이 샐러드는 여러 가지 채소와 민트잎 덕분에 놀랍도록 신선한 맛을 즐길 수 있다. 프리터는 크루통(작은 빵조각-역주) 중에서 견과류 맛과 고소한 맛, 치즈 맛이 어우러진 가장 맛있는 크루통이라고 생각하면 된다. 프리터는 어떤 샐러드에도 잘 어울리고 장내 유익균을 위한 프리바이오틱스 섬유소가 가득하다.

2인분

프리터용 재료

- 압력솥에서 조리한 렌틸콩 1컵
- 콜리플라워 라이스 1컵
- 파슬리 1/4컵
- 참깨 타히니^{tahini} 1큰술
- 바다소금 1/2작은술
- 후추 1/4작은술
- 마늘 분말 1/4작은술
- 파프리카 분말 1/4작은술
- 파르메산 치즈나 영양효모 1/4컵
- 달걀 1개
- 카사바 전분 2큰술(필요하면 더 추가한다)
- 엑스트라 버진 올리브유 1/4컵

샐러드 재료

- 발사믹 식초 1/4컵
- 엑스트라 버진 올리브유 1/4컵
- 디종 머스터드^{Dijon mustard} 1큰술
- 바다소금 1/4작은술
- 다진 민트 1/2컵
- 어린 시금치 6컵(씻어서 물기를 없앤다)

- 브로콜리 슬로 1컵

프리터 만드는 법

1. 푸드프로세서에 S날을 끼우고 렌틸콩, 콜리플라워 라이스, 파슬리를 잘 갈아 준다.
2. 참깨 타히니, 소금, 후추, 마늘 분말, 파프리카 분말, 파르메산 치즈, 달걀, 카사바 전분 2큰술을 넣고 재료가 완전히 갈릴 때까지 갈아 준다.
3. 손가락으로 반죽을 조금 뜯어내 모양이 유지되면 완성된 것이다. 물기가 너무 많으면 카사바 전분을 1작은술씩 넣어 가며 모양이 유지될 정도로 반죽 농도를 맞춘다.
4. 프리터 반죽을 잠시 놔두고 큰 프라이팬에 오일을 두르고 가열한다. 오일이 뜨거워지면 테이블스푼 크기로 반죽을 뜯어내 프라이팬에서 굽는다.
5. 앞뒤로 3~4분간 구워 준다. 완성되면 종이타월에 잠시 놔둔다.

샐러드 만드는 법

1. 큰 그릇에 식초, 오일, 머스터드, 소금, 민트를 담는다.
2. 시금치와 브로콜리를 올리고 골고루 젓는다.
3. 샐러드를 접시에 담고 프리터를 얹는다.

상큼한 맛 참깨 슬로

여름 바비큐의 사이드 메뉴로 코울슬로만큼 좋은 메뉴도 없다. 하지만 크리미하고 영양 만점인 이 참깨 슬로는 마요네즈로 버무려 기름지고 질척거리는 일반적인 코울슬로가 아니라서 더 좋다. 참깨 슬로는 견과류가 풍부한 타히니와 아보카도로 고소한 맛을 살리고 레몬즙을 넣어 상큼한 맛이 특징이다.

4인분

- 참깨 타히니 1/4컵
- 레몬 1개로 만든 레몬즙
- 으깬 마늘 1쪽
- 참기름 1큰술
- 야콘 시럽 1큰술
- 익은 아보카도 1개 으깨 놓은 것
- 코코넛아미노스 1큰술
- 얇게 채 썬 적양파 큰 것 1개
- 채 썬 작은 양배추 1개
- 채 썬 비트 1개
- 채 썬 당근 1개
- 곱게 다진 민트 1/4컵
- 곱게 다진 딜 1/4컵

1. 커다란 그릇에 참깨 타히니와 레몬즙, 마늘, 참기름, 야콘 시럽을 넣고 골고루 섞이도록 잘 젓는다.

2. 아보카도와 코코넛아미노스를 넣어 마요네즈 정도의 농도가 될 때까지 더 젓는다.

3. 나머지 재료를 모두 넣고 다시 골고루 젓는다.

4. 사이드 메뉴로 내거나 제대로 된 식사로 즐기려면 오메가-3가 풍부한 달걀 2~3개와 함께 먹는다.

| 메 인 요 리 | ───────────────────────────────

고구마 뇨키와 크리미 버섯 소스

고구마와 육두구, 세이지 잎이 어우러진 이 요리는 가을이 느껴지는 맛이지만, 건강한 음식을 먹고 싶을 때 사시사철 언제라도 영양가 넘치고 기분 전환에 좋은 이 요리를 즐길 수 있다. 고구마는 벌거숭이 두더지쥐가 그렇게 오랫동안 건강하게 살 수 있게 도와주는 덩이줄기처럼 저항성 녹말을 섭취할 수 있는 훌륭한 재료다.

4인분

뇨키 재료

- 껍질을 벗긴 고구마나 얌 450g. 큰 덩어리로 자른다.
- 오메가-3 달걀이나 밥스레드밀^{Bob's Red Mill} 같은 채식주의용 달 걀 대용품 1개
- 카사바 전분 1½컵(타피오카 전분을 쓰지 않도록 주의한다)
- 바다소금 1/2작은술
- 간 육두구 1/2작은술

소스 재료

- 코코넛 오일 1큰술 또는 유럽산 목초 버터
- 버섯 340g(표고버섯, 포타벨라버섯, 크레미니버섯, 느타리버섯, 흰 양송이 버섯 등을 네모나게 자른다)
- 다진 마늘 1쪽
- 다진 타임 1작은술
- 무가당 코코넛 밀크 1¼컵
- 레몬 1/2개로 만든 레몬즙과 레몬제스트
- 다진 파슬리 1큰술
- 간 파르메산 치즈 또는 영양 효모 1/4컵
- 요오드첨가 식염 1/2작은술. 취향에 따라 추가
- 후추 1/2작은술

뇨키 만드는 법

1. 커다란 냄비에 고구마를 넣고 물을 붓는다. 물이 끓기 시작하면 불을 낮추고 고구마가 부드럽게 익을 때까지 15~20분간 가열한다.

2. 불을 끄고 고구마를 상온에서 식힌 뒤 물기를 제거하고 큰 용기로 옮겨서 매셔로 고구마를 부드럽게 으깬다.

3. 고구마가 완전히 식은 다음에 달걀, 카사바 전분 1컵, 소금, 육두구를 넣고 섞는다(달걀이 익지 않도록 고구마를 완전히 식혀야 한다).

4. 반죽이 너무 묽거나 되지 않도록 필요하면 전분을 보충하면서 깨끗한 손으로 고구마 반죽을 충분히 치댄다.

5. 커다란 냄비에 물과 소금을 넣고 끓인다.

6. 물이 끓을 동안 반죽을 한 덩어리씩 떼 내어 엄지손가락 굵기로 기다랗게 만든다. 기다랗게 만든 반죽을 2.5cm 길이로 자른다. 하나씩 잘라 낸 반죽은 오목한 모양이 되도록 포크 뒷면이나 엄지손가락으로 살짝 눌러 준다.

7. 물이 끓으면 뇨키를 구멍 뚫린 국자로 조금씩 넣어 가며 익힌다. 뇨키가 익어서 떠오르면 구멍 뚫린 국자로 건져 올리고 접시에 담아 식지 않도록 덮개로 덮어 둔다.

8. 바로 먹을 양보다 뇨키가 많으면 익힌 뇨키를 유산지에 펼쳐 놓고 식힌다. 식힌 뇨키를 납작한 접시나 시트팬에 담아 냉동실에서 얼린다. 얼린 뇨키를 지퍼백에 담아 보관한다.

소스 만드는 법

1. 큰 냄비에 코코넛 오일이나 버터를 넣고 약간 센 불에서 가열한다.

2. 버섯을 넣어 볶아 준다. 계속 저으면서 버섯 향이 나면서 부드럽게 익을 때까지 3~5분간 가열한다.

3. 마늘과 타임을 넣고 마늘이 익을 때까지 더 볶아 준다.

4. 코코넛 밀크와 레몬즙, 레몬제스트를 넣고 계속 저으면서 코코넛 밀크가 걸쭉해질 때까지 8~10간 더 졸인다.

5. 파슬리, 파르메산 치즈, 소금, 후추를 넣는다. 치즈가 녹을 때까지 젓다가 치즈가 녹으면 만들어진 소스에 뇨키를 넣는다.

6. 2~3분간 더 조리해서 접시에 담아낸다.

호두 렌틸콩 채소 버거 또는 미트볼

이 요리는 채소로 만든 햄버거지만 렌틸콩과 버섯 덕분에 고기 맛이 난다. 호두를 넣어 단백질과 항암물질이 풍부하며 각종 허브의 향긋한 맛을 즐길 수 있다. 나는 이렇게 만든 패티와 양상추, 아보카도 마요네즈, 구운 양파를 상추에 싸서 먹는 방법을 아주 좋아한다.

4인분

• 적양파 1/2개 굵게 다져 준비

- 마늘 1쪽

- 호두 1/2컵

- 표고버섯이나 크레미니버섯 1/2컵

- 파슬리잎 1/4컵

- 간 커민 3/4작은술

- 스위트 파프리카 분말 3/4작은술

- 카레 가루 1/2작은술

- 후추 1/2작은술

- 말린 겨자가루 1/2작은술

- 바다소금 1/2작은술

- 압력솥에서 조리한 렌틸콩 2컵(에덴 상표 통조림 렌틸콩으로 대체 가능)

- 오메가-3 달걀이나 비건식 달걀 대용품 1개

- 간 아마씨 1작은술

- 카사바 전분 1/4~1/2컵

패티 반죽 만드는 법

1. 오븐을 190도로 예열한다. 시트 팬에 유산지를 깔아 둔다.

2. S날을 끼운 푸드프로세서에 양파, 마늘, 호두, 버섯, 파슬리, 커민, 파프리카 분말, 카레 가루, 후추, 겨자 분말, 바다소금을 넣고 부드러운 반죽이 되도록 간다. 간 재료를 오목한 그릇에 옮겨 담고 렌틸콩, 달걀, 아마씨를 넣어 부드럽게 섞는다. 이때 숟가락이나 주걱으로 렌틸콩을 으깨 준다.

3. 카사바 분말 2큰술을 넣고 수분이 흡수될 때까지 반죽을 5분 정도 놔둔다. 덩어리로 뭉쳐지는지 손가락으로 테스트해 본다. 전분을 조금씩 첨가해 반죽이 모양이 잡힐 정도로 농도를 맞춘다.
4. 반죽을 사용해 패티를 4개 만들거나 미트볼 약 20개를 만들고 시트팬에 골고루 펼친다.

패티 요리하는 법

오븐에서 15~20분간 구운 다음 뒷면도 약 10분간 굽는다.

미트볼 요리하는 법

5분 간격으로 뒤집어 가며 총 20분간 굽는다.

양상추 위에 패티나 미트볼을 올리고, 미러클누들 파스타나 크리미 버섯 소스를 곁들인 고구마 뇨키(363쪽 참조) 요리와 함께 제공한다.

미소 호두 소스를 곁들인 구운 브로콜리

체더치즈와 곁들여 먹는 브로콜리를 좋아하는가? 그렇다면 프리바이오틱스 섬유소가 풍부한 이 독특한 조합도 한번 시도해 보라. 고소한 치즈 맛에 달콤함까지 더해 사이드 메뉴로 제격이다.

4인분

- 8시간 이상 물에 불린 호두 1/2컵
- 아카미소 또는 화이트미소 1/3컵
- 야콘 시럽이나 국산 꿀 1큰술
- 코코넛아미노스 4큰술
- 참기름 1/4컵
- 샬롯 2개 얇게 썰어 준비
- 마늘 5쪽 얇게 썰어 준비
- 작게 자른 브로콜리 5컵

1. 오븐을 200도로 예열한다.
2. 물에 담가 둔 호두를 건져 내고 종이타월로 두드려 물기를 닦아 낸다.
3. S날을 끼운 푸드프로세서에 호두, 미소, 야콘 시럽, 코코넛아미노스, 참기름을 넣고 걸쭉한 페이스트가 만들어질 때까지 잘 섞는다.
4. 페이스트를 큰 그릇에 옮겨 담고 샬롯, 마늘을 넣은 다음, 브로콜리를 넣고 호두 반죽이 골고루 브로콜리에 발리도록 섞어 준다.
5. 시트 팬에 옮겨 담아 15분간 오븐에서 굽는다. 브로콜리를 뒤집어 앞뒷면이 노릇노릇해질 때까지 10~15분간 더 가열한다.
6. 뜨거운 상태로 또는 약간 식혀서 접시에 담아낸다.

버섯과 타임을 넣은 템페 조림

나는 버섯 소고기 조림을 아주 좋아하지만, 이제는 고기를 많이 먹지 않아서 고기 대신 템페를 이용한 이 요리를 개발했다. 구운 고구마, 콜리플라워 라이스, 조밥, 비프 스트로가노프^{beef stroganoff}처럼 미러클 누들 파스타와 함께 먹으면 일품이다.

4인분

- 엑스트라 버진 올리브유 1/4컵
- 230g 플레인 템페 2개. 각 템페를 8~10개 조각으로 길게 자른다.
- 다진 샬롯 큰 것 2개 또는 다진 적양파 작은 것 1개
- 채 썬 크리미니버섯이나 포타벨라버섯 4컵
- 다진 타임 2큰술
- 다진 마늘 2쪽
- 드라이 레드와인 1/2컵(마시기 적당한 와인)
- 디종 머스터드 1/4컵
- 버섯 육수, 파르메산 '육수'(390쪽 참조), 또는 집에서 만든 소고기 육수 2컵
- 애로루트 분말 1큰술
- 물 1/4컵
- 취향에 따라 요오드첨가 식염과 후추

1. 프라이팬에 올리브유를 두르고 약간 센 불에서 가열한다.

2. 기름이 달궈지면 템페를 넣고 각 면이 노릇노릇해질 때까지 뒤 집어 가며 2~3분간 굽는다. 다 구워지면 프라이팬에서 꺼내 한 쪽에 놔둔다.

3. 샬롯과 버섯을 넣고 저어 주면서 버섯이 부드럽게 익을 때까지 약 5분간 볶는다.

4. 타임과 마늘을 넣고 향이 강하게 날 때까지 좀 더 볶는다.

5. 레드와인을 넣고 프라이팬 바닥에 눌어붙은 음식을 긁어 디글 레이즈(프라이팬 바닥에 붙은 음식을 와인이나 육수를 넣고 긁어 풍미를 더 해 주는 요리법–역주)한다.

6. 머스터드를 넣고 저은 다음 육수를 넣는다.

7. 육수가 뭉근하게 끓으면 애로루트 분말과 물을 넣고 젓는다. 끓인 육수를 6에 넣고 잘 섞이도록 저은 뒤 템페를 넣는다.

8. 소스가 걸쭉해질 때까지 20~30분간 은근한 불에서 졸인다.

9. 소금과 후추로 간을 맞춘다.

렌틸콩으로 만든 리프라이드 '콩' 요리

리프라이드(삶아서 튀긴 콩 요리–역주) 콩을 좋아하지만 렉틴 때문에 먹 지 못하겠다고? 그렇다면 지금 소개하는 리프라이드 렌틸콩 요리를 추천한다. 압력솥에서 조리해 안전하지만 리프라이드 콩요리 고유의 맛을 즐길 수 있고 식감도 좋으며 무엇보다 장내 유익균에 좋다. 렌틸콩은 압력솥에서 직접 요리해도 좋고 에덴의 렌틸콩 통조림을 이용하면 간편하게 즐길 수 있다.

4인분

- 압력솥에서 조리한 렌틸콩 3컵(에덴 상표 통조림 렌틸콩으로 대체 가능)
- 엑스트라 버진 올리브유 1½큰술
- 중간 크기 양파 1개 잘게 다져서 준비
- 마늘 2쪽 잘게 다져서 준비
- 커민 1작은술
- 파프리카 분말 1작은술
- 마늘 분말 1작은술
- 후추 1작은술
- 말린 오레가노 ½작은술
- 말린 세이지 ½작은술
- 코코넛아미노스 1큰술
- 라임 ½개로 만든 라임즙
- 고명으로 쓸 고수 약간

1. 조리된 렌틸콩은 물기를 제거한다.
2. 냄비에 올리브유를 두르고 약간 센 불에서 가열한다.
3. 양파, 마늘, 커민, 파프리카, 마늘 분말, 후추, 오레가노, 세이지

를 넣고 볶는다. 자주 저어 가며 양파와 마늘이 부드럽게 익고 향이 날 때까지 3~5분간 볶는다.

4. 렌틸콩을 넣고 볶다가 숟가락이나 주걱으로 렌틸콩을 으깬다.
5. 렌틸콩이 부드럽게 으깨지면 코코넛아미노스와 라임즙을 넣는다.
6. 완성된 요리를 접시에 담고 고수를 올려 낸다.

생강 코코넛 콜리플라워 '라이스'

볶음밥에 향긋한 변화를 준 이 요리는 카레, 해산물 구이, 야채 구이와 완벽하게 어울린다. 프리바이오틱스 섬유질과 코코넛 오일에서 나오는 케톤이 풍부하고, 크리미하면서도 담백하고 가벼워 한 끼 식사로 부담스럽지 않다.

4인분
- 코코넛 오일 4큰술
- 샬롯 작은 것 1개 다져서
- 다진 생강 1큰술
- 콜리플라워 라이스 4컵
- 요오드첨가 식염 1/4작은술
- 코코넛 밀크 1컵

- 무가당 시레드 코코넛 1컵
- 라임 1개로 만든 라임제스트
- 코코넛아미노스 1큰술

1. 큰 냄비에 코코넛 오일을 두르고 약간 센 불에서 가열한다.
2. 샬롯과 생강을 넣고 자주 저어 가며 향이 날 때까지 볶는다.
3. 콜리플라워 라이스, 소금, 코코넛 밀크, 코코넛 시레드를 넣고 볶는다. 콜리플라워 라이스가 부드럽게 익고 전체적으로 크리미해질 때까지 자주 저어 가며 볶는다.
4. 마지막에 라임제스트와 코코넛아미노스를 넣어 향을 더해 준다.

렌틸콩 브로콜리 카레

인도식 전통 카레와 비슷하지만 붉은 렌틸콩에 향신료를 듬뿍 첨가한 이 요리는 브로콜리 라이스 같은 재료 덕분에 카레의 색다른 맛을 즐길 수 있다. 쌀밥이나 조밥에 얹어 먹거나 구운 고구마와 함께 먹어도 맛있다.

4인분
- 코코넛 오일 1/4컵
- 잘게 다진 양파 1개

- 브로콜리 라이스 1컵*

- 간 커민 1작은술

- 강황 1큰술

- 후추 1작은술

- 파프리카 분말 1작은술

- 바다소금 1/2작은술

- 겨자씨 1/2작은술

- 카레 가루 2큰술

- 다진 마늘 4쪽

- 압력솥에서 조리한 붉은 렌틸콩(에덴 상표 통조림으로 대체 가능)

- 무가당 코코넛 밀크 2컵

- 레몬 1개로 만든 레몬즙

1. 큰 냄비에 코코넛 오일을 두르고 약간 센 불에서 가열한다.

2. 달궈진 프라이팬에 양파, 브로콜리 라이스, 커민, 강황, 후추, 파프리카 분말, 소금, 겨자씨, 카레 가루를 넣는다. 양파가 부드럽게 익고 전체 재료에서 향이 강하게 날 때까지 자주 저어가며 볶는다.

3. 마늘과 렌틸콩을 넣고 5분간 더 볶는다. 마늘이 타지 않도록 자주 저어 준다.

---

* 나는 트레이더조에서 사서 먹지만 직접 만들 수도 있다. 푸드프로세서에 S날을 끼우고 쌀알 크기가 되도록 브로콜리를 갈아 주면 된다.

4. 코코넛 밀크와 레몬즙을 넣고 불을 낮춘다.

5. 걸쭉해질 때까지 20~30분간 뭉근한 불에서 계속 끓인다.

6. 그대로 먹거나 미러클라이스에 올려 먹는다.

구운 조 '그리츠'와 매운 달걀

나는 조지아주에 살 때 아침 식사로 그리츠^{grits}(옥수수를 빻아 만든 요리-역주)를 아주 좋아했다. 다행히 조가 비슷한 식감이면서도 마그네슘과 칼륨이 풍부하고 섬유소가 많으며 렉틴도 없어서 활용하기 좋다. 구운 조 '그리츠'와 매운 달걀 요리는 더할 나위 없이 맛있고 든든한 한 끼 식사가 될 것이다. 나는 특히 파르메산 '육수'로 만들 때 가장 맛있다고 생각한다.

2인분

- 엑스트라 버진 올리브유 2큰술

- 샬롯 1개 다져서

- 익히지 않은 조 1컵

- 버섯 육수나 파르메산 '육수'(388쪽 참조)

- 요오드첨가 식염 1/2작은술

- 다진 버섯 1/2컵

- 다진 타임 1큰술

- 오메가-3 달걀 4개
- 카옌페퍼^{cayenne pepper} 1작은술(매운맛을 좋아하지 않으면 더 줄인다)

1. 큰 냄비에 올리브유 1큰술을 두르고 약간 센 불에서 가열한다.
2. 샬롯과 조를 넣고 볶는다. 샬롯이 반투명해지고 조에서 '토스트' 향이 날 때까지 계속 저어 가며 볶는다.
3. 육수와 소금을 넣고 끓으면 불을 낮춘다. 조가 부드러워질 때까지 15~20분간 뚜껑을 덮고 계속 끓인다.
4. 다른 프라이팬에 올리브유 1큰술을 넣고 가열한다.
5. 버섯과 타임을 넣고 볶는다. 가끔 저어 주면서 버섯이 부드럽게 익을 때까지 약 3분간 익힌다.
6. 달걀과 카옌페퍼를 넣어 스크램블을 만든다.
7. 달걀과 조를 함께 접시에 담아내면 그리츠나 오트밀 대용으로 먹을 수 있는 맛있는 요리가 된다.

버섯 아티초크 페투치니 오븐구이

버섯 아티초크 라자냐는 한때 내가 아주 좋아했던 음식이지만, 롱제비티 패러독스 프로그램에서는 고려할 가치도 없는 음식이다. 하지만 다행히 미러클누들 덕분에 렉틴과 카세인 A1 걱정 없이 라자냐의 맛과 식감을 즐길 수 있게 되었다. 약간 짭짜름하면서도 크리미한 맛이 특징인 이 요리는 고기와 식감이 비슷한 버섯이 많아서 항암 효과가 뛰어난 스페르미딘이 풍부하다.

4~6인분

- 오일 스프레이
- 아보카도 오일 1/4컵
- 큰 양파 1개 다진 것
- 네모나게 썬 버섯 450g(포타벨라버섯, 크레미니버섯, 표고버섯, 큰느타리버섯, 느타리버섯이 좋다)
- 큼직하게 썬 아티초크 고갱이 450g(냉동된 것을 해동해 쓰거나 통조림 제품을 헹궈서 사용해도 좋다)
- 다진 로즈메리 2큰술
- 다진 마늘 2큰술
- 다진 타임 2큰술
- 바다소금 1작은술
- 후추 1작은술
- 레몬 1개 분량 레몬제스트
- 미러클누들 페투치니 3봉지*(준비 방식은 아래 설명 참조)
- 카사바 전분이나 코코넛 분말 2큰술

---

* 냄비에 물을 넣고 끓인다. 찬물에 파스타면을 헹군 뒤 끓는 물에 넣는다. 2~3분간 삶고 다시 차가운 물에서 2분간 헹군다. 물기를 뺀 면을 프라이팬에 넣고 중불에서 가열하면서 수분을 없앤다. 면에서 펑펑 튀는 소리가 들리겠지만 원래 그런 것이니 안심하라!

- 코코넛 밀크 2컵
- 버섯 육수 또는 파르메산 '육수'(388쪽 참조) 1컵
- 파르메산 치즈 또는 영양효모 1/2컵
- 잘게 다진 호두 1/4컵

1. 오븐을 180도로 예열한다. 유리 용기에 오일 스프레이를 뿌려서 한쪽에 놔둔다.
2. 큰 프라이팬에 아보카도 오일을 두르고 약간 센 불에서 가열한다.
3. 양파와 버섯을 넣고 양파가 반투명해지고 버섯이 부드럽게 익을 때까지 계속 저어 가며 볶는다.
4. 아티초크 고갱이, 로즈메리, 마늘, 타임, 소금, 후추, 레몬제스트, 페투치니를 넣고 향이 강하게 날 때까지 2~3분간 더 볶는다.
5. 카사바 전분을 넣고 다른 재료와 골고루 섞이도록 저어 가며 몇 분 더 볶는다.
6. 코코넛 밀크, 육수, 파르메산 치즈 1/4컵을 넣고 국물이 걸쭉해지도록 3~4분간 끓인다.
7. 미리 준비해 둔 유리 용기에 6을 담고 남은 치즈와 호두를 위에 뿌린다.
8. 겉면이 노릇노릇해지고 치즈가 끓을 때까지 20~30분간 오븐에서 굽는다.
9. 오븐에서 꺼내 5~10분간 식힌 뒤 접시에 담아낸다.

콜리플라워 '볶음밥'

콜리플라워 볶음밥은 5일 단식 모방 기간에 즐길 수 있는 훌륭한 요리다. 이렇게 먹으면 우리 몸은 굶고 있다고 생각하지만 절대 배고픔에 시달리지 않을 것이다. 따라서 여러모로 윈윈할 수 있는 요리다.

6~8인분

- 참기름 2큰술
- 노란 양파 중간 크기 1개 다져서 준비
- 다진 파 1/4컵
- 생각 뿌리 2.5cm 껍질 벗겨 다지기
- 마늘 2쪽 다진 것
- 가늘게 채 썬 버섯 1컵(종류는 상관없다)
- 셀러리 4대 가늘게 채 쓸기
- 브로콜리 조각 1컵
- 마름 230g 굵게 다져서(통조림 제품도 가능)
- 콜리플라워 라이스 4컵
- 코코넛아미노스 1큰술
- 파프리카 분말 1/4작은술
- 겨자가루 1/4작은술

1. 큰 프라이팬이나 웍에 참기름을 두르고 약간 센 불에서 가열

한다.

2. 양파, 파, 생강을 넣고 양파에서 반투명한 색이 날 때까지 몇 분간 볶아 준다.

3. 생강, 버섯, 셀러리, 브로콜리, 마늘을 넣고 볶는다. 야채가 부드러워지고 생강에서 향이 나도록 5~6분간 계속 젓는다.

4. 불을 세게 올리고 콜리플라워 라이스를 넣는다. 눌어붙지 않도록 주의하면서 3~4분간 더 계속 저어 준다.

5. 코코넛아미노스, 파프리카 분말, 겨자가루를 추가한다.

6. 강불에서 계속 젓다가 콜리플라워가 너무 무르지 않고 부드럽게 익으면 완성된 것이다.

| 디 저 트 |

고구마 코코넛 푸딩

이 디저트는 토란이 들어가는 아시아 디저트에서 착안해 만든 것이다. 토란 대신 사용하는 고구마는 구하기도 쉽고 그 자체로도 저항성 녹말이 아주 풍부하다. 아주 달콤하지는 않지만 코코넛과 바닐라, 계피가 잘 어우러져 강한 듯하면서도 강하지 않은 맛과 향이 디저트로 일품이다.

4인분

- 타피오카 펄tapioca pearl 1컵
- 코코넛 밀크 2컵
- 무가당 쉬레드 코코넛 1컵
- 계피 1/4작은술
- 바닐라 추출물 1작은술
- 에리스리톨 가루 1/4컵
- 껍질 벗겨 네모나게 썬 고구마나 토란 2컵

1. 작은 냄비에 물 2컵을 넣고 끓인다. 타피오카 펄을 넣고 10분 간 삶는다. 불을 끄고 20분간 그대로 뚜껑을 덮어 놓는다.
2. 타피오카 펄이 요리되는 동안 코코넛 밀크, 쉬레드 코코넛, 계 피, 바닐라, 에리스리톨 가루를 넣고 가끔 저어 가며 중불에서 끓인다.
3. 고구마를 넣고 완전히 익을 때까지 크기에 따라 15~20분간 익 힌다.
4. 고구마가 익으면, 타피오카 펄을 건져 내서 넣고 2분간 더 끓 인다.
5. 따뜻하게 먹거나 냉장고에서 식혀 커스터드 같은 식감이 되도 록 만든다.

블루베리 미소 머핀

화이트미소 된장은 달콤한 맛이 살짝 감돌아서 버터향 캔디 같은 맛이 난다. 신선한 제철 과일과 여러 가지 파이 재료도 함께 넣어 주면 완벽한 디저트가 될 것이다.

머핀 12개 분량

- 목초 버터 또는 코코넛 오일 1/4컵
- 화이트미소 2큰술
- 오메가-3 달걀 큰 것 2개 또는 밥스레드밀 채식주의용 달걀 대용품
- 바닐라향 액상 스테비아 8방울(기호에 따라 추가)
- 코코넛 밀크 1컵
- 껍질을 벗겨서 만든 아몬드 가루 2컵
- 코코넛 가루 1/4컵
- 베이킹파우더 1작은술
- 올스파이스allspice 1/4작은술
- 육두구 1/4작은술
- 계피가루 1/4작은술
- 블루베리 1/2컵*

---

* 블루베리가 제철이 아니면 잘게 다진 제철 과일을 1/2컵 사용해도 좋다.

1. 오븐을 180도로 예열한다. 머핀 틀에 종이를 깔아서 한쪽에 놔 둔다.

2. 반죽기에 버터와 미소를 넣고 부드러운 거품처럼 될 때까지 저 어 준다.

3. 달걀을 한 개씩 넣고 골고루 섞이도록 젓는다.

4. 계량컵에 스테비아와 코코넛 밀크를 넣고 따로 놔둔다.

5. 다른 그릇에 아몬드 가루, 코코넛 가루, 베이킹파우더, 올스파 이스, 육두구, 계피가루를 넣고 골고루 섞는다.

6. 마른 재료 반을 3에 넣고 골고루 젓는다.

7. 계량컵에 부어 둔 코코넛 밀크 반을 부어서 골고루 섞는다. 나 머지 재료도 번갈아 가며 골고루 섞는다.

8. 블루베리를 7에 넣고 주걱으로 살살 섞어 준 다음 머핀 틀에 나눠 담는다.

9. 오븐에서 18~25분간 굽는다. 머핀 가운데를 나이프로 찔러서 아무것도 묻어나지 않으면 완성된 것이다. 차갑게 식혀서 디 저트로 낸다.

멕시칸 초콜릿 '라이스' 푸딩

나는 계피와 카옌페퍼가 들어가 단맛과 강한 향이 어우러진 멕시칸 초콜릿을 늘 좋아했다. 그래서 프리바이오틱스 섬유질이 풍부한 콜리플라워 '라이스' 푸딩과 계피와 카엔페퍼 같은 향신료를 사용해 이 디저트를 개발했다. 맛을 보면 계속 먹고 싶게 만드는 진하고 크리미한 초콜릿 맛이 나지만, 아마 콜리플라워로 만들었다는 생각은 들지 않을 것이다.

4인분

- 콜리플라워 라이스 4컵
- 코코넛 밀크 2컵
- 카카오 함량 80% 이상 초콜릿 1/2컵
- 계피가루 3작은술
- 카엔페퍼 1작은술
- 액상 스테비아 6방울
- 바다소금 1/4작은술
- 구운 호두 1컵

1. 큰 냄비에 콜리플라워 라이스와 코코넛 밀크 1컵을 넣고 중불에서 가열한다.
2. 콜리플라워 라이스가 부드럽게 익을 때까지 자주 저어가며 5~10분간 은근한 불에서 끓인다.
3. 남은 재료를 모두 넣고 초콜릿이 녹아서 다른 재료와 골고루 섞일 때까지 젓는다.
4. 10분간 은근한 불에서 더 끓여 준다. 완성된 푸딩은 따뜻하게

먹어도 되고 진한 라이스 푸딩 맛을 원하면 냉장고에 넣고 차갑게 식혀서 먹는다.

레드와인에 절인 배와 바닐라 코코넛 크림

배는 장수에 도움을 주는 강력한 물질과 저항성 녹말이 풍부하다. 특히 레드와인에 오렌지제스트와 팔각을 넣고 졸이면 맛도 뛰어나다. 심지어 약간 덜 익은 배도 이 방법으로 요리하면 바닐라 열매를 첨가한 코코넛 크림 덕분에 달콤한 디저트로 변신한다.

4인분

배 절임용 재료

- 레드와인 2컵
- 코코넛 밀크 2컵
- 에리스리톨 가루 2/3컵
- 팔각 1개
- 계피 스틱 1개
- 오렌지 1개 분량의 껍질(큼직하게 잘라서 사용)
- 통정향 2개
- 반 정도 익은 배 2개(껍질을 벗겨서)

코코넛 크림용 재료

- 코코넛 크림 1캔(24시간 냉장 보관)
- 바닐라 열매 1개

오목한 그릇 하나를 준비해 냉장고에 넣어 둔다.

배 절임 만드는 법

1. 큰 냄비에 와인과 코코넛 밀크, 에리스리톨 가루, 팔각, 계피, 오렌지 껍질, 통정향을 넣고 끓인다. 에리스리톨 가루가 완전히 녹은 뒤 와인이 은근히 끓을 때까지 자주 저어 준다.
2. 배를 넣고 중간보다 약간 낮은 불에서 배가 부드럽게 익을 때까지 뚜껑을 덮고 끓인다.
3. 구멍 뚫린 국자를 사용해 배, 향신료, 오렌지 껍질을 건져 낸다. 배는 한쪽에 놔두고 향신료와 오렌지 껍질은 버린다.
4. 남은 와인 국물은 약간 센 불에서 시럽처럼 될 때까지 졸인다.

코코넛 크림 만드는 법

1. 먹기 직전 냉장고에 보관한 코코넛 크림을 차갑게 식힌 그릇에 담는다. 바닐라 열매를 살살 긁은 다음 코코넛 크림에 넣고 끝이 뾰족하게 올라올 때까지 휘젓는다.
2. 1인분으로 배 1/2개에 휘핑한 코코넛 크림과 졸인 와인을 뿌려 접시에 담아낸다.

호두와 육두구 '오르차타'

나는 스페인을 여행할 때면 스페인 어디에서도 맛볼 수 있는 오르차타라는 크리미하고 달콤한 음료를 아주 좋아했다. 그래서 렉틴 걱정 없이 즐길 수 있는 나만의 오르차타 레시피를 개발했다. 약간 고소하면서도 향긋한 이 음료도 오르차타만큼 맛있을 거라고 자신한다.

4컵용

- 조 4큰술
- 호두 2/3컵
- 계피가루 1/4작은술
- 육두구 1/2작은술
- 오렌지 1/2개로 만든 제스트
- 에리스리톨 가루 1/4컵
- 바닐라 추출물 1작은술

1. 프라이팬에 조와 호두를 넣고 중불에서 자주 저어 가며 살짝 볶는다.
2. 호두에서 알맞게 '구운' 향이 나면 불을 끄고 상온에서 식힌다.

3. 향신료 분쇄기에 구운 조와 호두를 넣어 가루로 만든다.

4. 블렌더에 3과 계피, 육두구, 오렌지제스트를 넣고 다시 간다.

5. 뜨거운 물 2컵을 붓고 에리스리톨 가루를 넣어 잘 녹도록 간 다음 차가운 물 2컵을 추가한다. 상온에서 20분간 식힌 다음 냉장고에 4시간 정도 넣어 두고 차갑게 만든다.

6. 차가운 음료에 바닐라 추출물을 넣고 잘 저어서 컵에 담아낸다.

그린 스무디

그린 스무디는 5일 단식 모방 기간은 물론 자유식 기간에도 먹을 수 있는 완벽한 아침이다. 스무디가 너무 걸쭉하면 물을 약간 첨가하라. 한 번 만들 때 3인분씩 만들어서 유리 용기에 밀봉해 담아 두면 냉장고에서 3일까지 보관할 수 있다.

1인분

- 잘게 썬 로메인 상추 1컵
- 어린 시금치 1/2컵
- 줄기가 달린 신선한 민트 1~3개
- 아보카도 1/2개
- 갓 짠 레몬즙 4큰술
- 액상 스테비아 3~6방울(기호에 따라 사용)

- 얼음 1/4컵
- 수돗물이나 정수기 물 1컵

믹서기에 모든 재료를 넣고 완전히 갈아 준다. 원하면 얼음 조각을 추가한다.

파르메산 '육수'

파르메산 '육수'는 스페르미딘이 풍부한 파르메산 치즈 껍질을 사용하여 고기로 육수를 낸 것과 거의 같은 맛이 난다. 각종 국물 요리나 콜리플라워 라이스 리소토, 닭고기 육수가 필요한 모든 요리에 사용하기 좋다.

약 2L 분량 재료
- 엑스트라 버진 올리브유 1/4컵
- 마늘머리 1개(껍질 벗기고 세로로 반 잘라서 사용)
- 양파 1개(8등분)

- 타임 약 1/2컵
- 파슬리 약 1/4컵
- 월계수 잎 1장
- 흑통후추 1큰술
- 레몬 1개 분량 레몬제스트
- 드라이 화이트와인 1컵*
- 파르메산 치즈 껍질 450g**

1. 큰 냄비에 올리브유를 두르고 약간 센 불에서 가열한다.
2. 냄비에 마늘과 양파를 넣고 볶는다. 마늘은 자른 면이 바닥에 닿도록 넣는다. 색이 노릇노릇해지면서 마늘과 양파 향이 날 때까지 볶는다.
3. 타임과 파슬리를 넣고 2분간 더 볶는다.
4. 월계수잎, 후추, 레몬제스트, 와인, 파르메산 치즈 껍질을 넣고 볶는다. 파르메산 치즈 껍질이 부드럽게 녹을 때까지 자주 저어 준다.
5. 물 9컵을 붓고 뚜껑을 덮어 낮은 불에서 90분간 은근하게 끓인다.
6. 뚜껑을 열고 20분간 더 끓인다.
7. 육수만 걸러 낸다. 만든 육수는 바로 사용해도 좋고, 냉장고에서 1주일간 보관하거나 냉동실에서 3개월까지 보관할 수 있다.

---

* 와인을 쓰고 싶지 않으면 상큼한 맛을 내기 위해 레몬 1개 분량의 레몬즙을 사용한다.
** 파르메산 치즈 껍질은 냉동실에 얼려 두면 오래 쓸 수 있다.

버섯 미소 육수

일본식 육수를 따라 만든 버섯 미소 육수는 감칠맛 나는 육수를 좋아하는 사람들을 위한 훌륭한 비건식 옵션이다. 미러클누들 브랜드의 파스타나 각종 수프 요리의 육수로 사용하기에 아주 좋다.

약 2L 분량 재료

- 아보카도 오일 1/4컵
- 샬롯 4개 굵게 다져서 준비
- 마늘머리 1개(껍질 벗기고 세로로 반 잘라서 사용)
- 표고버섯 10개 얇게 채 썰기
- 콤부kombu 2조각(다시마류에 속하는 말린 켈프kelp)
- 코코넛아미노스 1/4컵
- 아카미소 또는 화이트미소 1/4컵
- 드라이 화이트와인 1컵
- 야콘 시럽 2큰술

1. 큰 냄비에 아보카도 오일을 두르고 약간 센 불에서 가열한다.
2. 샬롯, 마늘, 버섯을 넣고 재료가 부드럽게 익을 때까지 자주 저어 가며 볶는다.
3. 불을 낮춘 다음 콤부, 코코넛아미노스, 미소, 와인, 야콘 시럽을 넣고 볶는다. 미소가 와인에 완전히 풀어지고 재료에서 향

이 날 때까지 자주 저어 가며 볶는다.

4. 물 8컵을 부은 뒤 30~40분간 뭉근하게 끓인다.

5. 육수만 걸러 낸다. 만든 육수는 바로 사용해도 좋고, 냉장고에서 2주일간 보관하거나 냉동실에서 3개월간 보관할 수 있다.

미소 발사믹 '바비큐' 소스

바비큐 소스를 쓰고 싶지만 시중에 나와 있는 제품은 렉틴과 설탕이 많이 들어서 사용하기 꺼려지는가? 그렇다면 이 소스를 추천한다. 미소 발사믹 바비큐 소스는 새콤달콤하면서도 풍미가 좋아서 목초 방목한 고기나 구운 야채 요리의 소스로 사용하면 좋다.

2컵 분량 재료

- 아보카도 오일 1큰술
- 샬롯 큰 것 2개(얇게 채 썬다)
- 갓 갈아 놓은 후추 1/2작은술
- 커민 1/2작은술
- 발사믹 식초 1/4컵
- 아카미소 페이스트 1/4컵
- 야콘 시럽 1/4컵
- 코코넛아미노스 1/4컵

- 파르메산 '육수' 1컵(388쪽 참조)
- 애플 탄산 식초 1/2컵

1. 큰 냄비에 아보카도 오일을 두르고 약간 센 불에서 가열한다.
2. 냄비에 샬롯, 후추, 커민을 넣고 샬롯에서 달짝지근한 맛이 날 때까지 자주 저어 가며 볶는다.
3. 불을 낮추고 식초, 미소 페이스트, 야콘 시럽, 코코넛아미노스를 넣는다. 재료가 걸쭉해질 때까지 젓는다.
4. 육수와 식초를 넣고 약간 걸쭉해질 때까지 자주 저어 가며 끓인다.
5. 용기에 육수를 걸러 내고 식힌 뒤 보관한다. 냉장고에서는 1주일, 냉동실에서는 한 달간 보관할 수 있다.
6. 자연산 연어 요리나 방목 사육 고기를 마리네이드할 때 사용하고, 야채 요리 양념장으로도 쓸 수 있다.

미소 참깨 드레싱

미소 참깨 드레싱은 우리 동네 스시 레스토랑에서 제공하는 중독성 강한 샐러드드레싱을 따라 만든 것으로 고소하면서도 강한 풍미가 특징이다. 샐러드드레싱으로 먹어도 좋고 달걀이나 아보카도, 구운 채소 위에 뿌려 먹기도 좋다. 생선을 재울 때 사용하는 양념장으로도 훌륭하다.

1컵 분량 재료

- 화이트미소 페이스트 1/2컵
- 물 1/3컵 + 1큰술
- 야콘 시럽 1/4컵
- 청주 식초 3큰술
- 코코넛아미노스 2작은술
- 참기름 3큰술
- 다진 스캘리언 1/4컵
- 마늘 1쪽 다진 것

1. 오목한 그릇에 미소 페이스트와 물을 넣고 부드럽게 섞이도록 잘 젓는다.
2. 야콘 시럽, 식초, 코코넛아미노스를 넣고 재료가 잘 섞일 때까지 젓는다.
3. 참기름을 넣고 다른 재료와 잘 섞이도록 젓는다.
4. 스캘리언과 마늘을 넣고 섞은 뒤 샐러드에 뿌려 먹는다.
5. 냉장고에서 2주간 보관할 수 있다. 먹기 전 상온에 꺼내 놓은 뒤 잘 저어서 사용한다.

바질 렌틸콩 파테

바질 렌틸콩 파테는 고기로 만든 파테와 맛이 똑같지는 않지만 향긋한 미소 페이스트와 생바질 덕분에 맛과 영양이 훌륭하다. 벨지언 엔다이브과 함께 디핑소스로 먹거나 식이성 섬유질을 보충해 주는 생브로콜리나 아스파라거스와 먹어도 잘 어울린다.

2컵 분량 재료

- 엑스트라 버진 올리브유 2큰술 + 완성된 요리에 뿌릴 양만큼 약간 더
- 노란 양파 1개 곱게 다져서 준비
- 타임 1큰술
- 갓 갈아놓은 후추 1작은술
- 구운 호두 1컵
- 아카미소 페이스트 3큰술
- 생바질 $1\frac{1}{2}$컵
- 쉬레드 파르메산 치즈나 영양 효모 1/4컵
- 통마늘 2개
- 압력솥에서 조리한 렌틸콩 $1\frac{1}{2}$컵(그린 렌틸콩 추천)
- 코코넛아미노스 1큰술
- 필요한 경우 물이나 차가운 파르메산 '육수'(388쪽 참조) 약간

1. 작은 프라이팬에 올리브유를 두르고 약간 센 불에서 가열한다.

2. 양파, 타임, 후추를 넣고 볶는다. 양파에서 반투명한 색이 나면서 부드러워질 때까지 자주 저어 가며 볶는다. 볶은 재료는 한쪽에 놔두고 식힌다.

3. 볶은 양파가 식을 동안 푸드프로세서에 S날을 끼우고 호두, 미소 페이스트, 바질을 넣어 간다.

4. 파르메산 치즈, 마늘, 렌틸콩, 코코넛아미노스를 추가해 부드러운 페이스트가 만들어질 때까지 간다.

5. 필요하면 물이나 육수를 한 스푼씩 추가하고 농도를 조절하여 부드러운 느낌의 페이스트가 되도록 완전히 간다.

6. 벨지언 엔다이브와 함께 접시에 담아낸다.

장수에 관한 패러독스의 하이라이트는 결국 누구도 영원히 살 수 없다는 점이다. 하지만 완벽한 팀이 갖춰지기만 하면, 더 정확히 말해서 우리 몸속에서 살아가는 미생물이 마을 하나를 이룰 만큼 완벽하게 갖춰지기만 하면 우리는 아주 오랫동안 젊음을 유지할 수 있다. 그 미생물들이 원하는 것은 단 하나다. 그들이 사는 보금자리를 아름답게 보존하는 것. 또한 그 팀에는 우리가 살아가는 내내 우리에게 정서적, 사회적으로 도움을 주고 활기차게 생활할 수 있도록 용기를 북돋아 줄 사랑하는 가족과 친구, 반려동물도 포함되어야 한다.

하지만 삶에 대한 우리의 태도 또한 중요하다. 가깝게 알고 지내는 많은 '초고령 노인'들이 이름하여 비관적 낙관주의라는 관점을 지니고 있다. 비관적 낙관주의는 삶의 질을 높이는 능력으로, 피할 수 없는 나쁜 일은 빨리 잊고, 좋은 일은 기뻐하며 감사하는 태도를 말한다.

내가 이 글을 쓰고 있는 현재 102세에 접어든 루비가 그런 사람에 속한다. 그녀를 안 지는 10년이 넘었다. 자그마한 체구의 그녀를 처음 만났을 때 그녀는 류머티즘성 관절염으로 손발 마디마디가 울퉁불퉁했고 변형이 심했다. 그래서 내가 뱉은 첫마디가 "그런 몸으로 다니려면 많이 아프겠어요"였다. 하지만 돌아온 대답은 그동안 내가 만나 본 훌륭한 스승들이 하던 말과 비슷했다. "물론 아프죠. 하지만 내가 할 수 있는 게 없잖아요. 그러니 신경 써서 뭐하겠어요?" 그녀는 그렇게 말하며 어깨를 으쓱하고는 미소를 지어 보였다. 나는 그녀의 눈에서 실제 나이를 가늠할 수 없는 삶에 대한 강렬한 의지를 읽었다. 그녀는 심지어 90대에도 의자 요가를 가르쳤다! 그리고 가깝게 지내는 친구도 많았다. 나는 언제나 그녀의 다음 방문을 기다렸다. 함께하면 즐겁고 늘 새로운 무언가를 배울 수 있었다.

류머티즘성 관절염에 도움이 될 식이요법을 몇 가지만 해 보자고 매년 제안했지만 그녀는 도통 관심이 없었다. 그러던 중 100번째 생일이 지난 직후 가슴에서 악성 종양이 발견돼 수술을 받았다. 나는 수술이 끝난 뒤 그녀에게 이제 다른 대책이 필요하지 않겠느냐고 물었다. 그녀의 대답은 여전히 같았다. 그렇지만 증손자가 고등학교를 졸업하는 모습을 보고 싶고, 암 따위로 무너지고 싶지 않다고 했다. 그래서 그동안 말했던 식이요법을 이제는 시작해 보는 것이 어떻겠냐고 다시 한 번 물었다. 마침내 그녀는 내 제안을 받아들였다. "알겠어요, 선생님. 한번 해 봅시다."

101세 생일을 맞은 루비가 나를 찾아왔을 때 그녀의 손을 보고 깜짝 놀랐다. 울퉁불퉁 튀어나왔던 손가락 마디가 눈에 띄게 작아졌고, 휘어졌던 손가락과 발가락도 확실히 전보다 펴져 있었다. 나는 즉시 혈액검사를 시행해 결과를 살펴보았다. 활성 류머티즘성 관절염을 의미하는 바이오마커인 류마티스 인자Rheumatoid factor와 항CCP3

항체가 놀랍게도 매우 높음에서 정상 수준으로 돌아와 있었다. 그러니까 류머티즘성 관절염이 음성이라는 뜻이었다. 나는 그녀에게 검사 결과지를 보여 주고 몰라보게 좋아진 손가락을 가리키며 식습관을 바꾼 보람이 있었다고 흥분된 목소리로 말했다. 그러자 그녀가 이렇게 말했다. "그래요. 손이 나아지는 건 나도 알고 있었어요. 하지만 따질 게 있어요." 그녀는 손을 펼쳐 보이더니 손가락을 아래로 내렸다. 그러자 반지 여섯 개가 손가락에서 빠져나와 땡그랑 소리를 내며 바닥으로 떨어졌다. "보시다시피 이제 반지를 새로 맞춰야 한다오!" 비관적 낙관주의를 완벽하게 목격한 순간이었다.

루비는 102세인 지금도 계속 젊어지고 있다. 내가 사람들에게 바라는 것이 바로 이것이다. 올바른 영양 섭취와 생활 방식을 선택하고, 공동체로부터 적절한 도움을 받으며, 매사에 긍정적인 태도로 살되 부정적인 일은 겸허하게 웃으며 받아들일 때, 우리는 이 지구에서 충분히 활기 넘치는 삶을 오래도록 살 수 있다.

물론 이렇게 조금씩 좋아지는 루비의 시간도 언젠가는 끝이 날 것이다. 나와 당신의 시간도 마찬가지다. 하지만 그날이 올 때까지 나는 그녀의 생일 촛불이 매년 환하게 밝혀질 수 있도록 개인적으로 도울 계획이다. 혹은 제이슨 므라즈의 노랫말처럼 '오늘보다 내일이 더 행복해지길' 바랄 것이다. 친애하는 독자들이여, 여러분도 오래도록 젊음을 유지하고 건강하게 죽기를 나는 희망한다!

건강하게 오래 살기 위해서 마을 하나가 필요하듯이 이 책이 나오기까지도 재능이 뛰어난 사람들이 마을 하나를 이룰 만큼 필요했다. 나와 파트너로 일하는 조디 리퍼는 장황한 내 글의 뜻이 분명히 드러나도록 잘 다듬어 주었다. 요리법 개발자인 캐스린 홀츠하우어는 다시 한 번 훌륭한 렉틴 프리 레시피를 개발해 주었고, 이리나 스코어리스는 5일 비건 단식 모방 식단을 제공했다.

하퍼웨이브 팀은 큰 어려움 없이 이번에도 필요한 시간 내에 이 프로젝트를 완수했다. 나와 오랫동안 함께 일한 출판인 카렌 리날디와 마케팅부장 브라이언 페린, 홍보부장 엘레나 네스비트에게 감사를 표한다. 또한 이 책의 표지를 멋지게 그려 준 밀라노 보직과 제작 과정의 세부사항을 흠잡을 데 없이 처리한 헤일리 스완슨, 니키 발도프에게도 감사의 마음을 전한다. 물론 친애하는 편집자 줄리 윌에게도 감사드린다. 그녀가 나를 제대로 채찍질해준 덕분에 《플랜트 패러독스》가 많은 사람의 삶에 좋은 변화를 준 베스트셀러가 될 수 있었고, 이후로 나는 모든 책을 그녀의 편집자적 시각과 솔직함에 의존했다.

나의 오랜 에이전트이자 오랫동안 나를 지지해 준 듀프리 밀러의

399

회장 셰넌 마벤, 나의 변호사이자 오랜 친구 그리고 후원자인 데이브 배론, 그의 동료 이니 기드롬릭, 완전히 동떨어진 실체들을 아름다운 하나의 완성품으로 만들어 준 내 회계사 조이스 오무라에게도 감사한다.

《플랜트 패러독스》에서도 말했듯이 매일 수백만 명의 사람들을 위한 건강 및 보충제 분야에서 나와 GundryMD.com이 신뢰받도록 힘써 준 500명 넘는 건드리MD 직원들에게 일일이 고마움을 표하기가 힘들다. 하지만 지난 몇 년간 주중은 물론이고 주말까지 나와 우리 제품에 아낌없는 조언을 해 준 라니 리 네일만은 따로 언급을 해야겠다. 라니가 없었으면 이 일을 해내지 못했을 것이다! 마찬가지로 로렌 뉴하우스, 그녀의 홍보팀, 스탠튼 사의 레베카 레인볼드와 제시카 호프먼은 나와 건드리MD가 매일 사람들의 주목을 받도록 도와주었다. 그들 모두에게 감사를 표한다.

무엇보다 팜스프링스와 샌타바버라의 국제심장폐연구소와 복원 의학센터에서 일하는 전 직원에게도 마음 깊이 감사의 마음을 전한다! 그들이 없었다면 나는 이 일을 해내지 못했을 것이다. 《플랜트 패러독스》가 나오기 전에도 매우 바빴지만 이후로도 모두가 각자 맡은 바 책임을 잘 맡아 주었다! 아다 해리스 팀을 이끈 수전 로켄 이사, 타냐 마르타, 금전적으로 무리 없이 사무실을 혼자 운영한 신디 크로스비, 도나 피츠제럴드, 내 딸 멜리사 페르코, 로리 아쿠나와 린 비스크가 이끈 '냉혈한'들, 내 보조 의사인 멋진 미츠 킬리언-자코보. 그렇게 혼란스러운 상황을 잘 통제해 준 그들의 모습이야말로 우리의 환자들이 건강해지는 방법을 알아내고자 고민하는 진실한 마음을 보여 준 확실한 증거였다.

혼란스러운 상황을 잘 통제한 사람을 한 명 더 소개하자면 이 모든 상황 속에서 언제나 나를 든든하게 받쳐 준 나의 아내 페니가 있다. 아내와 우리 집 개 세 마리는 매일 아침 해가 떠오를 때, 나는 단지 개를 산책시키는 사람일 뿐이며 그 일을 잘 해낸다면 그날 하루도 무사히 잘 보내리라는 사실을 절대 잊지 않게 해 준다!

마지막으로 이 모든 일은 내 환자와 독자들이 아니었다면 절대 해낼 수 없었다. 우리의 지식을 최대한 활용하고 건강해지도록 열심히 노력하면서 나와 우리 팀을 믿고 따라 준 여러분께 감사의 마음을 전한다.

건강하게 늙는다는 것이
어떤 것일까

현대의학은 눈부신 속도로 발전을 거듭하고 있습니다. 하지만 삶의 질은 그렇지 않은 것 같습니다. 오래 사는 것에 비해 행복하고 건강한 노년을 보내기가 정말 어렵습니다. 제 진료실을 찾는 많은 환자분들 중 고령의 환자분들을 볼 때마다 드는 생각은 '어떻게 이렇게 많은 약을 드실까'라는 물음이었습니다. 현대의학의 발전으로 기대수명은 높아졌으나 잘못된 생활습관의 누적으로 인하여 과거와 다르게 고혈압, 당뇨병, 우울증, 치매 등 만성질환의 유병률은 점점 높아지고 있고, 이제는 나이 든 분들뿐만 아니라 청소년 및 중장년층에서도 만성질환의 유병률은 점점 늘고 있는 추세입니다.

아픈 환자분들을 보면서 '나는 아프고 싶지 않다. 어떻게 하면 더 건강하게 늙어 내가 사랑하는 사람들과 함께 할 수 있을까'라는 생각과 더불어 내가 아는 주변 모든 이들이 건강하게 늙어갈 수 있는 방법을 찾는 의사가 되길 소망하며 걸어오게 된 길이 바로 현재의 제 모습이었습니다. 우리 모두는 필연적으로 죽음을 맞이하지만 이 책에 소개되었던 분들과 같이 죽는 날까지 생을 행복하게 누리며 건강하게 죽기를 소망합니다.

웰다잉Well-dying, 즉 행복하고 건강한 인생을 살면서 죽음을 준비하기 위해 제가 매진해 온 노화방지라는 길이 이 책을 통해 더욱 풍성하고 다양한 시각을 갖게 되었습니다. 이 책은 저에게 있어 즐거운 여행과 같은 책이었습니다.

이 책의 저자인 건드리 박사는 심장외과 분야에서도 탁월한 업적을 쌓았음에도 불구하고 다시 건강하게 장수하는 법에 대해 새로운 길을 개척해 나간 대가이기도 합니다. 우리는 누구나 건강하게 오래 살고 싶다는 소망이 있지만 구체적으로 '건강한 장수'를 위해 우리가 할 수 있는 실질적인 방법이나 조언에 대해 구체적인 답을 들을 만한 기회가 없었습니다.

건강한 음식을 먹거나 운동을 해야 한다 등과 같은 뻔한 말들을 들으면, "그렇게 살 바에는 내가 누리고 싶은 것을 누리면서 살겠다"라고 이야기하는 분들을 진료실에서 심심치 않게 만납니다. 그러나 저는 그분들을 보면서 속으로 되뇌어 봅니다.

'그렇게 하시다가 언젠가는 병실에서 벗어날 수 없는 신세가 되실 수도 있습니다.'

우리의 몸은 우리가 먹고 자고 생활하는 방식 그 모든 것이 내 몸에 작용하고 반응하여 경우에 따라서는 병이라는 것을 만들게 됩니다. 고혈압, 당뇨병, 암, 치매 등과 같은 질환은 아직까지 그 원인을 정확히 밝혀내고 있지 못합니다. 아니, 밝혀내지 못한다기보다 워낙 많은 변수들이 작용하기 때문에 알 수 없다고 하는 것이 정확한 표현일 것입니다. '나는 오늘을 어떻게 살고 있는가, 무엇을 먹고, 누구와 함께하며, 어떤 일을 하고, 언제 잠이 드는가'와 같은 매우 일상적인 일들이 내 몸에 쌓이고 누적되어 나타나는 것이라고 봐도 될 것입니다.

이 책은 우리가 어떻게 늙게 되고 장수에 대한 다양한 정보들을 어떻게 받아들여야 할지에 대한 저자의 수십 년간의 경험과 본인이 스스로 실천하고 있는 장수의 방식을 이야기하고 있습니다. 물론, 현대의학은 인간의 건강을 다루는 매우 '불완전한' 학문입니다. 불완전하다는 의미는 결국 항상 최선의 노력을 기울이는 수많은 연구자들을 통해 하루하루 더 나아지기 위해 달리고 있다는 뜻입니다. 저 역시 우리가 먹는 것이 우리 몸에 어떻게 작용하는지, 어떻게 움직이고 생활하는 것이 더 건강해질 수 있는 길인지 진료실 안에서 '바른 길'을 찾기 위한 여정을 걷고 있습니다. 우리에게는 다양한 삶의 방식이 있지만 이 책은 독자 여러분이 '어떻게 오래도록 건강하게 살 수 있는지'에 대한 길을 안내해 주는 책이며, 제가 가고자 하는 길에 더없이 많은 영감과 자극을 주었습니다.

부족함에도 불구하고 이 책을 감수할 큰 기회를 주신 많은 분들에게 감사드리며 모쪼록 이 책을 읽는 모든 분들이 건드리 박사의 '롱제비티 패러독스 프로그램'을 통해 행복하고 건강한 일상을 누리는데 많은 도움이 되길 소망합니다.

가정의학과 전문의

이용승

Introduction: This Is a Test

1   Katherine Harmon, "Cracked Corn: Scientists Solve Maize's Genetic Maze," Scientific American, November 19, 2009, https://www.scientificamerican.com/article/corn-genome-cracked/.

2   "The Most Genes in an Animal? Tiny Crustacean Holds the Record," National Science Foundation, February 3, 2011, https://www.nsf.gov/news/news_summ.jsp?cntn_id=118530.

3   Ann Gibbons, "Microbes in Our Guts Have Been with Us for Millions of Years," Science, July 21, 2016, http://www.sciencemag.org/news/2016/07/microbes-our-guts-have-been-us-millions-years.

4   Bruce Goldman, "Low-Fiber Diet May Cause Irreversible Depletion of Gut Bacteriaover Generations," Stanford Medicine News Center, January 13, 2016, https://med.stanford.edu/news/all-news/2016/01/low-fiber-diet-may-cause-irreversible-depletion-of-gut-bacteria.html.

5   "NIH Human Microbiome Project Defines Normal Bacteria Makeup of the Body," National Institutes of Health, June 13, 2012, https://www.nih.gov/news-events/news-releases/nih-human-microbiome-project-defines-normal-bacterial-makeup-body.

6   Emanuela Viggiano, Maria Pina Mollica, Lillà Lionetti, et al., "Effects of an High-Fat Diet Enriched in Lard or in Fish Oil on the Hypothalamic Amp-Activated Protein Kinase and Inflammatory Mediators," Frontiers in Cellular Neuroscience 10(June 2016): 150, https://www.ncbi.nlm.nih.gov/pmc/articles/PMC4899473/.

7   Honor Whiteman, "CDC: Life Expectancy in the US Reaches Record High," Medical News Today, October 8, 2014, http: http://www.medicalnewstoday.com/articles/283625.php.

8   Mike Stobbe, "U.S. Life Expectancy Will Likely Decline for Third Straight Year," Bloomberg, May 23, 2018, https://www.bloomberg.com/news/articles/2018-05-23/with-death-rate-up-us-life-expectancy-is-likely-down-again.

9   Duke Health, "Physical Declines Begin Earlier Than Expected among U.S. Adults," ScienceDaily, July 21, 2016, https://www.sciencedaily.com/releases/2016/07/160721144805.htm.

10   Jean Epstein and Steven Gundry, "OP-055 Twelve Year Followup for Manging Coronary Artery Disease Using a Nutrigenomics Based Diet and Supplement Program and Quarterly Assessment of Biomarkers," The American Journal of Cardiology 115, no. 1(March 2015): https://www.researchgate.net/publication/273910214_OP-055_Twelve_Year_Followup_for_Managing_Coronary_Artery_Disease_Using_a_Nutrigenomics_Based_Diet_and_Supplement_Program_and_Quarterly_Assessment_of_Biomarkers.

11   Steven Gundry, "Modifying the Gut Microbiome with Polphenols and a Lectin LimitedDiet Improves Endothelial Function," Atherosclerosis 252, no. 167 (September2016): https://www.researchgate.net/publication/308575652_Modifying_the_gut_microbiome_with_polyphenols_and_a_lectin_limited_diet_improves_endothelial_function.

Chapter 1: Ancient Genes Control Your Fate

1   Dariush Mozaffarian, Tao Hao, Eric B. Rimm, et al., "Changes in Diet and Lifestyle and Long-Term Weight Gain in Women and Men," New England Journal of Medicine 364, no. 25 (June 2011): 2392–404, https://www.nejm.org/doi/full/10.1056/NEJMoa1014296?query=TOC&smid=nytcore-ios-share#t=articleTop.

2   Daphna Rothschild, Omer Weissbrod, Elad Barkan, et al., "Environment Dominatesover Host Genetics in Shaping Human Gut Microbiota," Nature 555 (March 2018): 210–15, https://www.nature.com/articles/nature25973.

3   Gaorui Bian, Gregory B. Gloor, Aihua Gong, et al., "The Gut Microbiota of Healthy Aged Chinese Is Similar to That of the Healthy Young," mSphere 2, no. 5 (September–October 2017): https://msphere.asm.org/content/msph/2/5/e00327-17.full.pdf.

4   Elena Biagi, Claudio Franceschi, Simone Rampelli, et al., "Gut Microbiota and

Extreme Longevity," Current Biology: CB 26, no. 11 (May 2016): https://www.
researchgate.net/publication/303027047_Gut_Microbiota_and_Extreme_Longevity.

5   Adolfo Sanchez-Blanco, Alberto Rodríguez-Matellán, Ana González-Paramás, et al.,
     "Dietary and Microbiome Factors Determine Longevity in Caenorhabditis elegans,"
     Aging 8, no. 7 (July 2016): 1513–30, https://www.ncbi.nlm.nih.gov/pmc/articles/
     PMC4993345/.

6   University of Alabama at Birmingham, "Scientists Reverse Aging-Associated Skin
     Wrinkles and Hair Loss in a Mouse Model: A Gene Mutation Causes Wrinkled
     Skin and Hair Loss; Turning Off That Mutation Restores the Mouse to Normal
     Appearance," ScienceDaily, July 20, 2018, https://www.sciencedaily.com/
     releases/2018/07/180720112808.htm.

7   Jan Gruber and Brian K. Kennedy, "Microbiome and Longevity: Gut Microbes Send
     Signals to Host Mitochondra," Cell 169, no. 7 (June 2017): 1168–69, http://www.
     cell.com/cell/fulltext/S0092-8674(17)30641-4.

8   Bing Han, Pryia Sivaramakrishnan, Chih-Chun J. Lin, et al., "Microbial Genetic
     Composition Tunes Host Longevity," Cell 169, no. 7 (June 2017): 1249–62, https://
     www.sciencedirect.com/science/article/pii/S009286741730627X.

9   Elaine Patterson, John F. Cryan, Gerald F. Fitzgerald, et al., "Gut Microbiota, the
     Pharmabiotics They Produce and Host Health," Proceedings of the Nutrition Society
     73, no. 4 (November 2014): 477–89, https://www.cambridge.org/core/journals/
     proceedings-of-the-nutrition-society/article/gut-microbiota-the-pharmabiotics-they-
     produce-and-host-health/4961D7293641D4FC3255468A22C7FF66.

10   Jin Li, Shaoqiang Lin, Paul M. Vanhoutte, et al., "Akkermansia Muciniphila Protects
     Against Atherosclerosis by Preventing Metabolic Endotoxemia-Induced Inflam-
     mation in Apoe Mice," Circulation 133, no. 24 (April 2016): 2434–46, https://www.
     ahajournals.org/doi/full/10.1161/circulationaha.115.019645.

11   Ming Fu, Weihua Zhang, Lingyun Wu, et al., "Hydrogen Sulfide (H2S) Metabolism
     in Mitochondria and Its Regulatory Role in Energy Production," Proceedings of the
     National Academy of Sciences of the United States of America 109, no. 8 (February
     2012): 2943–48, http://www.pnas.org/content/109/8/2943.

12   Tewodros Debebe, Elena Biagi, Matteo Soverini, et al., "Unraveling the Gut
     Microbiome of the Long-Lived Naked Mole-Rat," Scientific Reports 7 (August 2017):
     https://www.nature.com/articles/s41598-017-10287-0.

13   M. Bernstein, "Bifidobacteria lpngum, Roseburia, F. prausnitzii (and Akkermansia)

Made Us Human (None of These Eat Raw Potato Starch) (Part 1) NSFW," Animal Pharm, November 9, 2014, http://drbganimalpharm.blogspot.com/2014/11/bifidobacteria-longum-roseburia-f.html.

14   Anna Azvolinsky, "Primates, Gut Microbes Evolved Together," The Scientist, July 21, 2016, http://mobile.the-scientist.com/article/46603/primates-gut-microbes-evolved-together.

15   Yolanda Sanz, "Effects of a Gluten-Free Diet on Gut Microbiota and Immune Function in Healthy Adult Humans," Gut Microbes 1, no. 3 (March 2010): 135–37, http://www.ncbi.nlm.nih.gov/pmc/articles/PMC3023594/.

16   David R. Montgomery and Anne Biklé, The Hidden Half of Nature: The Microbial Roots of Life and Health (New York: W. W. Norton, 2016), cited a study by Lee S. Gross, Li Li, Earl S. Ford, and Simin Liu, "Increased Consumption of Refined Carbohydrates and the Epidemic of Type 2 Diabetes in the United States: An Ecologic Assessment," American Journal of Clinical Nutrition 79 (2004): 774–79, https://cwru.pure.elsevier.com/en/publications/increased-consumption-of-refined-carbohydrates-and-the-epidemic-o-3.

17   University of Colorado at Boulder, "Personal Care Products Contribute to a Pollution 'Rush Hour': Emissions from Products Such as Shampoo and Perfume Are Comparable to the Emissions from Auto Exhaust," ScienceDaily, April 30, 2018, https://www.sciencedaily.com/releases/2018/04/180430131828.htm.

18   Roddy Scheer and Doug Moss, "Dirt Poor: Have Fruits and Vegetables Become Less Nutritious?," Scientific American (no date), http://www.scientificamerican.com/article/soil-depletion-and-nutrition-loss/.

19   Martin J. Blaser, Missing Microbes: How the Overuse of Antibiotics Is Fueling Our Modern Plagues (New York: Henry Holt, 2014).

20   Peter J. Turnbaugh, Micah Hamady, Tanya Yatsunenko, et al., "A Core Gut Microbiome in Obese and Lean Twins," Nature 457, no. 7228 (January 22, 2009): 480–84, https://www.nature.com/articles/nature07540.

21   John J. Gildea, David A. Roberts, and Zachary Bush, "Protective Effects of Lignite Extract Supplement on Intestinal Barrier Functions in Glyphosate-Mediated Tight Junction Injury," Journal of Clinical Nutrition and Diabetics 3, no. 1 (January 2017): 1–6, http://clinical-nutrition.imedpub.com/abstract/protective-effects-of-lignite-extract-supplement-on-intestinal-barrier-function-in-glyphosatemediated-tight-junction-injury-18161.html.

22   Shannon Van Hoesen, "World Health Organization Labels Glyphosate Probable Carcinogen," EWG, March 2015, http://www.ewg.org/release/world-health-organization-labels-glyphosate-probable-carcinogen.

23   S. Parvez, R. R. Gerona, C. Proctor, et al., "Glyphosate Exposure in Pregnancy and Shortened Gestational Length: A Prospective Indiana Birth Cohort Study," Environmental Health 17, no. 1 (2018): 23, https://ehjournal.biomedcentral.com/articles/10.1186/s12940-018-0367-0.

24   A. Gore, V. Chappell, S. Fenton, et al., "EDC-2: The Endocrine Society's Second Scientific Statement on Endocrine-Disrupting Chemicals," Endocrine Reviews 36, no. 6, (December 2015): E1–E150, http://www.ncbi.nlm.nih.gov/pubmed/26544531.

25   Pheruza Tarapore, Jun Ying, Bin Ouyang, et al., PLOS One 9, no. 3 (March 2014): 1–11, http://journals.plos.org/plosone/article?id=10.1371/journal.pone.0090332.

26   Jan Gruber and Brian K. Kennedy, "Microbiome and Longevity: Gut Microbes Send Signals to Host Mitochondria," Cell 169, no. 7 (June 2017): 1168–69, http://www.cell.com/cell/fulltext/S0092-8674(17)30641-4.

27   Yaw A. Nyame, Adam B. Murphy, Diana K. Bowen, et al., "Assocations Between Serum Vitamin D and Adverse Pathology in Men Undergoing Radical Prostatectomy," Journal of Clinical Oncology 34, no. 12 (April 2016): 1345–50, http://ascopubs.org/doi/10.1200/JCO.2015.65.1463.

28   M. B. Abou-Donia, E. M. El-Masry, A. A. Abdel-Rahman, et al., "Splenda Alters Gut Microflora and Increases Intestinal P-Glycoprotein and Cytochrome P-450 in Male Rats," Journal of Toxicology Environmental Health 71, no. 21 (2008): 1415–29, https://www.ncbi.nlm.nih.gov/m/pubmed/18800291/.

Chapter 2: Protect and Defend

1   Claudio Franceschi and Judith Campisi. "Chronic Inflammation (Inflammaging)and Its Potential Contribution to Age-Associated Diseases," Journals of Gerontology: Series A 69, no. 1 (June 2014): S4–S5, https://www.ncbi.nlm.nih.gov/m/pubmed/24833586/.

2   University of Pittsburgh Medical Center, "Difference Between Small and Large Intestine," Children's Hospital of Pittsburgh Educational Resources, 2018, http://www.chp.edu/our-services/transplant/intestine/education/about-small-large-

intestines.

3   Francie Diep, "Human Gut Has the Surface Area of a Studio Apartment," Popular Science, April 23, 2014, http://www.popsci.com/article/science/human-gut-has-surface-area-studio-apartment.

4   "Digestive 6," Quizlet, 2018, https://quizlet.com/11845442/digestive-6-flash-cards/.

5   Franceschi, and Campisi, "Chronic Inflammation (Inflammaging) and Its Potential Contribution to Age-Associated Diseases."

6   S. Manfredo Vieira, Michael Hiltensperger, V. Kumar, et al., "Translocation of a Gut Pathobiont Drives Autoimmunity in Mice and Humans," Science 359, no.6380 (March 9, 2018): 1156–61, http://science.sciencemag.org/content/359/6380/1156.

7   Steven R. Gundry, "Abstract P238: Remission/Cure of Autoimmune Diseases bya Lectin Limite Diet Supplemented with Probiotics, Prebiotics, and Polyphenols," Circulation 137, no. 1, (June 2018): 238, https://www.ahajournals.org/doi/abs/10.1161/circ.137.suppl_1.p238.

8   Jawahar L. Mehta, Tom G. P. Saldeen, and Kenneth Rand, "Interactive Role of Infection, Inflammation and Traditional Risk Factors in Atherosclerosis and Coronary Artery Disease," Journal of the American College of Cardiology 31, no. 6 (May 1998): 1217–25, https://www.sciencedirect.com/science/article/pii/S073510979800093X.

9   Robert J. F. Laheij, Miriam C. J. M. Sturkenboom, Robert-Jan Hassing, et al., "Risk of Community-Acquired Pneumonia and Use of Gastric Acid–Suppressive Drugs," Journal of the American Medical Association 292, no. 16 (October 2004): 1955–60, http://jama.jamanetwork.com/article.aspx?articleid=199672.

10 Jan Bures, Jiri Cyrany, Darina Kohoutová, et al., "Small Intestinal Bacterial Overgrowth Syndrome," World Journal of Gastroenterology 16, no. 24 (June 2010): 2978–90, https://www.researchgate.net/publication/44696633_Small_intestinal_bacterial_overgrowth_syndrome.

11 Medical College of Georgia at Augusta University, "Drinking Baking Soda Could Be an Inexpensive, Safe Way to Combat Autoimmune Disease," ScienceDaily, April 25, 2018, https://www.sciencedaily.com/releases/2018/04/180425093745.htm.

12 S. Y. Tai, C. Chien, D. Wu, et al., "Risk of Dementia from Proton Pump Inhibitor Use in Asian Population: A Nationwide Cohort Study in Taiwan," PLOS One 12, no. 2(February 2017): https://www.ncbi.nlm.nih.gov/pubmed/28199356.

13 Dennis Thompson, "Popular Heartburn Drugs Linked to Risk of Dementia,"

USA Today, February 16, 2016, http://www.usatoday.com/story/news/ health/2016/02/16/popular-heartburn-drugs-linked-to-risk-of-dementia/80442834/.

14 Benjamin Lazarus, Yuan Chen, Francis P. Wilson, et al., "Proton Pump Inhibitor Use and Risk of Chronic Kidney Disease," Journal of the American Medical Association 176, no. 2 (February 2016): 238–46, https://www.ncbi.nlm.nih.gov/pmc/articles/ PMC4772730/.

15 U. Engel, D. Breborowicz, T. Bøg-Hansen, et al., "Lectin Staining of Renal Tubules in Normal Kidney," Applied Mathematics and Information Sciences 105, no. 1 (January 1997): 31–34, http://www.ncbi.nlm.nih.gov/m/pubmed/9063498/.

16 George Institute for Global Health, "Diabetes Raises Risk of Cancer, with Women at Even Greater Likelihood, a Major New Study Has Found," ScienceDaily, July 19, 2018, https://www.sciencedaily.com/releases/2018/07/180719195650.htm.

17 "Statistics About Diabetes," American Diabetes Association, http://www.diabetes. org/diabetes-basics/statistics/.

18 IOS Press, "Insulin Resistance Under-Diagnosed in Non-Diabetics with Parkinson's Disease," ScienceDaily, August 2, 2018, https://www.sciencedaily.com/ releases/2018/08/180802151525.htm.

19 Edward J. Calabrese and Linda A. Baldwin, "Radiation Hormesis: Origins, History, Scientific Foundations," BELLE Newsletter 8, no. 2 (December 1999): http://dose-response.org/wp-content/uploads/2014/05/www_belleonline_com_newsletters_ volume8_vol8_2_html.pdf.

20 K. J. Mukamal, S. E. Chiuve, and E. B. Rimm, "Alcohol Consumption and Risk for Coronary Heart Disease in Men with Healthy Lifestyles," Archives of Internal Medicine 166, no. 19 (October 2006): 2145–50, https://www.ncbi.nlm.nih.gov/ pubmed/17060546.

* 술과 관련된 호르메시스의 내용은 알코올에 관련된 최신 연구에서 알코올의 긍정적인 효 과인 J-curve 효과를 기대할 수 없다는 연구결과도 있음을 참고하길 바란다.

21 Centre National de la Recherche Scientifique, "Eating Less Enables Lemurs to Live Longer," ScienceDaily, April 5, 2018, https://www.sciencedaily.com/ releases/2018/04/180405093241.htm.

22 Sara Gelino, Jessica T. Chang, Caroline Kumsta, et al., "Intestinal Autophagy Improves Healthspan and Longevity in C. elegans during Dietary Restriction," PLOS Genetics 12, no. 8 (July 2016): http://journals.plos.org/plosgenetics/ article?id=10.1371/journal.pgen.1006135.

23 Louise E. Tailford, Emmanuelle H. Crost, Devon Kavanaugh, et al., "Mucin Glycan Foraging in the Human Gut Microbiome," Frontiers in Genetics 6, no. 8 (March 2015): https://www.frontiersin.org/articles/10.3389/fgene.2015.00081/full.

24 Jin Li, Shaoqiang Lin, Paul M. Vanhoutte, et al., "Akkermansia Muciniphila Protects Against Atherosclerosis by Preventing Metabolic Endotoxemia-Induced Inflamation in Apoe Mice," Circulation 133, no. 24 (June 2016): 2434–46, https://www.ncbi.nlm.nih.gov/m/pubmed/27143680/?i=4&from=/23671105/related.

25 Moran Yassour, Mi Young Lim, Hyun Sun Yun, et al., "Sub-Clinical Detection of Gut Microbial Biomakers of Obesity and Type 2 Diabetes," Genome Medicine 8, no. 16 (February 2016): https://genomemedicine.biomedcentral.com/articles/10.1186/s13073-016-0271-6.

26 Scott C. Anderson, "Can Mucus-Loving Bacteria Cure Obesity and Diabetes?," Notch by Notch, May 16, 2013, http://notchbynotch.com/can-mucus-loving-bacteria-cure-obesity-and-diabetes/.

27 J. de la Cuesta-Zuluaga, N. T. Mueller, V. Corrales-Agudelo, et al., "Metformin Is Associated with Higher Relative Abundance of Mucin-Degrading Akkermansia Muciniphila and Several Short-Chain Fatty Acid-Producing Microbiota in the Gut," Diabetes Care 40, no. 1 (January 2017): https://www.ncbi.nlm.nih.gov/pubmed/27999002.

28 Ibid.

29 M. Carmen Collado, Muriel Derrien, Erika Isolauri, et al., "Intestinal Integrity and Akkermansia muciniphila, a Mucin-Degrading Member of the Intestinal Microbiota Present in Infants, Adults, and the Elderly," Applied and Environmental Microbiology 73, no. 23 (2007): 7767–70, https://aem.asm.org/content/73/23/7767.

30 X. Gao, Q. Xie, P. Kong, et al., "Polyphenol- and Caffeine-Rich Postfermented Puerh Tea Improves Diet-Induced Metabolic Syndrome by Remodeling Intestinal Homeostasis in Mice," Infection and Immunity 86, no. 1 (January 2018): https://www.ncbi.nlm.nih.gov/m/pubmed/29061705/?i=4&from=/25080446/related.

31 Laura García-Prat, Marta Martínez-Vicente, Eusebio Perdiguero, et al., "Autophagy Maintains Stemness by Preventing Senescence," Nature 529, no. 1 (January 2016): 37–57, http://twin.sci-hub.tw/6695/3bb2aef883e8dde32b63cc52a0f897cc/garcaprat 2016.pdf.

32 University of Southern California, "Fasting Triggers Stem Cell Regeneration of Damaged, Old Immune System," ScienceDaily, June 5, 2014, https://www.

sciencedaily.com/releases/2014/06/140605141507.htm.

33   S. Melanie Lee, Gregory P. Donaldson, Zbigniew Mikulski, et al., "Bacterial Colonization Factors Control Specificity and Stability of the Gut Microbiota," Nature 501, no. 7467 (September 19, 2013): 426–29, https://www.researchgate.net/ profile/Klaus_Ley/publication/255975522_Bacterial_colonization_factors_control_ specificity_and_stability_of_the_gut_microbiota/links/0f31753cd1efbd6ade000000/ Bacterial-colonization-factors-control-specificity-and-stability-of-the-gut-microbiota. pdf.

34   Eugene Kang, Mitra Yousefi, and Samantha Gruenheid, "R-Spondins Are Expressed by the Intestinal Stroma and Are Differently Regulated during Citrobactoer rodentiumand DSS-Induced Colitis in Mice," PLOS One 11, no. 4, (April 2016): http://journals.plos.org/plosone/article?id=10.1371/journal.pone.0152859.

35   Karla A. Mark, Kathleen J. Dumas, Dipa Bhaumik, et al., "Vitamin D Promotes Protein Homeostasis and Longevity via the Stress Response Pathway Genes skn-1, ire-1, and xbp-1," Cell Reports 17, no. 5 (October 2016): 1227–37, https:// www.researchgate.net/publication/309455488_Vitamin_D_Promotes_Protein_ Homeostasis_and_Longevity_via_the_Stress_Response_Pathway_Genes_skn-1_ire-1_and_xbp-1.

36   Javeria Saleem, Rubeena Zakar, Muhammad Z. Zakar, et al., "High-Dose Vitamin D3 in the Treatment of Severe Acute Malnutrition: A Multicenter Double-Blind Randomized Controlled Trial," American Journal of Clinical Nutrition 107, no. 5 (May 2018): 725–33, https://academic.oup.com/ajcn/article-abstract/107/5/725/4990735?r edirectedFrom=fulltext.

37   I. Flores, A. Canela, E. Vera, et al., "The Longest Telomeres: A General Signature of Adult Stem Cell Compartments," Genes and Development 22, no. 5 (March 2008): 654–67, https://www.ncbi.nlm.nih.gov/m/pubmed/18283121/.

38   J. Brent Richards, Ana M. Valdes, Jeffrey P. Gardner, et al., "Higher Serum Vitamin D Concentrations Are Associated with Longer Leukocyte Telomere Length in Women," American Journal of Clinical Nutrition 86, no. 5 (November 2007): 1420–25, https:// www.ncbi.nlm.nih.gov/pmc/articles/PMC2196219/.

39   Cedric F. Garland, Christine B. French, Leo L. Baggerly, and Robert P. Heaney, "Vitamin D Supplement Doses and Serum 25-Hydroxyvitamin D in the Range Associated with Cancer Prevention," Anticancer Research 31, no. 2 (February 2011): 607–11.

* 비타민D는 지용성 비타민이다. 일반적으로 비타민은 과량섭취로 인한 부작용이 매우 드문 것으로 알려져 있지만 개인의 신체와 건강 상태에 따라 적절하게 섭취하길 권한다. 2010년 11월 IOM(Institute of Medicine)에 따르면 비타민 D의 일일 최대 허용상한치를 1~3세는 2,500IU/일, 4~8세는 3,000IU/일, 9~71세는 4,000IU/일을 권장하고 있다.

40　Samuel A. Smits, Jeff Leach, Erica D. Sonnenburg, et al., "Seasonal Cycling in the Gut Microbiome of the Hadza Hunter-Gatherers of Tanzania," Science 357, no. 6353(August 2017): 802–6, http://science.sciencemag.org/content/357/6353/802.

41　Columbia University's Mailman School of Public Health, "What the Gorilla Microbiome Tells Us about Evolution and Human Health: Researchers Find the Microbiomes of Wild Gorillas Shift Seasonally When Once a Year They Switch from Eating Fibrous Leaves to Eating Fruit," ScienceDaily, May 3, 2018, https://www.sciencedaily.com/releases/2018/05/180503085553.htm.

42　J. L. Broussard, D. A. Ehrmann, E. van Cauter, et al., "Impaired Insulin Signaling in Human Adipocytes after Experimental Sleep Restriction: A Randomized, Crossover Study," Annals of Internal Medicine 157, no. 8 (October 2012): 549–57, https://www.ncbi.nlm.nih.gov/m/pubmed/23070488/.

43　Oren Froy, "Circadian Rhythms, Aging, and Life Span in Mammals," Physiology 26, no. 1 (August 2011): 225–35, https://www.physiology.org/doi/abs/10.1152/physiol.00012.2011?url_ver=Z39.88-2003&rfr_id=ori%3Arid%3Acrossref.org&rfr_dat=cr_pub%3Dpubmed&.

44　Hung-Chun Chang and Leonard Guarente, "SIRT1 Mediates Central Circadian Control in the SCN by a Mechanism That Decays with Aging," Cell 153, no. 7 (2013): 1448–60, https://www.cell.com/abstract/S0092-8674%2813%2900594-1.

45　Maria Pina Mollica, Giuseppina Mattace Raso, Gina Cavaliere, et al., "Butyrate Regulates Liver Mitochondrial Function, Efficiency and Dynamics in Insulin-Resistant Obese Mice," American Diabetes Association 66 (May 2017): 1405–18, http://diabetes.diabetesjournals.org/content/66/5/1405.

46　Satya Sree N. Kolar, Rola Barhoumi, Joanne R. Lupton, et al., "Docosahexaenoic Acid and Butyrate Synergistically Induce Colonocyte Apoptosis by Enhancing Mitochondrial Ca2+ Accumulation," American Association for Cancer Research 67, no. 11(June 2007): 5561–68, http://cancerres.aacrjournals.org/content/67/11/5561.long.

47　M. N. Ebert, G. Beyer-Sehlmeyer, U. M. Liegibel, et al., "Butyrate Induces Glutathione S-Transferase in Human Colon Cells and Protects from Genetic

Damage by 4-Hydroxy-2-Nonenal," Nutrition and Cancer 41, nos. 1–2 (2001): 154–64, https:// www.ncbi.nlm.nih.gov/m/pubmed/12094619/.

48   Megan W. Bourassa, Ishraq Alim, Scott J. Bultman, et al., "Butyrate, Neuroepigenetics and the Gut Microbiome: Can a Higher Fiber Diet Improve Brain Health?," Neuroscience Letters 625 (June 2016): 56–63, https://www.sciencedirect. com/science/article/pii/S0304394016300775.

49   N. Govindarajan, R. C. Agis-Balboa, J. Walter, et al., "Sodium Butyrate Improves Memory Function in an Alzheimer's Disease Mouse Model When Administered at an Advanced Stage of Disease Progression," Journal of Alzheimer's Disease 26, no. 1(2011): 187–97, https://www.ncbi.nlm.nih.gov/m/pubmed/21593570/.

50   Huating Li, Zhanguo Gao, Jin Zhang, et al., "Sodium Butyrate Stimulates Expression of Fibroblast Growth Factor 21 in Liver by Inhibition of Histone Deacetylase 3," Diabetes 61 (April 2012): 797–806, http://diabetes.diabetesjournals.org/ content/61/4/797.

51   Jean-Paul Buts, Nadine de Keyser, Jaroslaw Kolanowski, et al., "Maturation of Villus and Crypt Cell Functions in Rat Small Intestine. Role of Dietary Polyamines," Digestive Diseases and Sciences 38, no. 6 (1993): 1091–98, https://link.springer. com/article/10.1007/BF01295726.

52   Mitsuharu Matsumoto, Shin Kurihara, Ryoko Kibe, et al., "Longevity in Mice Is Promoted by Probiotic-Induced Suppression of Colonic Senescence Dependent on Upregulation of Gut Bacterial Polyamine Production," PLOS One 6, no. 8(August 16, 2011): https://journals.plos.org/plosone/article?id=10.1371/journal. pone.0023652.

53   Fei Yue, Wenjiao Li, Jing Zou, et al., "Spermidine Prolongs Lifespan and Prevents Liver Fibrosis and Hepatocellular Carcinoma by Activating MAP1S-Mediated Autophagy," American Association for Cancer Research 77, no. 11 (April 2017): 1–32, http://cancerres.aacrjournals.org/content/early/2017/04/06/0008-5472.CAN-16-3462.

54   J. Mercola, "Why Aged Cheese and Mushrooms Are So Good for Your Heart (and Make You Live Longer Too)," The Science of Eating, 2016, http://thescienceofeating. com/2017/08/17/aged-cheese-mushrooms-good-heart-make-live-longer/.

55   Eugenia Morselli, Guillermo Mariño, Martin V. Bennetzen, et al., "Spermidine and Resveratrol Induce Autophagy by Distinct Pathways Converging on the Acetyloproteome," Journal of Cell Biology 192, no. 4 (February 2011): 615–29, jcb.

rupress.org /content/192/4/615.full.

Chapter 3: What You Think Is Keeping You Young Is Probably Making You Old

1   M. A. Martínez-González, M. García-López, M. Bes-Rastrollo, et al., "Mediterranean Diet and the Incidence of Cardiovascular Disease: A Spanish Cohort," Nutrition, Metabolism, and Cardiovascular Disease 21, no. 4 (April 2011): 237–44, http://www.ncbi.nlm.nih.gov/pubmed/20096543.

2   M. Schünke, U. Schumacher, and B. Tillmann, "Lectin-Binding in Normal and Fibrillated Articular Cartilage of Human Patellae," Virchows Archiv A, Pathological Anatomy and Histopathology 207, no. 2 (1985): 221–31, http://www.ncbi.nlm.nih.gov/m/pubmed/3927585/?i=5&from=/23214295/related.

3   Claudia Sardu, Eleonora Cocco, Alessandra Mereu, et al., "Population Based Study of 12 Autoimmune Diseases in Sardinia, Italy: Prevalence and Comorbidity," PLOS One 137, no. 10 (March 2012): http://journals.plos.org/plosone/article?id=10.1371/journal.pone.0032487.

4   Bradley J. Willcox, D. Craig Willcox, Hidemi Todoriki, et al., "Caloric Restriction, the Traditional Okinawan Diet, and Healthy Aging: The Diet of the World's Longest-Lived People and Its Potential Impact on Morbidity and Life Span," New York Academy of Sciences 1114 (2007): 434–55, http://www.okicent.org/docs/anyas_cr_diet_2007_1114_434s.pdf.

5   Caroline L. Bodinham, Gary S. Frost, M. Denise Robertson, "Acute Ingestion of Resistant Starch Reduces Food Intake in Healthy Adults," British Journal of Nutrition 103, no. 6 (March 2010): 917–22, http://journals.cambridge.org/action/displayAbstract?fromPage=online&aid=7358712&fileId=S0007114509992534.

6   Kevin C. Maki, Christine L. Pelkman, E. Terry Finocchiaro, et. al., "Resistant Starch from High-Amylose Maize Increases Insulin Sensitivity in Overweight and Obese Men," The Journal of Nutrition 142, no. 4 (April 1, 2012): 717–23.

7   A. C. Nilsson, E. M. Ostman, J. J. Holst, et al., "Including Indigestible Carbohydrates in the Evening Meal of Healthy Subjects Improves Glucose Tolerance, Lowers Inflammatory Markers, and Increases Satiety after a Subsequent Standardized Breakfast," Journal of Nutrition 138, no. 4 (April 2008): 732–39, http://www.ncbi.nlm.nih.gov/pubmed/18356328.

8 Katri Korpela, Harry J. Flint, Alexandra M. Johnstone, et al., "Gut Microbiota Signatures Predict Host and Microbiota Responses to Dietary Interventions in Obese Individuals," PLOS One 10 (September 2014): http://www.oalib.com/references/8108647.

9 Patricia Lopez-Legarrea, Rocio de la Iglesia, Itziar Abete, et al., "The Protein Type within a Hypocaloric Diet Affects Obesity-Related Inflammation: The RESMENA Project," Nutrition 30, no. 4 (April 2014): 424–29, https://www.sciencedirect.com/science/article/pii/S0899900713004413.

10 Megan Durisin and Shruti Singh, "Americans Will Eat a Record Amount of Meat in 2018," Bloomberg, January 2, 2018, https://www.bloomberg.com/news/articles/2018-01-02/have-a-meaty-new-year-americans-will-eat-record-amount-in-2018.

11 Luigi Fontana, Edward P. Weiss, Dennis T. Villareal, et al., "Long-Term Effects of Calorie or Protein Restriction on Serum IGF-1 and IGFBP-3 Concentration in Humans," Aging Cell 7, no. 5 (October 2008): 681–87, http://www.ncbi.nlm.nih.gov/pmc/articles/PMC2673798/.

12 Crystal S. Conn and Shu-Bing Qian, "mTOR Signaling in Protein Homeostasis: Less Is More?," Cell Cycle 10, no. 12 (June 2015): 1940–47, http://www.ncbi.nlm.nih.gov/pmc/articles/PMC3154417/.

13 Michael J. Orlich, Pramil N. Singh, Joan Sabaté, et al., "Vegetarian Dietary Patterns and Mortality in Adventist Health Study 2," JAMA Internal Medicine 173, no. 13 (2013): 1230–38, http://archinte.jamanetwork.com/article.aspx?articleid=1710093.

14 Ibid.

15 William B. Grant, "Using Multicountry Ecological and Observational Studies to Determine Dietary Risk Factors for Alzheimer's Disease," Journal of the American College of Nutrition 35, no. 5 (July 2016): 476–89, http://www.tandfonline.com/doi/full/10.1080/07315724.2016.1161566.

* mTOR은 세포의 성장인자, 영양소, 스트레스 및 에너지레벨에 반응하여 세포의 성장 및 단백질의 합성에 관여하는 일종의 단백카나아제(Protein Kinase)로 생각할 수 있다.(Martin et el., 2011)

16 Giovanni Vitale, Michael P. Brugts, Giulia Ogliari, et al., "Low Circulating IGF-I Bioactivity Is Associated with Human Longevity: Findings in Centenarians' Offspring," Aging (Albany NY) 4, no. 9 (September 2012): 580–89, https://www.ncbi.nlm.nih.gov/pmc/articles/PMC3492223/.

17   Rhonda Patrick, "The IGF-1 Trade-Off: Performance vs. Longevity," WellnessFX, September4, 2013, http://blog.wellnessfx.com/2013/09/04/igf-1-trade-performance-vs-longevity/.

18   Fontana et al., "Long-Term Effects of Calorie or Protein Restriction."

19   M. F. McCarty, J. Barroso-Aranda, F. and Contreras, "The Low Methionine Content of Vegan Diets May Make Methionine Restriction Feasible as a Life Extension Strategy," Medical Hypotheses 72 no. 2 (February 2009): 125–28, https://www.ncbi.nlm.nih.gov/pubmed/18789600/.

20   Brigham and Women's Hospital, "Eating More Protein May Not Benefit Older Men," ScienceDaily, April 2, 2018, www.sciencedaily.com/releases/2018/04/180402123241.htm.

21   Dan Pardi, "Does Protein Restriction Slow Aging? What about the Daniel Fast?," HumanOS, December 9, 2015, http://blog.dansplan.com/does-protein-restriction-and-fasting-slow-the-aging-process-better-aging-part-3/.

22   In Young Choi, Laura Piccio, Patra Childress, et al., "A Diet Mimicking Fasting Promotes Regeneration and Reduces Autoimmunity and Multiple Sclerosis Symptoms," Cell Reports 15 no. 10 (June 2016): 2136–46, http://www.cell.com/cell-reports/fulltext/S2211-1247(16)30576-9.

23   Thomas T. Samaras and Harold Elrick, "Height, Body Size and Longevity," Acta Medica Okayama 53, no. 4 (1999): 149–69, https://www.ncbi.nlm.nih.gov/pubmed/10488402.

24   D. D. Miller, "Economies of Scale," Challenge 33 (1990): 58–61.

25   Thomas T. Samaras and Harold Elrick, "Height, Body Size, and Longevity: Is Smaller Better for the Human Body?," Western Journal of Medicine 176, no. 3 (June 2002): 206–8, https://www.researchgate.net/publication/11355931_Height_body_size_and_longevity_Is_smaller_better_for_the_human_body.

26   M. Murata, "Secular Trends in Growth and Changes in Eating Patterns of Japanese Children," American Journal of Clinical Nutrition 72, no. 5 (November 2000): 1379–83, https://www.ncbi.nlm.nih.gov/pubmed/11063481.

27   T. T. Samaras and L. H. Storms, "Impact of Height and Weight on Life Span," Bulletin of the World Health Organization 70, no. 2 (1992): 259–67, https://www.ncbi.nlm.nih.gov/pubmed/1600586/.

28   Thomas T. Samaras, "How Body Height and Weight Affect Our Performance, Longevity, and Survival," Journal of the Washington Academy of Sciences 84, no. 3

(September 1996): 131–56.

29 D. Albanes, "Height, Early Energy Intake, and Cancer. Evidence Mounts for the Relation of Energy Intake to Adult Malignancies," BMJ 317, no. 7169 (November 1998): 1331–32, https://www.ncbi.nlm.nih.gov/pubmed/9812924/.

30 P. R. Hebert, U. Ajani, I. M. Lee, et al., "Adult Height and Incidence of Cancer in Male Physicians (United States)," Cancer Causes Control 8, no. 4 (July 1997): 591–97, https://www.ncbi.nlm.nih.gov/pubmed/9242474/.

31 J. Guevara-Aguirre, A. L. Rosenbloom, P. J. Fielder, et al., "Growth Hormone Receptor Deficiency in Ecuador: Clinical and Biochemical Phenotype in Two Populations," Journal of Clinical Endocrinology and Metabolism 76, no. 2 (February 1993): 417–23, https://www.ncbi.nlm.nih.gov/pubmed/7679400.

32 Adam Gesing, Khalid A. Al-Regaiey, Andrzej Bartke, et al., "Growth Hormone Abolishes Beneficial Effects of Calorie Restriction in Long-Lived Ames Dwarf Mice," Experimental Gerontology 58 (August 2014): 219–29, https://www.researchgate. net/publication/265018637_Growth_Hormone_Abolishes_Beneficial_Effects_of_ Calorie_Restriction_in_Long-Lived_Ames_Dwarf_Mice.

33 Isao Shimokawa, "Growth Hormone and IGF-1 Axis in Aging and Longevity," in Hormones in Ageing and Longevity, ed. S. Rattan and R. Sharma, vol. 6 (NewYork: Springer, 2017): 91–106, https://link.springer.com/chapter/10.1007% 2F978-3-319-63001-4_5.

34 Kapil V. Ramachandran, Jack M. Fu, Thomas B. Schaffer, et al., "Activity-Dependent Degradation of the Nascentome by the Neuronal Membrane Proteasome," Molecular Cell 71, no. 1 (July 2018): 169–77, https://www.cell.com/molecular-cell/ fulltext/S1097-2765(18)30455-6?_returnURL=https%3A%2F%2Flinkinghub.elsevier. com%2Fretrieve%2Fpii%2FS1097276518304556%3Fshowall%3Dtrue.

35 M. I. Frisard, A. Broussard, S. S. Davies, et al., "Aging, Resting Metabolic Rate, and Oxidative Damage: Results from the Louisiana Healthy Aging Study," Journals of Gerontology 62, no. 7 (July 2007): 752–59, https://www.ncbi.nlm.nih.gov/ pubmed/17634323/.

36 Eun Jung Lee, Ji Young Kim, and Sang Ho Oh, "Advanced Glycation End Products(AGEs) Promote Melanogensis Through Receptor for AGEs," Nature: Scientific Reports 6 (June 2016): https://www.ncbi.nlm.nih.gov/pmc/articles/ PMC4904211/.

* glycation은 엄밀하게 무효소 당화과정(non-enzymatic glycosylation)으로 이는 ATP와

효소가 관여하는 당화과정인 glycosylation과는 엄밀하게 다른 것이며, 본문에서는 지질이나 단백질의 무효소 당화과정에 의한 상급최종산물을 AGEs라고 지칭하고 있다. 따라서 이는 상급 무효소당화 최종산물로 이해하는 것이 정확하다. 무효소 당화과정인 glycation은 주로 포도당, 과당이 당화의 과정으로 이용되며 이는 당뇨병의 생화학지표가 되기도 하지만 2007년의 연구에 따르면 당뇨병의 심혈관 합병증의 원인으로 생각되기도 한다.

37 F. J. Tessier, "The Maillard Reaction in the Human Body. The Main Discoveries and Factors That Affect Glycation," Pathologie Biologie (Paris) 58, no. 3 (June 2010): 214–19, https://www.ncbi.nlm.nih.gov/pubmed/19896783.

38 Sedsel Brøndum Lange, "Frequent Blood Donors Live Longer," ScienceNordic, November 20, 2015, http://sciencenordic.com/frequent-blood-donors-live-longer.

39 "Iron Accelerates Aging," World Health Net, December 30, 2015, https://www.worldhealth.net/news/iron-accelerates-aging/.

40 University of Wyoming, "Scientists Find Excess Mitochondrial Iron, Huntington's Disease Link," ScienceDaily, April 11, 2018, https://www.sciencedaily.com/releases/2018/04/180411145107.htm.

41 Barney E. Dwyer, Leo R. Zacharski, Dominic J. Balestra, et al., "Getting the Iron Out: Phlebotomy for Alzheimer's Disease?," Medical Hypotheses 72, no. 5 (2009): 504–9, https://www.ncbi.nlm.nih.gov/pmc/articles/PMC2732125/.

42 Nadja Schröder, Luciana Silva Figueiredo, and Maria Noêmia Martins de Lima, "Role of Brain Iron Accumulation in Cognitive Dysfunction: Evidence from Animal Models and Human Studies," Journal of Alzheimer's Disease 34, no. 4 (2013): 797–812, https://www.ncbi.nlm.nih.gov/pubmed/23271321.

43 Moataz Abdalkader, Riikka Lampinen, Katja M. Kanninen, et al., "Targeting Nrf2 to Supress Ferroptosis and Mitochondrial Dysfunction in Neurodegeneration," Frontiers in Neuroscience 12, no. 466 (July 2018): https://www.frontiersin.org/articles/10.3389/fnins.2018.00466/full.

44 K. P. Martinez, S. Eivaz-Mohammadi, and F. P. Gonzalex-Ibarra, "Effect of Phlebotomy on Motor UPDRS Score, Pain and Medication Dosage in a Patient with Parkinson's Disease and Hemochromatosis," Archivos de Salud de Sinaloa 6, no. 4 (2012): 118–20, http://hgculiacan.com/revistahgc/archivos/assin%2024%20aport_int2.pdf.

45 P. F. Silva, V. A. Garcia. S. Ada Dornelles, et al., "Memory Impairment Induced by Brain Iron Overload Is Accompanied by Reduced H3K9 Acetylation and

Ameliorated by Sodium Butyrate," Neuroscience 200 (January 2012): 42–49, https://www.ncbi.nlm.nih.gov/m/pubmed/22067609/?i=3&from=/21593570/related.

46   Denise Minger, "The Truth about Ancel Keys: We've All Got it Wrong," Denise Minger (blog), December 22, 2011, https://deniseminger.com/2011/12/22/the-truth-about-ancel-keys-weve-all-got-it-wrong/.

47   Syed Haris Omar, "Oleuropein in Olive and Its Pharmacological Effects," Scientia Pharmaceutica 78, no. 2 (2010): 133–54, https://www.researchgate.net/publication/49703324_Oleuropein_in_Olive_and_its_Pharmacological_Effects.

48   "Consuming Extra Virgin Olive Oil Could Be a Viable Therapeutic Opportunity for Preventing or Halting Dementia and Alzheimer's Disease," BioFoundations, June 21, 2017, https://biofoundations.org/consuming-extra-virgin-olive-oil-viable-therapeutic-opportunity-preventing-halting-dementia-alzheimers-disease/.

49   Charlotte Bamberger, Andreas Rossmeier, Katharina Lechner, et al., "A Walnut-Enriched Diet Affects Gut Microbiome in Healthy Caucasian Subjects: A Randomized, Controlled Trial," Nutrients 10, no. 2 (2018): 244, https://www.ncbi.nlm.nih.gov/pmc/articles/PMC5852820/.

50   H. D. Holscher, A. M. Taylor, K. S. Swanson, et al., "Almond Consumption and Processing Affects the Composition of the Gastrointestinal Microbiota of Healthy Adult Men and Women: A Randomized Controlled Trial," Nutrients 10, no. 2 (January 2018): https://www.ncbi.nlm.nih.gov/pubmed/29373513.

51   M. Ukhanova, X. Wang, D. J. Baer, et al., "Effects of Almond and Pistachio Consumption on Gut Microbiota Composition in Randomized Cross-Over Human Feeding Study," British Journal of Nutrition 111, no. 12 (June 2014): 2146–52, https://www.ncbi.nlm.nih.gov/pubmed/24642201.

52   Heather M. Guetterman, Kelly S. Swanson, Janet A. Novotny, et al., "Walnut Consumption Influences the Human Gut Microbiome," FASEB Journal 30, no. 1 (April 2016): http://www.fasebj.org/doi/abs/10.1096/fasebj.30.1_supplement.406.2.

53   Sebely Pal, Keith Woodford, Sonja Kukuljan, et al., "Milk Intolerance, Beta-Casein and Lactose," Nutrients 7, no. 9 (September 2015): 7285–97, http://www.ncbi.nlm.nih.gov/pmc/articles/PMC4586534/.

54   Keith Woodford, Devil in the Milk: Illness, Health, and the Politics of A1 and A2 Milk(White River Junction, VT: Chelsea Green Publishing Co., 2009).

1   Ryan P. Durk, Experanza Castillo, Leticia Márquez-Magaña, et al., "Gut Microbiota Composition Is Related to Cardiorespiratory Fitness in Healthy Young Adults," Human Kinetics Journals 0, no. 0 (2018): 1–15, https://journals.humankinetics.com/doi/10.1123/ijsnem.2018-0024.

2   Marion Tharrey, François Mariotti, Andrew Mashchak, et al., "Patterns of Plant and Animal Protein Intake Are Strongly Associated with Cardiovascular Mortality: the Adventist Health Study-2 Cohort," International Journal of Epidemiology 47, no. 5(April 2010): https://academic.oup.com/ije/advance-article-abstract/doi/10.1093/ije/dyy030/4924399.

3   Medical College of Georgia at Augusta University, "Just One High-Fat Meal Sets the Perfect Stage for Heart Disease," ScienceDaily, March 29, 2018, https://www.sciencedaily.com/releases/2018/03/180329083259.htm.

4   University Hospitals Cleveland Medical Center, "Link Between Heart Attacks and Inflammatory Bowel Disease: Research Indicates Strong Role in Development of Cardiovascular Disease," ScienceDaily, March 6, 2018, https://www.sciencedaily.com/releases/2018/03/180306153734.htm.

5   Cristina Menni, Chihung Lin, Marina Cecelja, et al., "Gut Microbial Diversity Is Associated with Lower Arterial Stiffness in Women," European Heart Journal 39, no. 25 (July 2018): 2390–97, https://academic.oup.com/eurheartj/advance-article/doi/10.1093/eurheartj/ehy226/4993201.

6   C. Bogiatzi, G. Gloor, E. A llen-Vercoe, et al., "Metabolic Products of the Intestinal Microbiome and Extremes of Atherosclerosis," Atherosclerosis 273 (June 2018): 91–97, https://www.ncbi.nlm.nih.gov/pubmed/29702430.

7   Ancel Keys, "Human Atherosclerosis and the Diet," AHAJournals (2018): 115–18, http://circ.ahajournals.org/content/circulationaha/5/1/115.full.pdf.

8   W. X. Fan, R. Parker, B. Parpia, et al., "Erythrocyte Fatty Acids, Plasma Lipids, and Cardiovascular Disease in Rural China," American Journal of Clinical Nutrition 52, no. 6 (December 1990): 1027–36, https://www.ncbi.nlm.nih.gov/pubmed/2239777.

9   Tim Cutcliffe, "Omega-3 Intake Linked to Lower Risk of Death and Heart Disease: Framingham Data," Nutra Ingredients, March 20, 2018, https://www.nutraingredients.com/Article/2018/03/20/Omega-3-intake-linked-to-lower-risk-of-death-and-heart-disease-Framingham-data.

10   Uffe Ravnskov, David M. Diamond, and Rokura Hama, "Lack of an Association or an Inverse Association Between Low-Density-Lipoprotein Cholesterol and Mortality in the Elderly: A Systematic Review," BMJ Journals 6, no. 6 (2016): 1–8, http://bmjopen.bmj.com/content/6/6/e010401.

11   Heiko Methe, Jong-Oh Kim, Sieglinde Kofler, et al., "Statins Decrease Toll-Like Receptor 4 Expression and Downstream Signaling in Human CD14+ Monocytes," Arteriosclerosis, Thrombosis, and Vascular Biology 25 (2005): 1439–45, https://www.ahajournals.org/doi/abs/10.1161/01.atv.0000168410.44722.86.

12   Jin Li, Shaoqiang Lin, Paul M. Vanhoutte, et al., "Akkermansia Muciniphila Protects Against Atherosclerosis by Preventing Metabolic Endotoxemia-Induced Inflammation in Apoe Mice," Circulation 133, no. 24 (April 2016): 2434–46, https://www.ahajournals.org/doi/abs/10.1161/circulationaha.115.019645.

13   Wenhua Zhu, Siwen Chen, Ronggui Chen, et al., "Taurine and Teal Polyphenols Combination Ameliorate Nonalcoholic Steatohepatitis in Rats," BMC Complementary and Alternative Medicine 17, no. 455 (2017): 1–12, https://bmccomplementalternmed.biomedcentral.com/track/pdf/10.1186/s12906-017-1961-3.

14   S. Lindeberg, P. Nilsson-Ehle, A. Terént, et al., "Cardiovascular Risk Factors in a Melanesian Population Apparently Free from Stroke and Ischaemic Heart Disease: The Kitava Study," Journal of Internal Medicine 236, no.3 (September 1994): 331–40, https://www.ncbi.nlm.nih.gov/pubmed/8077891.

15   Federica Cioffi, Rosalba Senese, Pasquale Lasala, et al., "Fructose-Rich Diet Affects Mitochondrial DNA Damage and Repair in Rats," Nutrients 9, no. 4 (March 2017): 1–14, http://www.mdpi.com/2072-6643/9/4/323.

16   Richard Johnson, Santoz E. Perez-Pozo, Yuri Y. Sautin, et al., "Hypothesis: Could Excessive Fructose Intake and Uric Acid Cause Type 2 Diabetes?," Endocrine Reviews 30, no. 1 (February 2009): 96–116, https://www.researchgate.net/publication/23798203_Hypothesis_Could_Excessive_Fructose_Intake_and_Uric_Acid_Cause_Type_2_Diabetes.

17   Marek Kretowicz, Richard J. Johnson, Takuji Ishimoto, et al., "The Impact of Fructose on Renal Function and Blood Pressure," International Journal of Nephrology 2011 (2011): https://www.researchgate.net/publication/51524131_The_Impact_of_Fructose_on_Renal_Function_and_Blood_Pressure.

18   Y. Ilan, "Leaky Gut and the Liver: A Role for Bacterial Translocation in Nonalcoholic

Steatohepatitis," World Journal of Gastroenterology 18, no. 21 (June 7, 2012): 2609–18, https://www.ncbi.nlm.nih.gov/pubmed/22690069.

19   A-Sol Kim and Hae-Jin Ko, "Plasma Concentrations of Zonulin Are Elevated in Obese Men with Fatty Liver Disease," Diabetes, Metabolic Syndrome and Obesity: Targets and Therapy 11 (October 2018): 149–57, https://www.dovepress.com/getfile.php?fileID=41677.

20   Tufts University, "Gut Check: Metabolites Shed by Intestinal Microbiota Keep Inflammation at Bay: Researchers Find Inflammatory Response in Fatty Liver Disease Is Reduced by Two Tryptophan Metabolites from Gut Bacteria," ScienceDaily, May 4, 2018, https://www.sciencedaily.com/releases/2018/05/180504103743.htm.

21   Brigham and Women's Hospital, "Healthy Diet May Lower Risk of Hearing Loss in Women: Patterns of Healthy Eating May Lower Risk of Hearing Loss by 30 Percent," ScienceDaily, May 11, 2018, https://www.sciencedaily.com/releases/2018/05/180511123022.htm.

22   University of Pennsylvania School of Medicine, "Potential of Manipulating Gut Microbiome to Boost Efficacy of Cancer Immunotherapies," ScienceDaily, April 2, 2018, https://www.sciencedaily.com/releases/2018/04/180402171038.htm.

23   NIH/National Cancer Institute, "Gut Microbiome Can Control Antitumor Immune Function in Liver," ScienceDaily, May 24, 2018, https://www.sciencedaily.com/releases/2018/05/180524141715.htm.

24   Smruti Pushalkar, Mautin Hundeyin, Donnele Daley, et al., "The Pancreatic Cancer Microbiome Promotes Oncogenesis by Induction of Innate and Adaptive Immune Suppression," American Association for Cancer Research 8, no. 4 (2018): 1–14, http://cancerdiscovery.aacrjournals.org/content/early/2018/03/08/2159-8290.CD-17-1134.

25   University of Leeds, "Links Between Eating Red Meat and Distal Colon Cancer in Women," ScienceDaily, April 2, 2018, https://www.sciencedaily.com/releases/2018/04/180402085853.htm.

26   Matthew G. Vander Heiden, Lewis C. Cantley, and Craig B. Thompson, "Understanding the Warburg Effect: The Metabolic Requirements of Cell Proliferation," Science 324, no.5930 (May 2009): 1029–33, http://www.ncbi.nlm.nih.gov/pmc/articles/PMC2849637/.

27   Ibid.

28   Mitch Leslie, "Putting Immune Cells on a Diet," Science 359, no. 6383 (March 2018): 1454–56, http://science.sciencemag.org/content/359/6383/1454.full.

29   Duke University, "Metastatic Cancer Gorges on Fructose in the Liver: Discovery of Metabolic Reprogramming in Metastatic Cancer Could Lead to New Therapies," ScienceDaily, April 26, 2018, https://www.sciencedaily.com/releases/2018/04/180426141533.htm.

30   Hokkaido University, "Obesity Inhibits Key Cancer Defense Mechanism: Obesity Could Enhance Cancer Development While Aspirin Might Prevent It—a New Insight into Potential Targets for Cancer Prevention," ScienceDaily, April 26, 2018, https://www.sciencedaily.com/releases/2018/04/180426102844.htm.

31   Temidayo Fadelu, Donna Niedzwiecki, Sui Zhang, et al., "Nut Consumption and Survival in Patients with Stage III Colon Cancer: Results from CALGB 89803 (Alliance)," Journal of Clinical Oncology 36, no. 11 (April 10, 2018), https://www.scholars.northwestern.edu/en/publications/nut-consumption-and-survival-in-patients-with-stage-iii-colon-can.

32   R. Singh, S. Subramanian, J. M. Rhodes, et al., "Peanut Lectin Stimulates Proliferation of Colon Cancer Cells by Interaction with Glycosylated CD44v6 Isoformsand Consequential Activation of c-Met and MAPK: Functional Implications for Disease-Associated Glycosylation Changes," Glycobiology 16, no. 7 (July 2006): 594–601, https://www.ncbi.nlm.nih.gov/pubmed/16571666.

33   Masako Nakanishi, Yanfei Chen, Veneta Qendro, et al., "Effects of Walnut Consumption on Colon Carcinogenesis and Microbial Community Structure," Cancer Prevention Research 9, no. 8 (August 2016): 692–703, http://cancerprevention research.aacrjournals.org/content/9/8/692.

34   Jennifer T. Lee, Gabriel Y. Lai, Linda M. Liao, et al., "Nut Consumption and Lung Cancer Risk: Results from Two Large Observational Studies," Cancer Epidemiology Biomarkers and Prevention 26, no. 6 (June 26, 2017): 826–36, https://www.ncbi.nlm.nih.gov/pubmed/28077426.

35   G. Grosso, J. Yang, S. Marventano, et al., "Nut Consumption on All-Cause, Cardiovascular, and Cancer Mortality Risk: A Systematic Review and Meta-Analysis of Epidemiologic Studies," American Journal of Clinical Nutrition 101, no. 4 (April 2015): 783–93, https://www.ncbi.nlm.nih.gov/pubmed/25833976/.

36   B. Gopinath, V. M. Flood, G. Burlutksy, et al., "Consumption of Nuts and Risk of Total and Cause-Specific Mortality over 15 Years," Nutrition, Metabolism, and

Cardiovascular Disease 25, no. 12 (December 2015): 1125–1231, https://www.ncbi.nlm.nih.gov/pubmed/26607701/.

Chapter 5: Dance Your Way into Old Age

1   University of Rochester Medical Center, "The Bugs in Your Gut Could Make You Weak in the Knees: A Prebiotic May Alter the Obese Microbiome and Protect Against Osteoarthritis," ScienceDaily, April 19, 2018, https://www.sciencedaily.com/releases/2018/04/180419100135.htm.

2   P. Fritz, H. V. Tuczek, J. Hoenes, et al. "Use of Lectin-Immunohistochemistry in Joint Diseases," Acta Histochemica 36 (1998): 277–83, https://www.ncbi.nlm.nih.gov/pubmed/3150561/.

3   S. Yoshino, E. Sasatomi, and M. Ohsawa, "Bacterial Lipopolysaccharide Acts as an Adjuvant to Induce Autoimmune Arthritis in Mice," Immunology 99, no. 4 (2000): 607–14, https://www.ncbi.nlm.nih.gov/pmc/articles/PMC2327198/.

4   Michael L. Mishkind, Barry A. Palevitz, Natasha V. Raikhel, et al., "Localization of Wheat Germ Agglutinin–like Lectins in Various Species of the Gramineae," Science 220, no. 4603 (June 17, 1983): 1290–92, http://science.sciencemag.org/content/220/4603/1290.

5   Laurent Léotoing, Marie-Jeanne Davicco, Patrice Lebecque, et al., "The Flavonoid Fisetin Promotes Osteoblasts Differentiation Through Runx2 Transcriptional Activity," Molecular Nutrition and Food Research 58, no. 6 (February 2014): https://onlinelibrary.wiley.com/doi/abs/10.1002/mnfr.201300836.

6   K. E. Brickett, J. P.Dahiya, H. L. Classen, et al., "The Impact of Nutrient Density, Feed Form, and Photoperiod on the Walking Ability and Skeletal Quality of Broiler Chickens," Poultry Science 86, no. 10 (October 2007): 2117–25, http://ps.oxfordjournals.org/content/86/10/2117.full.

7   L. Jakobsen, P. Garneau, G. Bruant, et al., "Is Escherichia coli Urinary Tract Infection a Zoonosis? Proof of Direct Link with Production Animals and Meat," European Journal of Clinical Microbiology and Infectious Diseases 31, no. 6 (October 2011): 1121–29, http://www.ncbi.nlm.nih.gov/m/pubmed/22033854/.

8   The Endocrine Society, "Mediterranean Diet Is Linked to Higher Muscle Mass, Bone Density after Menopause," ScienceDaily, March 18, 2018, https://www.sciencedaily.

com/releases/2018/03/180318144826.htm.

9   University at Buffalo, "Strenuous Exercise in Adolescence May Ward Off Height Loss Later in Life: Researchers Identified Several Key Factors in Postmenopausal Women Associated with Marked Height Loss of More Than 1 Inch," ScienceDaily, May 23, 2018, https://www.sciencedaily.com/releases/2018/05/180523133405.htm.

10   Westmead Institute for Medical Research, "Exercise Cuts Risk of Chronic Disease in Older Adults," ScienceDaily, July 23, 2018, https://www.sciencedaily.com/releases/2018/07/180723142920.htm.

11   Queensland University of Technology, "Older People Advised to Dance for Better Posture, Flexibility, Energy and Happiness," ScienceDaily, April 5, 2018, https://www.sciencedaily.com/releases/2018/04/180405093254.htm.

12   V. Billat, G. Dhonneur, L. Mille-Hamard, et al., "Case Studies in Physiology: Maximal Oxygen Consumption and Performance in a Centenarian Cyclist," Journal of Applied Physiology 122, no. 3 (March 2017): 430–34, https://www.ncbi.nlm.nih.gov/pubmed/28035015.

13   J. Hentilä, J. P. Ahtiainnen, G. Paulsen, et al., "Autophagy Is Induced by Resistance Exercise in Young Men, but Unfolded Protein Response Is Induced Regardless of Age," Acta Physiologica 224, no. 1 (April 2018): https://onlinelibrary.wiley.com/doi/abs/10.1111/apha.13069.

14   Harvard University, "Exercise Could Make the Heart Younger: Mice Make over Four Times as Many New Heart Muscle Cells When They Exercise, Study Finds," ScienceDaily, April 25, 2018, https://www.sciencedaily.com/releases/2018/04/180425093804.htm.

15   American Academy of Neurology, "Physically Fit Women Nearly 90 Percent Less Likely to Develop Dementia," ScienceDaily, March 15, 2018, https://www.sciencedaily.com/releases/2018/03/180315101805.htm.

16   Jill K. Morris, Eric D. Vidoni, David K. Johnson, et al., "Aerobic Exercise for Alzheimer's Disease: A Randomized Controlled Pilot Trial," PLOS One 10 (February 2017): 1–14, https://www.drperlmutter.com/wp-content/uploads/2018/01/Aerobic-exercise-for-Alzheimers-disease-A-randomized-controlled-pilot-trial.pdf.

17   Frontiers, "Leg Exercise Is Critical to Brain and Nervous System Health," ScienceDaily, May 23, 2018, https://www.sciencedaily.com/releases/2018/05/180523080214.htm.

18   University of Western Ontario, "Brain Game Doesn't Offer Brain Gain," ScienceDaily,

July 30, 2018, https://www.sciencedaily.com/releases/2018/07/180730120405.htm.

19 L. L. Ji, M. C. Gomez-Cabrera, and J. Vina, "Exercise and Hormesis: Activation of Cellular Antioxidant Signaling Pathway," Annals of the New York Academy of Sciences 1067 (May 2006): 425–35, https://www.ncbi.nlm.nih.gov/m/pubmed/1680 4022/?i=5&from=/16906627/related.

20 Jingyuan Chen, Yuan Guo, Yajun Gui, et al., "Physical Exercise, Gut, Gut Microbiota, and Atherosclerotic Cardiovascular Diseases," Lipids in Health and Disease 17, no.17 (January 2018), https://lipidworld.biomedcentral.com/articles/10.1186/s12944-017-0653-9.

21 Siobhan F. Clarke, Eileen F. Murphy, Orla O'Sullivan, et al., "Exercise and Associated Dietary Extremes Impact on Gut Microbial Diversity," Gut 0 (June 2014): 1–8, http://www.natap.org/2014/HIV/Gut-2014-Clarke-gutjnl-2013-306541.pdf.

22 Jeong June Choi, Sung Yong Eum, Evadnie Rampersaud, et al., "Exercise Attenuates PCB-Induced Changes in the Mouse Gut Microbiome," Environmental Health Perspectives 121, no. 6 (April 2013): 725–30, https://www.researchgate.net/publication/236598953_Exercise_Attenuates_PCB-Induced_Changes_in_the_Mouse_Gut_Microbiome; Janet Chow, Haiqing Tang, and Sarkis K. Mazmanian, "Pathobionts of Gastrointestinal Microbiota and Inflammatory Disease," Science Direct: Current Opinion on Immunology, 23, no. 4 (August 2014): 273–480, https://www.sciencedirect.com/science/article/pii/S0952791511000835.

23 Ag Cox, D. B. Pyne, P. U. Saunders, et al., "Oral Administration of the Probiotic Lactobacillus Fermentum VRI-003 and Mucosal Immunity in Endurance Ath-letes," British Journal of Sports Medicine 44, no. 4 (March 2010): 222–26, https://www.ncbi.nlm.nih.gov/pubmed/18272539.

24 M. Matsumoto, R. Inoue, and T. Tsukahara, "Voluntary Running Exercise Alters Microbiota Composition and Increases N-Butyrate Concentration in the Rat Cecum," Bioscience, Biotechnology, and Biochemistry 72, no. 2 (February 2008): 572–76, https://www.ncbi.nlm.nih.gov/pubmed/18256465.

25 Queensland University of Technology, "Older People Advised to Dance for Better Posture, Flexibility, Energy and Happiness."

26 Harvard Health Publishing, "Exercise Is an All-Natural Treatment to Fight Depression," Harvard Medical School, April 30, 2018, https://www.health.harvard.edu/mind-and-mood/exercise-is-an-all-natural-treatment-to-fight-depression.

27 Siri Carpenter, "That Gut Feeling," American Psychological Association 43, no.

8(September 2012): 50, http://www.apa.org/monitor/2012/09/gut-feeling.aspx.

28   Herman Pontzer, "The Exercise Paradox," Scientific American, February 2017, https://www.scientificamerican.com/article/the-exercise-paradox/.

29   David C. Nieman, "Marathon Training and Immune Function," Sports Medicine 37, nos. 4–5 (April 2007): 412–15, https://link.springer.com/artic le/10.2165/00007256-200737040-00036.

30   James H. O'Keefe, Harshal R. Patil, Carl J. Lavie, et al., "Potential Adverse Cardiovascular Effects from Excessive Endurance Exercise," Mayo Clinic Proceedings 87, no. 6 (June 2012): 587–95, https://www.sciencedirect.com/science/article/pii/S0025619612004739.

31   M. C. Gomez-Cabrera, A. Martínez, G. Santangelo, et al., "Oxidative Stress in Marathon Runners: Interest of Antioxidant Supplementation," British Journal of Nutrition 96, no. 1 (2006): 1–3, https://www.ncbi.nlm.nih.gov/m/pubmed/1692324 7/?i=3&from=/18191748/related.

32   M. C. Gomez-Cabrera, E. Domenech, and J. Viña, "Moderate Exercise Is an Antioxidant: Upregulation of Antioxidant Genes by Training," Free Radical Biology and Medicine 44, no. 2 (2008): 126–31, https://www.ncbi.nlm.nih.gov/m/pubmed/18191748/?i=3&from=/16804022/related.

33   Katrin Gutekunst, Karsten Krüger, Christian August, et al., "Acute Exercises Induce Disorders of the Gastrointestinal Integrity in a Murine Model," European Journal of Applied Physiology 114, no. 3 (March 2014): 609–17, https://www.ncbi.nlm.nih.gov/pubmed/24352573.

Chapter 6: Remember Your Old Age

1   Maura Boldrini, Camille A. Fulmore, Alexandria N. Tartt, et al., "Human Hippocampal Neurogenesis Persists Throughout Aging," Cell Stem Cell 22, no. 4 (April 2018): 589–99, https://www.cell.com/cell-stem-cell/references/S1934-5909(18)30121-8.

2   K. Segaert, S. J. E. Lucas, C. V. Burley, et al., "Higher Physical Fitness Levels Are Associated with Less Language Decline in Healthy Ageing," Scientific Reports 8, no. 6715 (2018): https://www.nature.com/articles/s41598-018-24972-1.

3   Steven R. Gundry, "Abstract P238: Remission/Cure of Autoimmune Diseases by

a Lectin Limite Diet Supplemented with Probiotics, Prebiotics, and Polyphenols," Circulation 137, no. 1 (June 2018): http://circ.ahajournals.org/content/137/Suppl_1/AP238.

4   Karen A. Scott, Masayuki Ida, Veronica L. Peterson, et al., "Revisiting Metchnikoff: Age-Related Alterations in Microbiota-Gut-Brain Axis in the Mouse," Brain, Behavior, and Immunity 65 (October 2017): 20–32, https://www.sciencedirect.com/science/article/pii/S088915911730034X.

5   Annamaria Cattaneo, Nadia Cattane, Samantha Galluzzi, et al., "Association of Brain Amyloidosis with Pro-Inflammatory Gut Bacterial Taxa and Peripheral Inflammation Markers in Cognitively Impaired Elderly," Neurobiology of Aging 49 (January 2017): 60–68, https://www.sciencedirect.com/science/article/pii/S019745801630197X.

6   Gian D. Pal, Maliha Shaikh, Christopher B. Forsyth, et al., "Abnormal Lipopolysaccharide Binding Protein as Marker of Gastrointestinal Inflammation in Parkinson Disease," Frontiers in Neuroscience 9, no. 306 (September 2015): https://www.ncbi.nlm.nih.gov/pmc/articles/PMC4555963/.

7   University of Erlangen-Nuremberg, "Aggressive Immune Cells Aggravate Parkinson's Disease," ScienceDaily, July 19, 2018, https://www.sciencedaily.com/releases/2018/07/180719094349.htm.

8   Jolene Zheng, Mingming Wang, Wenqian Wei, et al., "Dietary Plant Lectins Appear to Be Transported from the Gut to Gain Access to and Alter Dopaminergic Neurons of Caenorhabditis elegans, a Potential Etiology of Parkinson's Disease," Frontiers in Neurosciences 3, no. 7 (March 2016): http://journal.frontiersin.org/article/10.3389/fnut.2016.00007/full.

9   Ibid.

10   Bojing Liu, Fang Fang, Nancy L. Pedersen, et al., "Vagotomy and Parkinson Disease: A Swedish Register–Based Matched-Cohort Study," Neurology 88, no. 21(May 23, 2017): 1996–2002, https://www.ncbi.nlm.nih.gov/pubmed/28446653.

11   Thibaud Lebouvier, Michel Neunlist, Emmanuel Coron, et al., "Colonic Biopsies to Assess the Neuropathology of Parkinson's Disease and Its Relationship with Symptoms," PLOS One 5, no. 9 (September 2010): https://www.researchgate.net/profile/Michel_Neunlist/publication/46382378_Colonic_Biopsies_to_Assess_the_Neuropathology_of_Parkinson%27s_Disease_and_Its_Relationship_with_Symptoms/links/02bfe50f5c59b2fc7a000000/Colonic-Biopsies-to-Assess-the-

Neuropathology-of-Parkinsons-Disease-and-Its-Relationship-with-Symptoms. pdf?origin=publication_detail.

12   Florida Atlantic University, "Mutation of Worm Gene, swip-10, Triggers Age-Dependent Death of Dopamine Neurons: Death of Dopamine-Producing Cells Key Feature of Parkinson's Disease," ScienceDaily, April 4, 2018, https://www.sciencedaily.com/releases/2018/04/180404093926.htm.

13   Gary W. Small, Prabha Siddarth, Zhaoping Li, et al., "Memory and Brain Amyloid and Tau Effects of a Bioavailable Form of Curcumin in Non-Demented Adults: A Double-Blind, Placebo-Controlled 18-Month Trial," American Journal of Geriatric Psychiatry 26, no. 3 (March 2018): 266–77, https://www.sciencedirect.com/science/article/pii/S1064748117305110.

14   Y. Wang, S. Begum-Haque, K. M. Telesford, et al., "A Commensal Bacterial Product Elicits and Modulates Migratory Capacity of CD39(+) CD4 T Regulatory Subsets in the Suppression of Neuorinflammation," Gut Microbes 5, no. 4 (July 2014): 552–61, https://www.ncbi.nlm.nih.gov/m/pubmed/25006655/?i=4&from=/20817872/related.

15   J. Ochoa-Repáraz, D. W. Mielcarz, L. E. Ditrio, et al., "Central Nervous System Demyelinating Disease Protection by the Human Commensal Bacteroides fragilis Depends on Polysaccharide A Expression," Journal of Immunology 185, no. 7 (October 2010): 4101–8, https://www.ncbi.nlm.nih.gov/m/pubmed/20817872/.

16   Gundry, "Abstract P238: Remission/Cure of Autoimmune Diseases by a Lectin Limite Diet Supplemented with PRobiogics, Prebiotics and Polyphenols."

17   C. Jiang, C. Li, Z. Liu, et al., "The Gut Microbiota and Alzheimer's Disease," Journal of Alzheimer's Disease 58, no. 1 (2017): 1–15, https://www.ncbi.nlm.nih.gov/pubmed/28372330/.

18   Yuhai Zhao and Walter J. Lukiw, "Microbiome-Generated Amyloid and Potential Impact on Amyloidogenesis in Alzheimer's Disease (AD)," Journal of Nature Science 1, no. 7 (July 2015): 138, http://europepmc.org/articles/PMC4469284/.

19   Lulu Xie, Hongyi Kang, Qiwu Xu, et al., "Sleep Drives Metabolite Clearance from the Adult Brain," Science 342, no. 6156 (October 2014): https://www.ncbi.nlm.nih.gov/pmc/articles/PMC3880190/.

20   University College London, "Obesity Increases Dementia Risk," ScienceDaily, November 30, 2017, https://www.sciencedaily.com/releases/2017/11/171130133812.htm.

21   María-Isabel Covas, Montserrat Fitó, Jaume Marrugat, et al., "The Effect of Polyphenols in Olive Oil on Heart Disease Risk Factors: A Randomized Trial," Annals of Internal Medicine 145, no. 5 (September 2006): http://annals.org/aim/article-abstract/727945/effect-polyphenols-olive-oil-heart-disease-risk-factors-randomized-trial.

22   "Consuming Extra Virgin Olive Oil Could Be a Viable Therapeutic Opportunity for Preventing or Halting Dementia and Alzheimer's Disease," BioFoundations, June 21, 2017, https://biofoundations.org/consuming-extra-virgin-olive-oil-viable-therapeutic-opportunity-preventing-halting-dementia-alzheimers-disease/.

23   Vanessa Pitozzi, Michela Jacomelli, Dolores Catelan, et al., "Long-Term Dietary Extra-Virgin Olive Oil Rich in Polyphenols Reverses Age-Related Dysfunctions in Motor Coordination and Contextual Memory in Mice: Role of Oxidative Stress," Rejuvenation Research 15, no. 6 (January 2013): https://www.liebertpub.com/doi/abs/10.1089/rej.2012.1346.

24   Jedha Dening, "Olive Oil Component Stops Gut Bacteria Linked to Heart and Brain Diseases," Olive Oil Times, February 16, 2016, https://www.oliveoiltimes.com/olive-oil-health-news/olive-oil-stops-gut-bacteria-linked-to-heart-and-brain-diseases/50507.

25   Valentina Carito, Mauro Ceccanti, George Chaldakov, et al., "Polyphenols, Nerve Growth Factor, Brain-Derived Neurotrophic Factor, and the Brain," in Bioactive Nutraceuticals and Dietary Supplements in Neurological and Brain Disease, ed. Ronald Watson and Victor Preedy (New York: Academic Press, 2015), 65–71, https://www.researchgate.net/profile/George_Chaldakov/publication/312041499_NGF_BDNF_olive_oil_polyphnols/links/586c0b1008aebf17d3a5b3a6/NGF-BDNF-olive-oil-polyphnols.pdf.

26   P. G. Prieto, J. Cancelas, M. L. Villanueva-Peñacarrillo, et al., "Effects of an Olive-Oil-Enriched Diet on Plasma GLP-1 Concentration and Intestinal Content, Plasma Insulin Concentration, and Glucose Tolerance in Normal Rats," Endocrine 26, no. 2(March 2005): 107–15, https://www.ncbi.nlm.nih.gov/pubmed/15888922.

27   A. M. Bak, L. Egefjord, M. Gejl, et al., "Targeting Amyloid-Beta by Glucagon-Like Peptide-1 (GLP-1) in Alzheimer's Disease and Diabetes," Expert Opinions on Therapeutic Targets 15, no. 10 (October 2011): 1153–52, https://www.ncbi.nlm.nih.gov/pubmed/21749267/.

28   Sara De Nicoló, Luigi Tarani, Mauro Ceccanti, et al., "Effects of Olive Polyphenols

Administration on Nerve Growth Factor and Brain-Derived Neurotrophic Factor in the Mouse Brain," Nutrition 29, no. 4 (April 2013): 681–87, https://www.sciencedirect.com/science/article/pii/S0899900712004303.

29   Lisa Rapaport, "Mediterranean Diet with Olive Oil, Nuts Linked to Healthier Brain," Scientific American, 2018, https://www.scientificamerican.com/article/mediterranean-diet-with-olive-oil-nuts-linked-to-healthier-brain/.

30   Ravinder Nagpal, Carol A. Shively, Susan A. Appt, et al., "Gut Microbiome Composition in Non-Human Primates Consuming a Western or Mediterranean Diet," Frontiers in Nutrition (April 2018): https://www.frontiersin.org/articles/10.3389/fnut.2018.00028/full.

31   Michelle Luciano, Janie Corely, Simon R. Cox, et al., "Mediterranean-Type Diet and Brain Structural Change From 73 to 76 Years in a Scottish Cohort," Neurology(January 2017): http://n.neurology.org/content/early/2017/01/04/WNL.0000000000003559.

32   Y. Zhang, P. Zhuang, W. He, et al., "Association of Fish and Long-Chain Omega-3 Fatty Acids Intakes with Total and Cause-Specific Mortality: Prospective Analysis of 421 309 Individuals," Journal of Internal Medicine 284, no. 4 (July 2018): https://onlinelibrary.wiley.com/doi/abs/10.1111/joim.12786.

33   IOS Press, "Can Omega-3 Help Prevent Alzheimer's Disease? Brain SPECT Imaging Shows Possible Link," ScienceDaily, May 19, 2017, https://www.sciencedaily.com/releases/2017/05/170519124034.htm.

34   James V. Pottala, Kristine Yaffe, Jennifer G. Robinson, et al., "Higher RBC EPA+ DHA Corresponds with Larger Total Brain and Hippocampal Volumes," Neurology (Jan-uary 2014), http://n.neurology.org/content/early/2014/01/22/WNL.0000000000000080.short.

35   Martha Clare Morris, Yamin Wang, Lisa L. Barnes, et al., "Nutrients and Bioactives in Green Leafy Vegetables and Cognitive Decline," Neurology 90, no. 3 (January 16, 2018): e214–e222, http://n.neurology.org/content/90/3/e214.

36   S. F. Clarke, E. F. Murphy, O. O'Sullivan, et al., "Exercise and Associated Dietary Extremes Impact on Gut Microbial Diversity," Gut 63, no. 12 (June 2014): 1913–20, https://www.ncbi.nlm.nih.gov/m/pubmed/25021423/.

37   S. R. Knowles, E. A. Nelson, E. A. Palombo, "Investigating the Role of Perceived Stress on Bacterial Flora Activity and Salivary Cortisol Secretion: A Possible Mechanism Underlying Susceptibility to Illness," Biological Psychiatry 77, no. 2

(February 2008): 132–37, https://www.ncbi.nlm.nih.gov/m/pubmed/18023961/.

38   Monash University, "Extreme Exercise Linked to Blood Poisoning," ScienceDaily, June 16, 2015, https://www.sciencedaily.com/releases/2015/06/150616093646.htm.

39   N. Mach, Y. Ramayo-Caldas, et al., "Understanding the Response to Endurance Exercise Using a Systems Biology Approach: Combining Blood Metabolomics, Transcriptomics and miRNomics in Horses," BMC Genomics 18, no. 1 (February 2017): ncbi.nlm.nih.gov/pubmed/28212624.

40   Hong-Li Li, Lan Lu, Xiao-Shuang Wang, et al.,"Alteration of Gut Microbiota and Inflammatory Cytokine/Chemokine Profiles in 5-Fluorouracil Induced Intestinal Mucositis," Frontiers in Cellular and Infection Microbiology 7 (October 26, 2017): 455, https://www.frontiersin.org/articles/10.3389/fcimb.2017.00455/full.

41   Shadi S. Yarandi, Daniel A. Peterson, Glen J. Treisman, et al., "Modulatory Effects of Gut Microbiota on the Central Nervous System: How Gut Could Play a Role in Neuropsychiatric Health and Diseases," Neurogastroenterology and Motility 22, no. 2 (April 2016): 201–12, https://www.ncbi.nlm.nih.gov/pmc/articles/PMC4819858/.

42   Timothy G. Dinan, Roman M. Stilling, Catherine Stanton, et al., "Collective Unconscious: How Gut Microbes Shape Human Behavior," Journal of Psychiatric Research 63 (April 2015): 1–9, https://www.sciencedirect.com/science/article/pii/S0022395615000655#bib21.

43   Stephen M. Collins, Zain Kassam, and Premysl Bercik, "The Adoptive Transfer of Behavioral Phenotype via the Intestinal Microbiota: Experimental Evidence and Clinical Implications," Current Opinion in Microbiology 16, no. 3 (June 2013): 240–45, https://www.sciencedirect.com/science/article/pii/S1369527413000787.

44   Dinan et al., "Collective Unconscious."

45   Maia Szalavitz, "Explaining Why Meditators May Live Longer," Time, Body and Mind, December 23, 2010, http://healthland.time.com/2010/12/23/could-meditation-extend-life-intriguing-possibility-raised-by-new-study/.

46   Sanchari Sinha, Som Hath Singh, Y. P. Monga, et al., "Improvement of Glutathione and Total Antioxidant Status with Yoga," Journal of Alternative and Complementary Medicine 13, no. 10 (December 2007): https://www.liebertpub.com/doi/abs/10.1089/acm.2007.0567.

47   Henrike M. Hamer, Daisy M. A. E. Jonkers, Aalt Bast, et al., "Butyrate Modulates Oxidative Stress in the Colonic Muscosa of Healthy Humans," Clinical Nutrition 23, no. 1 (February 2009): 88–93, https://www.sciencedirect.com/science/article/pii/

S0261561408002227.

48   Rameswar Pal, Som Nath Singh, Abhirup Chatterjee, et al., "Age-Related Changes in Cardiovascular System, Autonomic Functions, and Levels of BDNF of Healthy Active Males: Role of Yogic Practice," Age 36, no. 9683 (July 2014): https://link.springer.com/article/10.1007/s11357-014-9683-7.

49   Raeesah Maqsood and Trevor W. Stone, "The Gut-Brain Axis, BDNF, NMDA and CNS Disorders," Neurochemical Research 41, no. 11 (November 2016): 2819–35, https://link.springer.com/article/10.1007/s11064-016-2039-1.

50   Brett Froeliger, Eric L. Garland, and F. Joseph McClernon, "Yoga Meditation Practitioners Exhibit Greater Gray Matter Volume and Fewer Reported Cognitive Failures: Results of a Preliminary Voxel-Based Morphometric Analysis," Hindawi(October 2012): https://www.hindawi.com/journals/ecam/2012/821307/.

51   Trinity College Dublin, "The Yogi Masters Were Right—Meditation and Breathing Exercises Can Sharpen Your Mind: New Research Explains Link Between Breath-Focused Meditation and Attention and Brain Health," ScienceDaily, May 10, 2018, https://www.sciencedaily.com/releases/2018/05/180510101254.htm.

52   Harris A. Eyre, Bianca Acevedo, Hongyu Yang, et al., "Changes in Neural Connectivity and Memory Following a Yoga Intervention for Older Adults: A Pilot Study," Journal of Alzheimer's Disease 52, no. 2 (May 2016): 673–84, https://content.iospress.com/articles/journal-of-alzheimers-disease/jad150653.

53   Massachusetts General Hospital, "How Exercise Generates New Neurons, Improves Cognition in Alzheimer's Mouse: How to Mimic the Beneficial Effects of Exercise," ScienceDaily, September 6, 2018, https://www.sciencedaily.com/releases/2018/09/180906141623.htm.

Chapter 7: Look Younger As You Age

1   Jan Gruber and Brian K. Kennedy, "Microbiome and Longevity: Gut Microbes Send Signals to Host Mitochondria," Cell 169, no. 7 (June 2017): 1168–69, http://www.cell.com/cell/fulltext/S0092-8674(17)30641-4.

2   University of Chicago Medical Center, "Specific Bacteria in the Small Intestine Are Crucial for Fat Absorption: A High-Fat Diet Promotes Growth of the Microbes That Boost Lipid Digestion and Absorption," ScienceDaily, April 11, 2018, https://www.

sciencedaily.com/releases/2018/04/180411131639.htm.

3   A. Janesick and B. Blumberg, "Endocrine Disrupting Chemicals and the Developmental Programming of Adipogenesis and Obesity," Birth Defects Research Part C: Embryo Today 93, no. 1 (March 2011): 34–50, http://www.ncbi.nlm.nih.gov/m/pubmed/21425440/.

4   Gretchen Goldman, Christina Carlson, Yixuan Zhang, Bad Chemistry: How the Chemical Industry's Trade Association Undermines the Policies That Protect Us (Cam-bridge, MA: Center for Science and Democracy, July 2015), http://www.ucsusa.org/center-science-and-democracy/fighting-misinformation/american-chemistry-council-report#.WBpRlNw6NcB.

5   Brian Bienkowski, "BPA Replacement Also Alters Hormones," Scientific American, January 17, 2013, https://www.scientificamerican.com/article/bpa-replacement-also-alters-hormones/.

6   P. M. D. Foster, R. C. Cattley, and E. Mylchreest, "Effects of Di-n-Butyl Phthalate(DBP) on Male Reproductive Development in the Rat: Implications for Human Risk Assessment," Food and Chemical Toxicology 38 (suppl. 1) (April 1, 2000): S97–S99, https://www.sciencedirect.com/science/article/pii/S0278691599001283.

7   Susan M. Duty, Narendra P. Singh, Manori J. Silva, et al., "The Relationship Between Environmental Exposures to Phthalates and DNA Damage in Human Sperm Using the Neutral Comet Assay," Environmental Health Perspectives 111, no. 9 (July 2003): 1164–69.

8   Ivelisse Colón, Doris Caro, Carlos J. Bourdony, et al., "Identification of Phthalate Esters in the Serum of Young Puerto Rican Girls with Premature Breast Development," Environmental Health Perspectives 108, no. 9 (September 2000): 895–900, https://www.researchgate.net/publication/12305674_Identification_of_Phthalate_Esters_in_the_Serum_of_Young_Puerto_Rican_Girls_with_Premature_Breast_Development.

9   Giuseppe Latini, Claudio De Felice, Giuseppe Presta, et al., "In Utero Exposure to Di-(2-Ethylhexyl)phthalate and Duration of Human Pregnancy," Environmental Health Perspectives 111, no. 14 (December 2003): 1783–85, https://www.researchgate.net/publication/9028566_In_Utero_Exposure_to_Di-2-ethylhexylphthalate_and_Duration_of_Human_Pregnancy.

10   J. M. Braun, S. Sathyanarayana, and R. Hauser, "Phthalate Exposure and Children's

Health," Current Opinion in Pediatrics 25, no. 2 (April 2013): 247–54.

11   F. Maranghi, R. Tassinari, V. Lagatta, et al., "Effects of the Food Contaminant Semicarbazide Following Oral Administration in Juvenile Sprague-Dawley Rats," Food and Chemical Toxicology 47, no. 2 (February 2009): 472–79, https://www. sciencedirect.com/science/article/pii/S0278691508006753#!.

12   Francesca Maranghi, Roberta Tassinari, Daniele Marcoccia, et al., "The Food Contaminant Semicarbazide Acts as an Endocrine Disrupter: Evidence from an Integrated In Vivo/In Vitro Approach," Chemico-Biological Interactions 183, no. 1 (January 2010): 40–48, https://www.sciencedirect.com/science/article/pii/ S0009279709003974.

13   "EFSA Publishes Further Evaluation on Semicarbazide in Food," European Food Safety Authority, July 1, 2005, https://www.efsa.europa.eu/en/press/news/050701.

14   Mike Blake, "That Chemical Subway Ditched? McDonald's, Wendy's Use It Too," NBC News, February 7, 2014, https://www.nbcnews.com/business/consumer/ chemical-subway-ditched-mcdonalds-wendys-use-it-too-n25051.

15   Cheol-Woo Kim, Jung Hyuck Cho, Jong-Han Leem, et al., "Occupational Asthma Due to Azodicarbonamide," Yonsei Medical Journal 45, no. 2 (May 2004): 325–39.

16   Richard Cary, Stuart Dobson, and E. Ball, Azodicarbonamide, Concise International Chemical Assessment Document 16 (Geneva: World Health Organization, 1999), http://apps.who.int/iris/bitstream/handle/10665/42200/9241530162. pdf?sequence=1&isAllowed=y.

17   Joël Tassignon, Michel Vandevelde, and Michel Goldman, "Azodicarbonamide as a New T Cell Immunosuppressant: Synergy with Cyclosporin A," Clinical Immunology 100, no. 1 (July 2001): 24–30, https://www.sciencedirect.com/science/ article/pii/S1521661601950417.

18   Kathryn J. Reid, Giovanni Santostasi, Kelly G. Baron, et al., "Timing and Intensity of Light Correlate with Body Weight in Adults," PLOS One (April 2, 2014): https:// journals.plos.org/plosone/article?id=10.1371/journal.pone.0092251.

19   Natasha Lee, "Microorganisms Found on the Skin," DermNet NZ, August 2014, https://www.dermnetnz.org/topics/microorganisms-found-on-the-skin/.

20   Jef Akst, "Microbes of the Skin," The Scientist, June 13, 2014, https://mobile.the-scientist.com/article/40228/microbes-of-the-skin.

21   M. J. Blaser, M. G. Dominguez-Bello, M. Contreras, "Distinct Cutaneous Bacterial Assemblages in a Sampling of South American Amerindians and US Residents,"

Multidisciplinary Journal of Microbial Ecology 7, no. 1 (January 2013), https://www.ncbi.nlm.nih.gov/pubmed/22895161/.

22   University of California—San Diego, "Beneficial Skin Bacteria Protect Against Skin Cancer," ScienceDaily, March 1, 2018, https://www.sciencedaily.com/releases/2018/03/180301103701.htm.

23   NIH/National Institute of Allergy and Infectious Diseases, "Bacteria Therapy for Eczema Shows Promise," ScienceDaily, May 3, 2018, https://www.sciencedaily.com/releases/2018/05/180503101703.htm.

24   Claudine Manach, Augustin Scalbert, and Christine Morand, "Polyphenols: Food Sources and Bioavailability," American Journal of Clinical Nutrition 79, no. 5 (May 2004): 727–47, https://academic.oup.com/ajcn/article/79/5/727/4690182.

25   J. Bensalem, S. Dudonné, N. Etchamendy, et al., "Polyphenols from Grape and Blueberry Improve Episodic Memory in Healthy Elderly with Lower Level of Memory Performance: A Bicentric Double-Blind, Randomized, Placebo-Controlled Clinical Study," Journals of Gerontology (July 2018), https://www.ncbi.nlm.nih.gov/m/pubmed/30032176/.

26   F. Afaq and S. K. Katiyar, "Polyphenols: Skin Photoprotection and Inhibition of Photocarcinogenesis," Mini-Reviews in Medicinal Chemistry 11, no. 14 (December 2011): 1200–1215, https://www.ncbi.nlm.nih.gov/pubmed/22070679.

27   F. Afaq, M. A. Zaid, N. Khan, et al., "Protective Effect of Pomegranate-Derived Products on UVB-Mediated Damage in Human Reconstituted Skin," Experimental Dermatology 18, no. 6 (June 2009): 553–61, https://www.ncbi.nlm.nih.gov/pubmed/19320737.

28   K. Kasai, M. Yoshimura, T. Koga, et al., "Effects of Oral Administration of Ellagic Acid-Rich Pomegranate Extract on Ultraviolet-Induced Pigmentation in the Human Skin," Journal of Nutritional Science and Vitaminology (Tokyo) 52, no. 5 (October 2006): 383–88, https://www.ncbi.nlm.nih.gov/pubmed/17190110.

29   Tomoko Tanigawa, Shigeyuki Kanazawa, Ryoko Ichibori, et al., "(+)-Catechin Protects Dermal Fibroblasts Against Oxidative Stress-Induced Apoptosis," BMC Complementary and Alternative Medicine 14, no. 1 (April 2014): 133, https://www.researchgate.net/publication/261514683_-Catechin_protects_dermal_fibroblasts_against_oxidative_stress-induced_apoptosis.

30   Anne-Katrin Greul, Jens-Uwe Grundmann, Felix Heinrich, et al., "Photoprotection of UV-Irradiated Human Skin: An Antioxidative Combination of Vitamins E

and C, Carotenoids, Selenium and Proanthocyanidins," Skin Pharmacology and Physiology 15, no. 5 (September 2002): 307–15, https://www.researchgate.net / publication/11152221_Photoprotection_of_UV-Irradiated_Human_Skin_An_ Antioxidative_Combination_of_Vitamins_E_and_C_Carotenoids_Selenium_and_ Proanthocyanidins.

31. Kristen Gescher, Joachim M. Kühn, Andreas Hensel, et al., "Proanthocyanidin-Enriched Extract from Myrothamnus flabellifolia Welw. Exerts Antiviral Activity Against Herpes Simplex Virus Type 1 by Inhibition of Viral Adsorption and Penetration," Journal of Ethnopharmacology 134, no. 2 (March 24, 2011): 468–74, https://www. ncbi.nlm.nih.gov/pubmed/21211557.

32 Chwan-Fwu Lin, Yann-Lii Leu, Saleh A. Al-Suwayeh, et al., "Anti-Inflammatory Activity and Percutaneous Absorption of Quercetin and Its Polymethoxylated Compound and Glycosides: The Relationships to Chemical Structures," European Journal of Pharmaceutical Sciences 47, no. 5 (May 2012): 857–64, https://www. sciencedirect.com/science/article/pii/S0928098712002096.

33 Jheng-Hua Huang, Chieh-Chen Huang, Jia-You Fang, et al., "Protective Effects of Myricetin Against Ultraviolet-B-Induced Damage in Human Keratinocytes," Toxicology in Vitro 24, no. 1 (February 2010): 21–28, https://www.sciencedirect. com/science/article/pii/S0887233309002823.

34 Shi-Hui Dong, Geping Cai, José G. Napolitano, et al., "Lipidated Steroid Saponins from Dioscorea villosa (Wild Yam)," Fitoterapia 91 (December 2013): 113–24, https://www.sciencedirect.com/science/article/pii/S0367326X13002013.

35 Tessa Moses, Kalliope K. Papadopoulou, and Anne Osbourn, "Metabolic and Functional Diversity of Saponins, Biosynthetic Intermediates and Semi-Synthetic Derivatives," Critical Reviews in Biochemistry and Molecular Biology 49, no. 6 (October 6, 2014): 439–62, https://www.tandfonline.com/doi/full/10.3109/1040923 8.2014953628.

36 Vamshi K. Manda, Bharathi Avula, Zulfiqar Ali, et al., "Characterization of In Vitro ADME Properties of Diosgenin and Dioscin from Dioscorea villosa," Planta Medica 79, no. 15 (October 2013): 1421–28, https://www.ncbi.nlm.nih.gov/pmc/articles/ PMC5592720/.

37 Yayoi Tada, Naoko Kanda, Akinori Haratake, et al., "Novel Effects of Diosgenin on Skin Aging," Steroids 74, no. 6 (June 2009): 504–11, https://www.sciencedirect. com/science/article/pii/S0039128X09000233.

38 Jongsung Lee, Kwangseon Jung, Yeong Shik Kim, et al., "Diosgenin Inhibits Melanogenesis Through the Activation of Phosphatidylinositol-3-Kinase Pathway (PI3K) Signaling," Life Sciences 81, no. 3 (June 27, 2007): 249–54, https://www.sciencedirect.com/science/article/pii/S002432050700375X.

39 Ivana Binic, Viktor Lazarevic, Milanka Ljubenovic, et al., "Skin Ageing: Natural Weapons and Strategies," Evidence-Based Complementary and Alternative Medicine 2013 (2013): 827248, https://www.researchgate.net/publication/235691895_Skin_Ageing_Natural_Weapons_and_Strategies.

40 Ibid.

41 Manda et al., "Characterization of In Vitro ADME Properties of Diosgenin and Dioscin from Dioscorea villosa."

42   Stacie E. Geller and Laura Studee, "Botanical and Dietary Supplements for Menopausal Symptoms: What Works, What Does Not," Journal of Women's Health 14, no. 7 (October 2005): 634–49, https://www.researchgate.net/publication/7583156_Botanical_and_Dietary_Supplements_for_Menopausal_Symptoms_What_Works_What_Does_Not.

43 Manda et al., "Characterization of In Vitro ADME Properties of Diosgenin and Dioscin from Dioscorea villosa."

44 Ibid.

Chapter 8: The Longevity Paradox Foods

1 Embriette Hyde, "What Does a Three-Day Dietary Cleanse Do to Your Gut Microbiome?," American Gut, February 29, 2016, http://americangut.org/what-does-a-three-day-dietary-cleanse-do-to-your-gut-microbiome/.

2 Delfin Rodriguez-Leyva, Chantal M. C. Bassett, Richelle McCullough, et al., "The Cardiovascular Effects of Flaxseed and Its Omega-3 Fatty Acid, Alpha-Linolenic Acid," Canadian Journal of Cardiology 26, no. 9 (November 2010): 489–96, https://www.ncbi.nlm.nih.gov/pmc/articles/PMC2989356/.

3 Penn State, "Like It or Not: Broccoli May Be Good for the Gut," ScienceDaily, October 12, 2017, https://www.sciencedaily.com/releases/2017/10/171012151754.htm.

4 J. Mercola, "Why Aged Cheese and Mushrooms Are So Good for Your Heart (and

Make You Live Longer Too)," The Science of Eating, 2016, http://thescienceofeating. com/2017/08/17/aged-cheese-mushrooms-good-heart-make-live-longer/.

5   Tobias Eisenberg, Mahmoud Abdellatif, Frank Madeo, et al., "Cardioprotection and Lifespan Extension by the Natural Polyamine Spermidine," Nature Medicine 22 (November 2016): 1428–38, https://www.nature.com/articles/nm.4222.

6   Charles N. Serhan, Song Hong, Karsten Gronert, et al., "Resolvins: A Family of Bioactive Products of Omega-3 Fatty Acid Transformation Circuits Initiated by Aspirin Treatment That Counter Proinflammation Signals," Journal of Experimental Medicine 196, no. 8 (November 2002): 1025–37, https://www.researchgate.net/publication/11071436_Resolvins_A_Family_of_Bioactive_Products_of_Omega-3_Fatty_Acid_Transformation_Circuits_Initiated_by_Aspirin_Treatment_that_Counter_Proinflammation_Signals.

7   Alexander Obrosov, Lawrence J. Coppey, Hanna Shevalye, et al., "Effect of Fish Oil vs. Resolvin D1, E1, Methyl Esters of Resolvins D1 or D2 on Diabetic Peripheral Neuropathy," Journal of Neurology and Neurophysiology 8, no. 6 (2017): 453, https://www.ncbi.nlm.nih.gov/pmc/articles/PMC5800519/.

8   Ze-Jian Wang, Cui-Ling Liang, Guang-Mei Li, et al., "Neuroprotective Effects of Arachidonic Acid Against Oxidative Stress on Rat Hippocampal Slices," Chemico-Biological Interactions 163, no. 3 (November 7, 2006): 207–17, https://www.sciencedirect.com/science/article/pii/S0009279706002122.

9   Jyrki K. Virtanen, Jason H. Y. Wu, Sari Voutilainen, et al., "Serum n-6 Polyunsaturated Fatty Acids and Risk of Death: The Kuopio Ischaemic Heart Disease Risk Factor Study," American Journal of Clinical Nutrition 107, no. 3 (March 2018): 427–35, https://www.researchgate.net/publication/323967337_Serum_n-6_polyunsaturated_fatty_acids_and_risk_of_death_The_Kuopio_Ischaemic_Heart_Disease_Risk_Factor_Study.

10   Michael D. Roberts, Mike Iosia, Chad M. Kerksick, et, al., "Effects of Arachidonic Acid Supplementation on Training Adaptations in Resistance-Trained Males," Journal of the International Society of Sports Nutrition 4, no. 21 (November 2007): https://jissn.biomedcentral.com/articles/10.1186/1550-2783-4-21.

11   James V. Pottala, Kristine Yaffe, Jennifer G. Robinson, et al., "Higher RBC EPA + DHA Corresponds with Larger Total Brain and Hippocampal Volumes: WHIMSMRI Study," Neurology 82, no. 5 (January 2014): 435–42, https://www.researchgate.net/publication/259877890_Higher_RBC_EPA_DHA_corresponds_with_larger_total_

brain_and_hippocampal_volumes_WHIMS-MRI_study.

12   Alexandra J. Richardson, Jennifer R. Burton, Richard P. Sewell, et al., "Docosahexaenoic Acid for Reading, Cognition and Behavior in Children Aged 7–9 Years: A Randomized, Controlled Trial (The DOLAB Study)," PLOS One, September 6, 2012, https://journals.plos.org/plosone/article?id=10.1371/journal.pone.0043909.

13   University of Massachusetts Lowell, "Omega-3s Help Keep Kids Out of Trouble: How Diet, Biology Can Prevent Bad, Even Criminal Behavior," ScienceDaily, July 24, 2018, https://www.sciencedaily.com/releases/2018/07/180724174322.htm.

14   Stephanie Liou, "Brain-Deprived Neurotrophic Factor (BDNF)," Huntington's Outreach Project for Education at Stanford, June 26, 2010, http://web.stanford. edu/group/hopes/cgi-bin/hopes_test/brain-derived-neurotrophic-factor-bdnf/#how-does-bdnf-work.

15   Astrid Nehlig, "The Neuroprotective Effects of Cocoa Flavanol and Its Influence on Cognitive Performance," British Journal of Clinical Pharmacology 75, no. 2 (March 2013): 716–27, https://bpspubs.onlinelibrary.wiley.com/doi/abs/10.1111/j.1365-2125.2012.04378.x.

16   Dayong Wu, Junpeng Wang, Munkyong Pae, et al., "Green Tea EGCG, T Cells, and T Cell–Mediated Autoimmune Diseases," Molecular Aspects of Medicine 33, no. 1 (February 2012): 107–18, https://www.sciencedirect.com/science/article/pii/S0098299711000458.

17   Yan Hou, Wanfang Shao, Rong Xiao, et al., "Pu-erh Tea Aqueous Extracts Lower Atherosclerotic Risk Factors in a Rat Hyperlipidemia Model," Expermental Gerontology 44, nos. 6–7 (June–July 2009): 434–39, https://www.sciencedirect. com/science/article/pii/S053155650900062X.

18   Ida M. Klang, Birgit Schilling, Dylan J. Sorensen, et al., "Iron Promotes Protein Insolubility and Aging in C. elegans," Aging (Albany NY) 6, no. 11 (November 2014): 975–88, http://europepmc.org/articles/PMC4276790/.

19.   Michael Day, "Give Blood, Live Longer," New Scientist, October 17, 1998, https:// www.newscientist.com/article/mg16021562-500-give-blood-live-longer/.

20   M. B. Abou-Donia, E. M. El-Masry, A. A. Abdel-Rahman, et al., "Splenda Alters Gut Microflora and Increases Intestinal P-Glycoprotein and Cytochrome P-450 in Male Rats," Journal of Toxicology and Environmental Health 7, no. 21 (2008): https:// www.ncbi.nlm.nih.gov/m/pubmed/18800291/.

21   M. Y. Pepino, C. D. Tiemann, B. W. Patterson, et al., "Sucralose Affects Glycemic and

Hormonal Responses to an Oral Glucose Load," Diabetes Care 36, no. 9 (September 2013): 2530–35, https://www.ncbi.nlm.nih.gov/m/pubmed/23633524/.

22   Susan S. Schiffman and Kristina I. Rother, "Sucralose, a Synthetic Organochlorine Sweetener: Overview of Biological Issues," Journal of Toxicology and Environmental Health 16, no. 7 (2013): 399–451, https://www.tandfonline.com/doi/pdf/10.1080/10937404.2013.842523.

23   Qiang Wang, Lu-Gang Yu, Barry J. Campbell, et al., "Identification of Intact Peanut Lectin in Peripheral Venous Blood," Lancet 352, no. 9143 (December 5, 1998): 1831–32, https://www.sciencedirect.com/science/article/pii/S0140673605798949.

Chapter 9: The Longevity Paradox Meal Plan

1   American Psychological Association, "You're Only as Old as You Think and Do: Increased Control, Physical Activity Lower Subjective Age in Older Adults, Research Says," ScienceDaily, August 9, 2018, https://www.sciencedaily.com/releases/2018/08/180809141122.htm.

2   In Young Choi, Laura Piccio, Patra Childress, et al., "A Diet Mimicking Fasting Promotes Regeneration and Reduces Autoimmunity and Multiple Sclerosis Symptoms," Cell Reports 15, no. 10 (June 2016), 2136–46, http://www.cell.com/cell-reports/fulltext/S2211-1247(16)30576-9.

3   Embriette Hyde, "What Does a Three-Day Dietary Cleanse Do to Your Gut Microbiome?," American Gut, February 29, 2016, http://americangut.org/what-does-a-three-day-dietary-cleanse-do-to-your-gut-microbiome/.

4   Ernst J. Drenick, Lia C. Alvarez, Gabor C. Tamasi, et al., "Resistance to Symptomatic Insulin Reactions after Fasting," Journal of Clinical Investiga-tion 51, no. 10 (October 1972): 2757–62, https://www.researchgate.net/publication/18111482_Resistance_to_Symptomatic_Insulin_Reactions_after_Fasting.

5   NIH/National Institute on Aging, "Longer Daily Fasting Times Improve Health and Longevity in Mice: Benefits Seen Regardless of Calorie Intake, Diet Composition in New Study," ScienceDaily, September 6, 2018, https://www.sciencedaily.com/releases/2018/09/180906123305.htm.

6   Dagmar E. Ehrnhoefer, Dale D. O. Martin, Mandi E. Schmidt, et al., "Preventing Mutant Huntingtin Proteolysis and Intermittent Fasting Promote Autophagy in

Models of Huntington Disease," Acta Neuropathologica Communications 6, no.16 (March 2018): https://actaneurocomms.biomedcentral.com/articles/10.1186/s40478-018-0518-0.

7   Prashant K. Nighot, Chien-An Andy Hu, and Thomas Y. Ma, "Autophagy Enhances Intestinal Epithelial Tight Junction Barrier Function by Targeting Claudin-2 Protein Degradation," Journal of Biological Chemistry 290, no. 11 (March 2015): 77234–46, http://m.jbc.org/content/290/11/7234.full.

8   Elitsa Ananieva, "Targeting Amino Acid Metabolism in Cancer Growth and Anti-Tumor Immune Response," World Journal of Biological Chemistry 6, no. 4 (November 2015): 281–89, http://www.ncbi.nlm.nih.gov/pmc/articles/PMC4657121/.

Chapter 10: The Longevity Paradox Lifestyle Plan

1   Y. Koh and J. Park, "Cell Adhesion Molecules and Exercise," Journal of Inflammation Research 11 (July 2018): 297–306, https://www.dovepress.com/articles.php?article_id=39476.

2   Changin Oh, Kunkyu Lee, Yeotaek Cheong, et al., "Comparison of the Oral Microbiomes of Canines and Their Owners Using Next-Generation Sequencing," PLOS One 10, no. 7 (July 2015): http://journals.plos.org/plosone/article?id=10.1371/journal.pone.0131468.

*   고강도 인터벌 트레이닝(HIIT: High intensity interval training)은 중간강도 운동과 비교하였을 때 체중감량 유지에 도움이 되는 운동이며 중간강도 운동보다 시간효율대비 체중감량 및 유지에 효율적인 운동방식일 수 있다.(Wewege M et al.,2017)

3   University of British Columbia, Okanagan Campus, "Short Bursts of Intense Exercise Are a HIIT, Even with Less Active People: Participants Find High-Intensity Interval Exercise as Enjoyable as Traditional Exercise," ScienceDaily, May 24, 2018, https://www.sciencedaily.com/releases/2018/05/180524141625.htm.

4   Elsevier, "Frequent Sauna Bathing Has Many Health Benefits," ScienceDaily, August 1, 2018, https://www.sciencedaily.com/releases/2018/08/180801131602.htm.

5   Bi Zhang, Jianke Gong, Wenyuan Zhang, et al., "Brain-Gut Communications via Distinct Neuroendocrine Signals Bidirectionally Regulate Longevity in C. elegans," Genes and Development 32, nos. 3–4 (January 2018): http://m.genesdev.cshlp.org/

content/32/3-4/258.

6   NIH/National Institute on Alcohol Abuse and Alcoholism, "Lack of Sleep May Be Linked to Risk Factor for Alzheimer's Disease: Preliminary Study Shows Increased Levels of Beta-Amyloid," ScienceDaily, April 13, 2018, https://www.sciencedaily.com/releases/2018/04/180413155301.htm.

7   K. Spiegel, E. Tasali, P. Penev, et al., "Brief Communication: Sleep Curtailment in Healthy Young Men Is Associated with Decreased Leptin Levels, Elevated Ghrelin Levels, and Increased Hunger and Appetite," Annals of Internal Medicine 141, no. 11 (December 2004): 846–50, https://www.ncbi.nlm.nih.gov/pubmed/15583226.

8   Technical University of Munich (TUM), "Effect of Genetic Factors on Nutrition: The Genes Are Not to Blame," ScienceDaily, July 20, 2018, https://www.sciencedaily.com/releases/2018/07/180720092515.htm.

9   Joe Alcock, Carlo C. Maley, and C. Athena Aktipis, "Is Eating Behavior Manipulated by the Gastrointestinal Microbiota? Evolutionary Pressures and Potential Mechanisms," Bioessays 36, no. 10 (October 2014): 940–49, https://www.ncbi.nlm.nih.gov/pmc/articles/PMC4270213/.

10   N. A. Christakis and J. H. Fowler, "The Spread of Obesity in a Large Social Networkover 32 Years," New England Journal of Medicine 357, no.4 (July 2007): 370–79, https://www.ncbi.nlm.nih.gov/pubmed/17652652/.

11   Remco Kort, Martien Caspers, Astrid van de Graaf, et al., "Shaping the Oral Microbiota Through Intimate Kissing," Microbiome 2, no. 41 (November 2014): https://microbiomejournal.biomedcentral.com/articles/10.1186/2049-2618-2-41.

Chapter 11: Longevity Paradox Supplement Recommendations

1   American Heart Association, "Diet, 'Anti-Aging' Supplements May Help Reverse Blood Vessel Abnormality," ScienceDaily, May 1, 2013, https://www.sciencedaily.com/releases/2013/05/130501193127.htm.

2   E. L. Stenblom, E. Egecioglu, M. Landin-Olsson, et al., "Consumption of Thylakoid-Rich Spinach Extract Reduces Hunger, Increases Satiety and Reduces Cravings for Palatable Food in Overweight Women," Appetite 91 (2015): 209–19, http://www.ncbi.nlm.nih.gov/m/pubmed/25895695/.

3   D. Thomas, "The Mineral Depletion of Foods Available to Us as a Nation

(1940–2002)—A Review of the 6th Edition of McCance and Widdowson," Nutrition and Health 19, nos. 1–2 (2007): 21–55, http://www.ncbi.nlm.nih.gov/m/pubmed/18309763/.

의학 박사 스티븐 R. 건드리는 인간의 생물학적 진화 및 사회적 진화 분야에서 특별상을 받으며 예일대학교를 우등 졸업했다. 조지아 의과대학에서 알파 오메가 알파Alpha Omega Alpha를 졸업한 후 미시간대학교 일반외과와 흉부외과에서 전문의 수련 과정을 수료한 뒤 국립보건원에서 임상 부교수로 활동했다. 이후 건드리 박사는 심장 발작 시 나타나는 세포사를 되돌리는 장치를 발명했는데, 이를 변형해 만든 장비가 심장 절개술 중에 심장을 보호하기 위해 세계적으로 가장 널리 사용되는 메드트로닉 건드리 심장마비 회복 삽입관 Medtronic Gundry Retrograde Cardioplegia Cannula이다. 박사는 런던 그레이트 오몬드가街에 있는 아동 병원에서 선천성 심장 수술 분야의 펠로우십을 마치고 메릴랜드 의과대학 교수로 2년 재직 후 로마린다 의과대학의 흉부외과 교수 겸 학과장으로 임용되었다.

건드리 박사는 로마린다에서 재직하는 동안 이종異種 간 장기이식 분야를 개척했다. 그리고 다른 종의 심장을 이식했을 때 면역계와 혈관 단백질이 보이는 반응을 연구했다. 그는 FDA에서 승인한 매몰형 좌심실 보조 장치를 최초로 개발한 초기 연구원 20명에 속한다. 또한 대동맥 판막 수술에 가장 많이 사용되는 최소 침습 수술 기법인 건드리 최소흉골절개술Gundry Ministernotomy과 선천성 심장 기형이 심한 아동의 심장 일부를 재건할 수 있는 살아 있는 조직인 건드리 래터럴 터널Gundry Lateral Tunnel, 최소 침습 심장 수술에서 가장 많이 사용되는 삽입관인 스쿠시 베누스 카뉼라Skoosh Venous Cannula를 개발했다.

건드리 박사는 컴퓨터모션Computer Motion(현 인튜이티브서지컬Intuitive Surgical)의 컨설턴트로서 로봇 심장 수술 분야를 개척한 선구자 중 한 사람이다. 관상동맥 우회술과 승모판막 수술에서 로봇이 보조하는 최소 침습 수술을 위한 FDA 승인을 초창기에 받았으며, 봉합 없이 혈관과 관상동맥 우회로를 연결하는 특허는 물론이고 봉합과 인공 심폐 장치 없이 승모판막을 고치는 특허를 보유하고 있다.

건드리 박사는 미국인공장기학회American Society of Artificial Internal Organs 이사로 재직했으며 최소침습심장수술국제학회International Society of Minimally Invasive Cardiothoracic Surgery의 설립 임원이자 재무 담당자였다. 또한 미국심장협회 Desert Division의 이사회 회장을 2년간 역임했고, 미국외과학회American College of Surgeons, 미국심장학회American College of Cardiology, 미국외과의사협회American Surgical Association, 미국소아과학회American Academy of Pediatrics, 미국흉부외과의사협회American College of Chest Physician의 정회원으로 활동했다. 미국심장협회 연례 회의의 보고서 검토위원으로 여러 차례 활동했고, 외과학, 면역학, 유전학, 영양학, 지질脂質 연구에 관한 상호 심사 저널에서 300편 이상의 논문과 초록을 기고했으며, 다수의 의료 자선활동을 포함하여 30개국 이상에서 수술을 집도했다.

2000년 건드리 박사는 심각한 관상동맥 질환으로 '수술이 불가능한' 환자들이 식습관 변화와 영양 보충제로 회복하는 놀라운 모습을 보고 돌연 진로를 변경했다. 자신 또한 오랫동안 비만에 시달렸던 그는 자신의 예일대학교 논문을 적용해 진화적 코딩과 조상들의 미생물군유전체, 유전자, 환경의 상호작용에 근거한 식이요법을 개발했다. 이 프로그램으로 자신이 겪고 있던 여러 건강상의 문제를 치료할 수 있었고, 그 과정에서 별다른 노력 없이 32kg을 감량하고 17년간 체중을 유지하고 있다. 이런 놀라운 결과 덕분에 그는 국제심장폐연구소를 설립했고 그 과정의 일부로 캘리포니아주 팜스프링스와 샌타바버라에 복원의학센터를 세웠다. 이곳에서 환자의 건강 수명을 극대화하기 위해 정밀 혈액검사와 혈류측정법을 사용하면서 심장질환, 당뇨, 자가면역질환, 암, 관절염, 신장 질환이나 치매, 알츠하이머 같은 신경질환 등 대부분의 질병을 식이요법 및 영양 보충제로 회복하는 다양한 임상 연구와 진료에 매진해 왔다.

이때 이뤄진 연구 결과를 모아 2008년 《건드리 박사의 식이 혁명: 당신과 당신의 허리라인을 죽이고 있는 유전자를 제거하라Dr. Gundry's Diet Evolution: Turn Off the Genes That Are Killing You and Your Waistline》를 출간했다. 이 책의 성공으로 그는 인간의 미생물군유전체, 우리가 먹는 음식, 우리가 일상생활에서 사용하는 제품, 우리의 육체적·정신적 건강 및 행복감과 장 건강 사이의 관계에 관한 세계적인 전문가로 인정받게 되었다. 최근 몇 년간은 맡은 진료 중 50% 이상을 전 세계에서 몰려드는 환자의 자가면역질환을 회복시키는 일에 전념하고 있다. 이런 연구 결과 덕분에 그는 뉴욕 타임스 베스트셀러인 《플랜트 패러독스》와 《플랜트 패러독스 쿡북》, 최근에는 《플랜트 패러독스: 퀵앤이지The Plant Paradox: Quick and Easy》를 출간했다. 특히 《플랜트 패러독스》는 25개 이상 언어로 번역되어 렉틴 프리 식단에 대한 세계적 관심을 불러일으켰다.

건드리 박사는 의료인 조사기관 캐슬 코놀리Castle Connolly에서 21년 연속으로 미국 최고 의사로 선정되었고, 팜스프링스라이프Palm Springs Life 15년 연속 최고 의사 및 로스앤젤레스 매거진 6년 연속 최고 의사로 뽑혔다.

전 세계 식스센스 리조트 & 스파Six Senses Resorts and Spas에서 사용하는 영양 가이드라인을 개발했으며, 페가수스 캐피탈 어드바이저스Pegasus Capital Advisors에서 수석 과학 고문으로 일했다. 스탠퍼드와 MIT 브레인 서밋에서는 장이 뇌 건강에 미치는 영향에 관한 강연에 초대받았고, 2016년에는 영양 보충제와 피부관리 보충제를 생산하는 건드리MD를 설립했다.

현재 아내 페니와 반려견 세 마리인 펄, 미니, 조지와 함께 캘리포니아 팜스프링스와 몬테시토에 살고 있다. 결혼한 두 딸 엘리자베스와 멜리사, 사위 팀과 레이, 손녀 소피아와 손자 올리버도 가까운 곳에 살고 있다.

옮긴이 **박선영**

경성대학교 영문과를 졸업하고 부산대학교 교육대학원에서 영어교육학 석사를 취득했다. 영국에서 1년간 사회봉사 활동을 하고 필립모리스 코리아 등 외국기업에서 7년간 근무했다. 영어 강사와 기술 번역가로 활동했으며 글밥 아카데미를 수료한 뒤 현재는 바른 번역에 소속되어 활동 중이다. 역서로는 《깃털 도둑》,《다윈의 실험실》,《처음 만나는 그리스 로마 신화》가 있다.

감수자 **이용승**

약력
한양대학교 의과대학 졸업
가정의학과 전문의
CHA의과학대학교 분당차병원 가정의학과 수료
만성통증 및 스포츠의학, 노화방지의학분야 전공
강남차병원 만성통증센터 전임의
CHA의과학대학교 통합의학대학원 대체의학 석사수료

현 이연의원 원장
현 메디컬필라테스 필라테스 호두 공동대표
현 대한메디컬필라테스교육원 원장

가정의학 전문의. 의학을 공부하면서 사람이 늙고 죽는 과정 속에 가장 최적의 건강을 누리고 사는 것에 관심을 두었다. 그러다 보니 단순히 병을 치료하는 것을 넘어서 어떻게 하면 건강하게 늙고 활력을 유지할 수 있을지 고민하는 의사가 되었다. 자연스럽게 만성적인 통증, 인간의 움직임으로 인해 생기는 통증을 치료하는 근골격의학과 스포츠의학에 관심을 가지고 공부를 하게 되었고, 더 젊고 건강하게 생을 누리는 과정에 관심을 가지다 보니 노화방지의학까지 공부하게 되었다. 지금은 '메디컬필라테스'라는 분야를 통해 운동의 필요성과 중요성에 대해 공부하며 이를 전파하려는 일에 매진하고 있다.

현재 '아침하는 의사아빠'라는 필명으로 유튜브와 블로그를 운영하고 있다.

❶ ~ ❿ ────────────

논문 · 서적 · 잡지류